医院精益管理

任文杰 著

科学出版社
北京

内 容 简 介

目前，我国医院的运行发展同人民群众的期望相比仍有一定差距，卫生资源浪费、业务流程烦琐、运行效率不高、服务意识不强等问题仍不同程度地在医院普遍存在，我国医院管理的科学化、标准化和现代化水平仍有待提升，医院管理工作仍需在理念和方法上进行进一步的深入学习和系统更新。本书从我国医院管理面临的新形势和精益医疗的兴起入手，对医院精益管理的核心理念、文化驱动、流程改善、现场管理、问题解决、组织实施、成效评价等进行了系统阐述，并详细介绍了国内外医院实施精益管理的成功实践经验。

本书主要供医院管理等相关专业研究生及医院管理工作人员使用，理论性与实践性兼备，为学习和实施精益管理、提升医院综合管理水平提供了重要参考。

图书在版编目（CIP）数据

医院精益管理 / 任文杰著. — 北京：科学出版社，2021.10

ISBN 978-7-03-069971-8

Ⅰ. ①医… Ⅱ. ①任… Ⅲ. ①医院–管理–研究 Ⅳ. ①R197.32

中国版本图书馆 CIP 数据核字（2021）第 198823 号

责任编辑：朱 华 / 责任校对：杨 赛

责任印制：李 彤 / 封面设计：陈 敬

科学出版社 出版

北京东黄城根北街 16 号

邮政编码：100717

http://www.sciencep.com

北京厚诚则铭印刷科技有限公司印刷

科学出版社发行 各地新华书店经销

*

2021 年 10 月第 一 版 开本：787 × 1092 1/16

2022 年 1 月第二次印刷 印张：13 1/2

字数：303 000

定价：128.00 元

（如有印装质量问题，我社负责调换）

前　　言

时光荏苒，不知不觉中拙作《医院精益管理理论与实践》已出版近两年。两年中，本人率团队依托本书内容先后组织了多次讲座和培训，对医院精益管理进行了宣传和推广。广大同道和新闻媒体对相关培训、讲座给予了高度的关注和支持，助推了医院精益管理实践的深入开展，使我能够为推动医院精益管理事业发展贡献绵薄力量。在深感欣慰之余，我们深知该书还存在不少问题，更有许多有待提高和完善之处。特别是当前医院管理与经济社会发展、医疗卫生事业改革、人民群众的期望之间仍然存在着一定的差距，仍然存在管理简单粗放、高素质专业性管理人才缺乏、成本管理体系不够完善、激励机制不健全、患者就医体验差，满意度不高等诸多问题，医院精益管理并没有得到足够的重视，医院精益管理的推广仍需拓荒。同时，随着《关于印发促进社会办医持续健康规范发展意见的通知》（国卫医发〔2019〕42 号）、《医疗联合体管理办法（试行）》的（国卫医发〔2020〕13 号）、《三级医院评审标准（2020 年版）》（卫医发〔2020〕26 号）等文件的出台，医院管理的运行和政策环境发生了新的变化，医院评估标准增加了新的内容要求。以此观之，该书与我国医院管理的实践结合还不够紧密，与新的评估指标要求之契合度还有待提高。因此，为了充分反映我国医院管理新的研究成果和发展要求，回应广大读者充满热忱的支持和期待，我们在充分吸收广大读者、同道、专家的意见基础上，紧密结合中国医院管理鲜活实践，按照国务院、国家卫健委等有关部委新的政策要求，对有关内容进行了修订完善和补充。

相比之下，本书呈现出以下三大特点：

一是内容更加精练。紧紧围绕新时代我国医院管理的现实问题和挑战、新的政策管理要求，重点针对医院精益管理的核心理念、文化驱动、流程改善、现场管理、组织实施和成效评价等核心内容进行提炼、论述，内容更适合中国医院管理实际需要。本书措辞更加严谨、科学，内容更加生动、凝练，章节结构和逻辑体系更加合理，内容科学性和系统性全面提升。

二是实用性更加凸显。首先，着力阐述了实施医院精益管理过程中的具体问题和解决办法，精选了中外医院精益管理实践案例，详细介绍了 5S 管理、鱼骨图、A3 管理、平衡积分卡、可视化管理等管理工具和方法。其次，对比较深奥的理论注重深入浅出的论述，尽量达到即使基础理论知识较为匮乏的读者亦能读懂的程度，尽量结合案例，以增加读者感性认识。再次，本书内容采用了图表、实物照片、图画等多种呈现方式，内容展现更加直观，更具有可操作性。本书面向的对象不仅包括医院书记、院长等高层管理人员，而且包括科室主任、护士长和普通员工，不仅是理论著作，更是医院管理的实用手册。

三是时代性更加鲜明。进入新时代，人民群众日益增长的健康服务需求及健康服务市场竞争的逐步白热化，对现代医院管理的规范性、科学性和先进性提出了更高的要求。紧密结合“人民至上、生命至上”时代要求，大力贯彻“以人民为中心、以人民健康为中心”理念，依托实施“健康中国”战略、大健康产业发展的时代背景，全面分析了新时代医院管理面临的新形势、顾客服务需求的新变化和科技进步与发展引发的服务变革，回应了提升医院管理体系和管理能力现代化水平的时代要求，时代性成为了本书鲜明的底色。

本书写作过程中，注重吸收最新理论成果和最新实践经验，不断推进实践基础上的理论创新。如在总结“学习型组织”理论基础上提出了“学习型医院”建设，明确了“学习型医院”建设的意义和方法，剖析了学习型医院与医院精益管理之间的关系，对我国医院在管理过程中建立精益管理模式的文化底蕴和可行性操作进行了大胆探寻。

最后，对本次写作过程中所引用学术成果的有关学术前人表示敬意和感谢，对我的团队成员孟勇、吕晖、张利江、吕本艳、李根强、王亚辉等表示感谢，对承担本书再版任务的科学出版社领导和编辑表示感谢。诚然，由于诸多原因，本书仍会存在一些不足，甚至错误之处，恳请大家不吝赐教，让我们共同努力，为推动我国医院精益管理事业发展而奋斗。

任文杰

2021 年 9 月

目　　录

第一章　精益管理与精益医疗

在我国的卫生服务体系中，不同类型和层级的医院是医疗服务提供的主体，承担着救死扶伤、维护和促进居民健康的重要使命。作为一个集知识、技术、人才、设备、信息于一体的复合型组织，医院自身的发展受到内外多种因素的影响和制约。如何统筹各种要素，全面提升医院的社会效益、技术效益和经济效益是每一所医院运营发展的重要目标。管理是有效整合各种资源以实现医院服务价值最大化的关键要素，在医院发展过程中发挥着举足轻重的核心作用。人民群众日益增长的健康服务需求及健康服务市场竞争的逐步白热化，更是对现代医院管理的规范性、科学性及先进性程度提出了更高要求。

第一节　新时代医院管理面临的新形势

“中国特色社会主义进入新时代，我国社会主要矛盾已经转化为人民日益增长的美好生活需要和不平衡不充分的发展之间的矛盾。”党的十九大报告指明了我国发展新的历史方位，并对我国社会主要矛盾发生历史性变化做出了重大政治论断。这一论断深刻揭示了我国经济社会发展的阶段性特征，为我们准确把握新时代的发展新要求提供了重要依据和实践遵循。进入新时代，我国医院正面临着医药卫生体制改革持续深化、居民健康服务需求变化及科技进步引发服务变革等多方面的机遇与挑战，发展环境更为复杂多变，对医院管理工作的科学化与现代化水平提出了新的更高要求。

一、新时代背景下的医药卫生体制改革

我国本轮的医药卫生体制改革启动于2009年，至今已走过十多个年头。十余年间，医改重点工作渐次推进，各地在广泛探索中逐步积累改革经验，在一些重点领域形成了各具特点的地方医改模式，有力推动了医改进程。目前，新医改已进入攻坚克难的深水区和关键期，尤其围绕各层级医院健康有序协调发展，政策导向愈加明晰，医院发展的政策环境正在发生深刻变化。

（一）健康中国战略推动大健康产业发展

1. 健康中国战略　人的全面发展离不开健康，在社会经济发展、民族昌盛和国家富强的过程中，健康必不可少，也一直为广大人民群众所追求。2015 年 10 月，“健康中国”在党的十八届五中全会上第一次上升为国家战略。次年 8 月，全国卫生与健康大会在北京召开，中共中央总书记、国家主席、中央军委主席习近平出席会议并发表重要讲话，“没有全民健康，就没有全面小康”的重要论述被着力强调。2016 年 10 月，中共中央、国务院印发《“健康中国 2030”规划纲要》，明确要围绕普及健康生

活、优化健康服务、完善健康保障、建设健康环境、发展健康产业等方面重点内容，加快健康中国建设发展步伐，全面保障人民健康，为实现“两个一百年”奋斗目标和中华民族伟大复兴的中国梦提供坚实健康基础。

作为未来十年乃至更长时期内的一项国家重大战略，健康中国建设涉及的内容众多，包含健康服务、食品安全与营养、体育健身、休闲养生、生态环境等多个领域，充分体现了“大健康观”的发展理念，将健康提升到了事关国民经济和社会发展全局的战略高度。伴随着健康中国战略的推行实施，在可见的未来，广大居民的各类健康服务需求将得以更充分地激发和释放。这对于医院等健康服务的提供方而言，一方面将带来传统医疗服务的市场扩容，为健康服务机构带来新的发展机遇；另一方面也将在服务内容和方式等方面提出更多更高需求，对健康服务机构发展形成新的挑战。

2. 大健康产业 《“健康中国2030”规划纲要》明确提出要“把健康融入所有政策，全方位、全周期维护和保障人民健康”。发展健康产业作为健康中国建设的重点内容之一，不仅是要进一步优化多元办医格局，促进非公立医疗机构规范发展，同时更多的是要积极促进健康与养老、旅游、互联网、健身休闲、食品等领域的广泛融合，催生健康新产业、新业态、新模式，打造健康服务产业集群。而这不仅将更好满足人民群众日益增长的健康服务需求，同时也能够为经济社会发展提供新的增长点。

作为世界上人口最多的国家，我国经济社会的全面快速发展，带动了人民群众收入和消费水平的持续提升，而居民消费结构的升级将为大健康产业的蓬勃发展创造广阔空间。据初步测算，2019 年全国卫生总费用达 65 841.39 亿元，人均卫生费用为 4702.8 元，卫生总费用占 GDP 的比重已升至 6.64%。目前，我国的健康产业规模仅次于美国而位居全球第二，然而根据现有发展趋势测算，到 2030 年左右，我国的健康产业规模将可能高达 30 万亿元，届时有望成为全球最大的健康产业市场。巨大的健康产业市场发展潜力，无疑为传统的医疗服务提供方带来了新的发展机遇与市场挑战。

（二）分级诊疗持续深化改革

1. 分级诊疗 所谓分级诊疗，是指按照疾病的轻重缓急及治疗的难易程度进行分级，不同级别的医疗机构承担不同疾病的治疗，逐步实现从全科到专科的医疗过程。将大中型医院承担的一般性门诊、康复治疗等向基层医疗机构分流，形成“健康进家庭、小病在基层、大病到医院、康复回基层”的新格局。分级诊疗体系由低到高，共分三级。基层医疗机构为初级，负责一般性门诊、康复和护理等工作；二级医院负责一般疑难杂症和常见病、多发病的诊疗；三级医院负责救治疑难危重症患者和开展教学科研工作。分级诊疗制度的建立旨在改变当前不合理的医疗资源配置和服务利用格局，解决资源配置不均衡和居民无序就医等问题，围绕城乡协同医疗卫生服务网络建设，依托广大医院和基层医疗卫生机构，探索建立资源配置合理、分工协作明确、高效协同服务的整合型医疗卫生服务体系。

早在党的十八大，我国就明确提出了合理配置医疗资源，构建分级诊疗服务体系的要求，为医疗卫生服务体系和基本医疗保障制度改革指明了方向。2016 年，《“健康中国 2030”规划纲要》中关于分级诊疗体系的建立做了更详尽的说明，明确了各层级医疗卫生机构的功能定位，通过多种举措实现“强基层”目标，使基层医疗机构具备“健康守门人”的能力，探索实现分级诊疗的多种模式，提高医疗资源利用效率，全面建成“基层首诊、双向转诊、上下联动、急慢分治”的分级诊疗模式。2017 年，习近平总书记在全国卫生与健康大会上明确提出，分级诊疗制度是五项基本医疗卫生制度之首，要大力推进。构建分级诊疗制度是重构我国医疗卫生服务体系，提升服务效率的根本策略，是“十三五”深化医药卫生体制改革的重中之重。构建多种形式医联体，是推动分级诊疗制度落地的有效载体。

根据国家卫生健康委员会与国家中医药管理局于 2020 年 7 月联合印发《医疗联合体管理办法（试行）》（国卫医发〔2020〕13 号）的有关精神，下一步政府将主要支持地市级医院牵头管理城市医疗集团网格，支持县医院牵头组建县域医疗共同体，而鼓励高校附属医院、省直属医院重点在专科联盟和远程医疗协作网建设中发挥作用。不同类别医院在分级诊疗体系建设中的功能定位被进一步明确，这对于全国不同类型和层级医院的影响是明显不同的，但从总体布局和长远趋势来看，改革方向是非常清晰的，那就是对三级医院和高校附属医院而言，应不断细化亚专科设置，强化专病诊治能力，拉开同县区级医院的技术梯度差，将常见多发病留在基层，而更多专注于对疑难危急重症的高水平诊疗。如何在改革发展中完成这种转型和实现破局，是各医院面临的一场战略大考。

2. 三医联动　在我国卫生系统的运行过程中，医疗保障体系、药品生产流通体系和医疗卫生服务体系密不可分、缺一不可，同时又相互制约、相互促进。医疗药品子系统的药品如何使用和采购受制于医疗服务子系统，医疗保障子系统的基金支出和保障功能的运作，最终是通过医疗服务子系统的服务提供来实现的。然而，医疗服务子系统和医药子系统也受到医疗保障子系统的制约，医保子系统为保障基金平衡和稳定持续发展，可通过医保目录调整等方式，以经济杠杆影响医药子系统的药品研发、生产和流通，以及为医疗服务子系统的服务提供行为指导。正是基于这种“牵一发而动全身”的密切联系，三医联动即“医保、医药、医疗”联动，就是医疗保障体系、药品生产流通体系、医疗卫生服务体系三者间的互动协同改革，是由整体协调机构指挥，使原本相对独立的改革领域紧密衔接起来，共同推进整体医药卫生体制改革持续深化。

近年来，伴随着各地的积极探索，“三医联动”改革取得了很多可喜的进展和成效。全民医保体系已经在我国初步建立，以疾病诊断相关分类为代表的付费方式改革正持续推进；基本药物目录调整更加高效，药品集中招标采购系统日臻成熟；分级诊疗体系建设加速落地，公立医院绩效考核引导医院服务方式发生转变。伴随着三大体系间的改革协同性持续增强，通过引入更加复合化、精细化、个性化的付费方式，将实现对医院不同科室、不同病种诊疗行为的精准调控。与此同时，伴随着医院信息化建设和公立医院绩效考核等工作的深入开展，政府对于医院诊疗活动的过程和质量监管将更加严格和透明。因此，医院必须主动转变传统的粗放式管理方式，不断提高医院的现代化、科学化、精细化管理水平。

（三）医疗服务市场格局出现新变化

1. 大健康产业发展与社会办医 健康中国战略的提出，开辟了大健康产业发展的新空间，健康体检、健康养老等一系列新兴业态和服务项目不断涌现，社会资本投资健康产业的热情高涨，给传统的公立医院发展带来了新的机遇和挑战。同时，传统医疗业务板块呈现集团化发展态势，越来越多的单体医院由“独立发展”模式进入到医院集团“抱团取暖”的发展模式，医疗机构集团化逐渐成形。特别是在社会资本的助推下，通过自建、并购、托管等模式逐步壮大成为趋势，集团化和上市更是成为社会办医疗机构发展的主要途径。

在政策环境方面，国务院印发的《关于支持社会力量提供多层次多样化医疗服务的意见》（国办发〔2017〕44号），提出要提升对外开放水平，吸引境外投资者通过合资合作方式来华举办高水平医疗机构，积极引进专业医学人才、先进医疗技术、成熟管理经验和优秀经营模式。2019年6月，国家卫健委等10个部门联合发布《关于印发促进社会办医持续健康规范发展意见的通知》（国卫医发〔2019〕42号），为促进社会办医进一步创造了有利条件。与此同时，伴随着社会经济的快速发展、居民健康需求的多样化和消费理念的转变，社会办医的发展空间将更为广阔。

2. 医生集团 医生集团的产生与发展是医疗服务市场的另一个新变化，从2014年第一家医生集团创立开始，中国的医生集团数量大幅增加。到2018年11月，我国就已经有超过一千家医生集团，仅2018年的前4个月，就有208家医生集团正式注册。究其原因，是政策给了医生集团很多便利，可这也随之带来了问题，怎样去完善一个成熟的商业模式并且在商业竞争中取得胜利，是很多医生集团需要面临的挑战。

3. 互联网云医院 新一轮信息技术革命正在逐步改变人们的生活方式，同时也正在对传统的医疗卫生服务方式和内容产生着不可忽视的深刻影响。现代医院的服务流程正在被信息化技术手段重塑，而互联网云医院等新的服务业态的出现也正在打破医院围墙，弱化空间和时间对患者就医的限制，促进服务效率的提升和服务范围的拓展，实现线上、线下业务融合和机构间互联互通，通过远程医疗积极拓展服务空间，提高协作管理效率，提升整合型连续性服务质量。

二、顾客服务需求的新变化

随着社会的进步与发展，医学模式正在发生深刻转变，医学的目的正在从治疗拓展到预防-治疗-康复相结合。充分了解居民的体验、期望和需求，有利于提升居民看病就医的满意度，也有助于提高医疗服务的综合质量。

（一）健康观念全面增强

近年来，伴随着收入水平及生活质量的持续提升，我国居民的健康观念和意识显著增强，健康服务需求显著增加，这为我国健康行业的持续快速发展奠定了坚实的社会基础，为医院的服务市场拓展带来了新的契机。

根据《中国家庭健康大数据报告（2017）》显示，2017 年我国居民健康观念出现了向好的变化趋势，健康生活意识明显增强，八成的受访者表示愿意改善自身相对不良的生活习惯以及获得健康干预服务；这表明积极预防的健康理念已经让人们从心底接受。绝大多数人都认为积极的健康管理方案对健康更为重要。家庭健康管理意识提升，有约 93%的被访者认为，应该以家庭为单位进行健康管理，因为每个家庭成员的自我健康行为和意识会相互影响。在家庭健康行为方面，18～30 岁的青年作为家庭健康掌门人的比例增长较为明显。这预示着年轻人开始积极承担起维护家人健康的责任。未来一段时期，年轻人群体将成为家庭消费的主要决策者，同时也将是加快实施健康中国战略的重要力量。

（二）服务需求向全生命周期健康管理扩展

随着中国特色社会主义进入新时代，人民群众的健康需求不断扩展，传统的以疾病诊疗为中心的服务模式已不能满足人民群众对健康更广泛而系统的需求，覆盖全生命周期的全链条健康管理服务体系成为时代发展方向。全生命周期健康管理是从健康影响因素的广泛性、社会性、整体性出发，以人的生命周期为主线，对婴儿期、幼儿期、儿童期、少年期、青年期、成年期、老年期等不同阶段进行连续的健康管理和服务，对影响健康的因素进行综合治理。它不是对生命周期各个阶段“平均用力”，而是根据不同群体的特点，在重点时期为重点人群提供健康干预，例如母婴保护计划、儿童营养计划、青少年健康促进、老人保健计划等。通过这种方式，将健康管理的关口前移，精准降低健康损害的发生概率，力求实现少得病、少得大病、健康长寿的目标。

习近平总书记在全国卫生与健康大会上强调，“要坚定不移贯彻预防为主方针，坚持防治结合、联防联控、群防群控，努力为人民群众提供全生命周期的卫生与健康服务”，将全生命周期健康管理提到了新的高度。因此，对包括医院在内的健康服务提供方来说，要积极响应国家号召和政策导向，主动适应人民群众需求变化，转变服务理念，创新服务方式，以人民健康为中心，努力探索从传统诊病治病向全生命周期健康管理扩展，建立平战结合、医防融合的全方位全周期健康管理网络，为全民提供集预防、治疗、康复和健康管理为一体的整合型、创新型健康服务。

（三）服务品质需求提升

人民群众收入水平的提升和消费结构的升级，使得人们对自身生活品质有了新的更高需求，而这种品质需求体现在健康方面，不仅是对全生命周期系统化健康管理服务内容的扩展，同时也包含着对健康服务内在品质提升的极大期望。虽然传统的医疗服务本身也是有既定技术和服务标准的，我们通常也可以用治愈率、生存率、平均住院日、病床使用率等指标来反映特定服务的质量，但这种传统的质量评判标准背后仍是从供方出发、以诊疗技术和服务效率为导向的，并未充分体现顾客感知和体验。因此，面对人民群众对健康服务品质提升的需求，医院应转变思维观念，真正站在顾客角度，充分考虑人民群众对健康服务品质内涵和标准的认知，才能有针对性且更高效地满足顾客需求。

在服务品质的内涵方面，顾客导向下的健康服务品质应包含所有可能对顾客服务体验造成潜在影响的因素，这其中必然仍是以服务安全和质量为核心，但同时还应包含服务响应性、环境舒适度、隐私保护、个性化照护服务等更多体现人性关怀的内容。而在服务品质的评价标准方面，顾客导向下的服务品质标准应坚持以顾客满意为核心，强调对顾客服务需求的及时有效响应。基于此，医院应建立完善全新的服务质量评价与管理团队，通过对顾客满意度的定期客观评测和深度分析，寻找服务品质存在的薄弱环节并持续改进。

三、科技进步与发展引发的服务变革

近年来，科学技术的迭代速度明显加快，基础研究成果向实践应用转化的效率也明显提高，使得科学技术的迅猛发展对人们生产和生活方式的影响更加显著。面向人们旺盛且日益增长的健康服务需求，全球各国对生物医药领域的科技研发及投入均高度重视并予以大力支持，一大批新药物、新技术、新疗法进入临床应用，显著提升了疾病诊疗效果和居民生命质量。与此同时，新一轮的信息技术革命正在深刻改变人们的健康行为和就医模式，并有力推动着健康服务内容和服务方式的创新变革。

（一）信息技术革命

1. 医学大数据 如今，在基础医学、临床医学以及公共卫生等领域，大数据扮演着不可或缺的角色。通过二、三代测序技术的进步，人们对分子生物学的研究逐渐深入，提高了对疾病和健康的认识。全基因组、全外显子组等大数据正在成为临床诊断和治疗的重要依据，而且这些数据非常庞大，运算分析的难度系数极高。大数据的广泛运用是推动传统医学向精准医学转变的核心动力和必要前提。精准医学的核心是整合患者的各项数据，其中包含健康和预防等多个方面，也有日常生活习惯、社交媒体、地理位置和环境暴露因素，通过数据对人体的疾病进行更为透彻的理解，推动疾病预防、治疗、康复等方面的科学决策，对维护和保障公民健康产生积极影响。

2. 5G 时代到来与物联网技术 当前，伴随着 5G 网络技术、基站、移动设备及软件应用的普及应用，我国正在逐步进入 5G 时代。5G 的高速率、低时延和泛连接能力将对移动互联网及其应用产生深刻变革。5G 技术的到来，将会极大推动人工智能与物联网的发展。所谓物联网，是指通过各种信息传感器、射频识别技术、全球定位系统、红外感应器、激光扫描器等各种装置与技术，实时采集任何需要监控、连接、互动的物体或过程，采集其声、光、热、电、力学、化学、生物、位置等各种需要的信息，通过各类可能的网络接入，实现物与物、物与人的泛在连接，实现对物品和过程的智能化感知、识别和管理。

在医疗健康领域，早在 2015 年的国务院办公厅印发的《全国医疗卫生服务体系规划纲要（2015—2020 年）》中就明确提出，要开展健康中国云服务计划，积极应用移动互联网、物联网、云计算、可穿戴设备等新技术，推动惠及全民的健康信息服务和智慧医疗服务，推动健康大数据的应用，逐步转变服务模式，提高服务能力和管理水平。5G、物联网等技术的普及应用，将深刻改变传统医疗服务场景，使得医务人员能够更加系统、全面地对患者的各项体征指标进行实时监测，以便更加及时、准确地进行临床决策，从而明显提高服务效率和服务质量。

3. 区块链发展　区块链可以构建更加真实可靠的互联网系统，有助于解决价值交易的欺骗问题，同时可以简化工作流程、降低成本，为改善医疗行业服务效能提供了契机。如，区块链能利用匿名保护患者隐私。像电子病历、DNA 钱包、药品防伪等多个领域都可利用区块链。通过在 2017 年发布的医疗保健与区块链报告，我们可以看到，区块链技术在临床医学的监管合规性以及健康记录领域起着非常重要的作用，同时也在医疗设备管理数据的记录、健康管理、计费和理赔、医疗合同管理等诸多方面都发挥了作用。区块链自身的属性如高速度、高质量挑选信息并纳入信息库，高度保密且安全等，使其可以有效地消除信息摩擦，防止信息泄露。

（二）人工智能技术

1. 医疗机器人　医疗机器人是全球医疗器械领域最近兴起的一个发展方向，是各国都在发展的重要技术领域。这门技术有着非常明显的三高表现：高技术、高门槛、高附加值，在医疗卫生服务方面有着极其重要而深远的影响。我国的机器人行业在近年来发展得极为迅速，展现出了非常良好的市场前景，备受医疗服务行业人员的关注。医院物流、医疗问诊和影像定位，是目前医疗机器人的主要工作方向。

2. 深度学习　深度的机器学习模仿了人类大脑的工作机制，模拟建立了类似人脑进行分析学习的神经网络，可以辅助医院的医疗质量监控、医院运营管理、辅助诊断等。为医院机器人的应用提供了新的空间，而且已经取得了非常好的应用效果。但在另一方面，虽然人工智能已经非常方便，可以帮助医务人员完成一些特殊的任务，但如果想要实现较为全能的机器人，还需要做很多的工作。

在医疗卫生领域，深度学习将深植于医学影像、基于传感器的数据分析、转化生物信息学、公共卫生政策发展等方面。专业的深度学习研究人员专门分析了近年来深度学习在医疗信息化中的应用后指出，计算机功能、快速数据存储、并行计算等方面的提升，是深度学习得以迅速发展的基础，而深度学习的预测功能和自动识别功能让它在疾病诊断中广受欢迎。另外他们还发现，医疗行业对深度学习技术的使用不仅在频率上有显著提升，而且在种类上也有一定的变化。

3. 辅助诊疗　伴随着医疗服务需求的不断增长和人工智能技术的迅速发展，人工智能和医疗服务相结合的智能医疗，将逐渐成为解决卫生资源配置不足的重要途径。特别是在辅助治疗、医学影像等比较细分的场景，应用将日益广泛而深入。其中，“人工智能+辅助诊疗”是让计算机学习专业知识，从而模仿专业医生的思维和诊断，为患者提供可靠的诊断和治疗方案。目前，我国智能辅助诊疗产业发展尚处于起步阶段，伴随着基础层数据计算能力、技术层框架算法与应用层解决方案的同步发展，未来人工智能技术在医疗卫生服务领域的应用场景将更加广阔和自由。

（三）生物医药技术

1. 基因工程 基因工程是以分子遗传学理论为基础，以分子生物学方法为手段，将一种或多种生物体（供体）的基因按预先设计的蓝图，在体外构建、编辑重组 DNA 分子，然后导入另一种生物体（受体）细胞，使之稳定地向子代遗传。基因工程在农业、工业、环境保护、能源和医药卫生等领域有着非常重要而广泛的应用价值。

2. 组织再生 组织再生利用生物和工程学相关的技术支持，重新培育出受到损伤的组织和器官，并使其具有正常的功能。放眼全世界，每年有上千万人受到各种创伤，导致数百万人的器官功能部分丧失，同时每年有数十万人急切地等待着器官移植。在受损后的器官修复以及功能康复过程中，临床专家们依然把器官的重建、修复作为一个非常重要的治疗方案。虽然组织再生医学领域有良好的发展前景，但在发展的过程中仍需要注意干细胞安全性和定向分化等问题带来的长期效应和可能的不良反应，以及伴随而来的伦理和道德问题。

3. 靶向药物 几百年来，人类穷尽一切办法，渴望能够战胜癌症。靶向药物是指可以精准杀伤肿瘤细胞的药物或其制剂。其目的显而易见，即抗癌药或其载体靶向作用于特定的病变位置，然后在目标位置积累或者直接发挥作用。靶向药物通过将药物成分在病变位置形成相对较高的浓度来提升药效并且减少不良反应，从而降低对健康细胞的损伤。靶向药物的出现，如同大地初开的第一缕曙光，让人类终于有机会攻克癌症。2005 年是靶向药物进入中国的元年。经国家食品药品监督管理总局（China Food and Drug Administration，CFDA）批准，由阿斯利康研发的吉非替尼进入中国市场。自此，成百上千万的肿瘤患者，在我国的公立医院，就可以购买到靶向药物，我国的肿瘤治疗就此进入靶向治疗时代。到目前为止，国内已经有几十种靶向药物用于临床的抗肿瘤治疗。2018 年 PD-1 抗体在中国被允许应用于临床，极大提高了患者的生存质量。

4. 干细胞治疗 当代医学已从分子治疗向细胞治疗过渡，随着现代生物医学技术的高速发展，细胞治疗技术的研究与应用已经成为打开健康宝库的金钥匙，细胞疗法的兴起激发了对各种干细胞的研究热潮。目前，在规范化的前提下，国家正逐步放开对于干细胞临床试验的研究，细胞治疗市场发展迅猛。未来，随着干细胞治疗管理模式的转变，细胞水平的治疗将向组织水平的治疗发展，利用干细胞活性成分（细胞因子等）或亚单位（囊泡或外泌体）进行治疗是今后干细胞治疗发展的另一个方向。在国家政策的指引下，干细胞在未来多种炎症性疾病的临床治疗中会有广阔的应用前景。

5. 免疫细胞治疗 随着近年来效应 T 细胞和树突细胞在肿瘤临床治疗中的成功，人们逐渐认识到利用免疫细胞疗法来治愈肿瘤的可能性。在免疫细胞治疗领域，我国部分高水平医院已经开始临床尝试，不过目前因免疫细胞治疗技术的管理规范尚未出台，细胞实验室的建设标准、安全管理、操作规范并无专项法规要求，细胞治疗也尚未有官方权威机构认可的治疗试剂。因此，免疫细胞在治疗方面的研发和应用，还需要进一步的基础研究和技术进步，同时也需要政策法规的保障和社会环境的扶持。

四、我国医院管理存在的现实问题

随着我国医院管理改革的不断深入，医院管理层及员工的服务意识、效益意识、发展意识不断增强，管理水平不断提高，取得了明显的发展成效。但综观医院管理的广泛实际，我们必须清醒地认识到，医院管理与经济社会发展、医疗卫生事业改革、人民群众的期望之间仍然存在着一定的差距，存在着一些不足和问题。

（一）管理职责与实际结合不够紧密

一些医院内部各部门和各岗位的职责范围，缺乏精确明晰的界限，没有从医院的实际出发，无法满足医院快速发展的需求。在医院管理中，管理部门应从实际出发，围绕顾客的需求和医院自身发展的需要，对管理职责进行调整完善。然而，一些医院的部门职责范围和内容未能与时俱进，职责交叉重叠的现象依然存在，不利于医院的科学管理和长远发展。

（二）缺乏高素质的专业管理人才

目前，我国大多数医院的管理者，都是由于医学专业技术能力和工作表现突出，而从医疗或技术专家转变为了医院领导，他们擅长于某领域业务，但由于缺乏系统规范的管理培训和教育，其管理实践多数是基于经验，管理的科学性存疑。由于这些管理人员缺乏专业的管理知识和管理方法，医院在管理形式上会出现不是制度管人、文化管人，而是行政手段干预，以随意性代表科学性，使管理工作机制不灵活，从而影响医院的发展。因此，建设一支职业化、专业化的管理人才队伍，是医院管理发展的方向，也是医院实现科学化管理的保障。

（三）工作流程有待进一步优化

在组织程序各要素中，工作流程设计、信息传递方式直接影响工作效率。目前，部分医院开展工作仍然依靠陈旧固化的惯例或临时性的行政指挥协调，工作流程设计简单粗放，信息传递方式以人工为主，工作效率低下，信息传递失真，严重影响了医疗服务的效率与质量。

医院应从患者角度出发，对服务流程进行检验和再造，聚焦增值活动，减少无效环节。同时，借助信息化手段，转变信息传递方式，实现即时传输共享，简化流程，提高服务效率和质量。

（四）成本管理体系不够完善

我国的医疗服务体系是以公立非营利性医院为主体的，但非营利性并不意味着对于经营性的忽视，成本管理对于一个医院的正常运营至关重要，这是广大医院管理者的共识。但在实际的医院成本管理实践中，却由于一些主客观原因而出现各种问题，阻碍了医院的正常运行与发展。医院的成本管理不同于一般企业，它并不一味地追求降低成本，还要全面考虑医院的医疗服务质量和技术安全等问题。同时，由于医院服务对象的高度异质性，医院的成本管理尤其是间接成本的分摊比较复杂，目前也尚未形成一个完善的、科学的成本控制管理体系。成本核算信息的不准确，也会影响到医院管理决策的效率和质量。

（五）缺乏完备、科学的激励机制

在我国医院管理的运行过程中，如何调动医院员工的工作积极性是至关重要的环节。医院管理者只有充分利用好激励分配机制，才能有效地提高员工工作的积极性。目前，我国部分医院的内部激励机制设计具有一定的片面性，缺乏足够的弹性机制，有效合理的激励价值理念并没有内化于医院管理者和员工的意识当中，员工的潜力没有得到充分的发挥。一些医院将收入、规模等粗放型指标作为激励员工的标准和依据，这对医院的可持续发展和效益都会造成一定的影响，进而导致医疗卫生资源的浪费。

2017 年 1 月，人力资源和社会保障部、财政部、国家卫生和计划生育委员会（现国家卫生健康委员会）、国家中医药管理局四部委联合发布《关于开展公立医院薪酬制度改革试点工作的指导意见》（人社部发〔2017〕10 号）。其中明确指出，随着深化医药卫生体制改革和事业单位分类改革的推进，公立医院现行工资制度不能完全适应改革发展形势的要求。建立符合医疗行业特点、体现以知识价值为导向的公立医院薪酬制度，是深化医药卫生体制改革和事业单位收入分配制度改革的重要内容。这为我国医院建立现代化的薪酬分配制度指明了方向。

（六）对实施精益管理的重视不够

近年来，随着我国公立医院规模的快速扩张，部分医疗机构存在单纯追求床位规模、竞相购置大型设备、忽视医院内部运行和机制建设等粗放式管理的问题，对医院的精益管理重视不够，使得医疗设备利用率较低，造成严重的医疗资源浪费。特别是一些大型公立医院更是拼硬件、拼设备、大搞医疗装备竞赛，客观上推动了医疗费用的不合理上涨，阻碍了基层医疗卫生机构与非公立医院的发展，也不利于整个医疗服务体系的良性运行与发展。粗放扩张的同时，部分医院管理者缺乏科学管理观念，对于管理的重要性和科学性认识不足，缺乏主动学习和应用现代化管理理念、工具和方法的动力和压力，管理理念落后，管理方法单一。

（七）患者就医体验和满意度有待提升

在服务态度上，由于我国卫生人力资源相对短缺，医护人员承担的工作任务较重，身心较为疲惫，因此很难持续地保持良好亲切的服务态度；在就医环境上，由于我国卫生服务需求和卫生人力资源供给不平衡，且地区分配不均衡，出现大医院门庭若市、小医院门可罗雀的现象，导致患者就医环境较差；在候诊时间上，由于优质医疗资源短缺，各大医院门诊普遍存在“三长一短”的现象。这些问题都会降低患者就医体验度，影响患者对医院服务满意度的评价。

（八）团队协作效率尚需改善

医院被称为知识最密集、合作性最强的场所。纵观世界医学的发展，安全高效的诊疗服务离不开团队间的协作与沟通。团队的合作程度又直接影响到科室管理质量、患者安全、治疗效果及患者满意度。我国医院跨区域的交流协作能力相对不足，医疗资源共享程度较低，虽然政府制定分级诊疗政策，但是医院之间的上下联动性仍有待提升。由于医院是相对独立发展的，因此仍存在患者就医信息不通畅的现象，阻碍了医疗服务体系整体效率和质量的提升。

（九）长期规划不完善，持续发展受限制

“救死扶伤，造福群众”一直是医务工作者的核心工作理念。以患者为中心，为每一位患者提供安全、周到、廉价、优质的医疗卫生服务，应是每一个医疗机构的共同价值追求。当前我国的个别医疗机构为了短期目标的实现，急功近利，造成盲目逐利和严重的“表面化”现象，而医疗卫生事业发展要达到“完美”状态不是一日之功，所有医院发展都需要经历一个缓慢的持续改进过程。有些短期目标的制订，看似具有推进作用，实际上却影响了整个事业的长期发展。

当被问到医院改革需要什么时，大多数医务工作者会认为我们需要更多的人力和资源。虽然说增加人力会降低医务工作者工作压力，从而促进现存问题的解决，但我们的资源总量是有限的，护士、医疗技术专家和重要的临床专业人才仍然不足。把医院中出现的种种问题归咎于医护人员工作懈怠是不合理也是不公平的。我们应该着力引进一套新的管理理念和方法，改进医院运作体系，优化医院服务流程，以提升服务效率和质量。

综上所述，伴随着中国特色社会主义进入新时代，我国社会经济发展进入了一个全新的发展阶段，医院作为我国卫生服务体系的主体，其新时代的发展环境也更加复杂多变。这就要求医院管理者必须及时更新管理理念，用现代化的科学管理思想武装头脑，运用先进的管理工具与方法解决管理问题，不断地提高管理水平和处理复杂现实问题的综合能力，才能引领医院在不断适应内外部环境变化的过程中取得稳步持续发展。

第二节　精益管理——源于丰田的先进经验

“它山之石，可以攻玉。”精益管理最初是源自制造业的一套生产管理工具，但在长期发展过程中经过不断总结提炼，目前已成为一套非常成熟的先进管理理论，并已在包括医疗行业在内的多个非制造业领域得到推广应用并取得显著成效，这为处在新时代更加复杂多变发展环境中的我国广大医院的管理者，提供了拓展管理思维和丰

富管理方法的全新窗口。而要深刻地理解和学习精益管理，必须首先从全球知名的丰田汽车公司的成功发展经验谈起。

一、丰田的成功秘诀——DNA 双螺旋

丰田汽车公司（トヨタ自动车株式会社，Toyota Motor Corporation）成立于 1937 年 8 月，是一家隶属于日本三井财阀的汽车工业制造公司，总部设在日本爱知县丰田市和东京都郊区。

在 20 世纪 80 年代，人们发现相较美国汽车，日本汽车更为耐用和易于维护。90 年代，人们明显地觉察到，跟其他同行相比，丰田的优势更突出，除了汽车产品的性能和外观令人满意外，丰田的工程与制造模式更展现出在产品和流程方面的极高统一性。丰田汽车的研发更快速、可靠性更高，制造成本极具竞争力，且兼具世界一流的质量，在消费者中享有卓著的声誉。

与其他工厂相比，丰田致力于创造高超的水平、严格的标准、严密的流程，这使得它创造出了一个商业奇迹。在价格战争中挫败群雄，稳步擒获市场份额，所获利润远远高于其他汽车厂商，赢得了全世界商业领袖的赞誉。长期以来，丰田一直被其全球各地的合作伙伴与竞争者视为高质量、高生产力、高制造速度和高灵活性的标杆。多年来，丰田制造一向被专业汽车机构鲍尔公司（J. D. Powers and Associates）及《消费者报告》（*Consumer Reports*）等期刊评选为最优质量之列。

那么，为什么丰田能够持续缔造如此辉煌的成就，这要从丰田公司 DNA 的双螺旋——丰田模式和丰田生产方式说起。

（一）丰田模式

1. 丰田 4P 模式 经过对丰田公司发展思路和管理模式 20 多年的研究，美国学者杰弗瑞·莱克（Jeffrey Liker）归纳出 14 项原则，建构出“丰田模式”（Toyota Mode，TM）。这 14 项原则也是丰田在全球各地工厂实施丰田生产方式的基础。莱克把这 14 项原则归为四大类，理念（philosophy）、流程（process）、员工/合作伙伴（people/partners）、解决问题（problem solving），即 4P 模式（图 1-1）。

（1）理念（长远的思维）：以长期理念为基础的管理决策，甚至不惜牺牲短期财务指标。

（2）流程（消除浪费）：为使问题浮现而建立连续作业流程；为避免生产过剩而利用“拉动系统”；工作量均衡化；生产自动化；将任务标准化以实现持续改善；为快速发现问题而实行可视化管理；运用成熟可靠的技术而避免出错。

（3）员工/合作伙伴（尊重、挑战、共同成长）：培养出高度认同公司经营理念的领导人物；注重培养员工和供应商，给予他们尊重和挑战，在合作中共同学习成长。

（4）解决问题（持续改进与学习）：在持续改进中保持学习力；实地考察掌握一手信息；充分思考与讨论，稳健决策，快速施策。

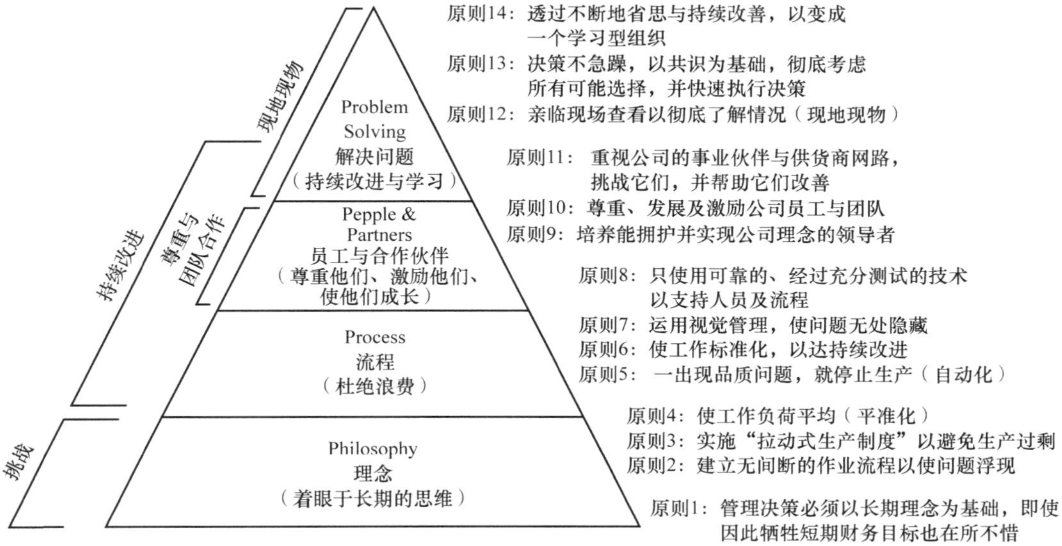

图 1-1　丰田 4P 模式与 14 项基本原则

2. 丰田模式的两大支柱　丰田模式的本质是“通过释放人的潜能，追求卓越”，使组织达到卓越之道。丰田模式的 14 项基本原则可以概括为两大支柱：“持续改进”和“尊重员工”。持续改进就是要勇于挑战，它不单是指个人奉献的事实改进，更是要创造一种喜好学习，乐于变革的氛围。这就要求组织必须充分尊重员工，丰田公司通过动员全体员工参与持续改进而促进团队合作，采用“终身雇佣制”向员工提供就业保障。

（1）持续改进：是一个循环上升的过程。在计划中提出问题，使问题浮现，在处理问题环节提出相应的对策，在检查过程中对结果进行评估，从而在行动中创建更好的工作流。这个过程可以找出问题的根本原因并提出对策，通过不断省思与持续改进以成为一个学习型组织，这是丰田公司持续发展的根本。为此，丰田公司提出“现地现物”的理论。它要求领导者亲临现场，彻底了解情况，在发现问题后，利用“改善”使得组织能够持续学习。在制定决策的过程中，要求要穷尽一切可能并征得一致同意，最后要迅速地做出决策。持续改进旨在建立起一种人人努力追求卓越的公司文化，从长远发展来看，它还造就了丰田公司螺旋式上升的发展轨迹。

（2）尊重员工

1）公司不会为了加快生产而牺牲员工安全：实际上，丰田的工厂遵循的是在日本很普遍的实务：注重 QCDSM——质量（quality）、成本（cost）、递送（delivery）、安全（safety）、士气（morale）。丰田生产方式的奠基人大野耐一（Taiichi Ohno）说：“我们当然积极地诉诸任何能减少工时以降低成本的方法，但我们绝对不能忘记，安全是所有活动的基础。”丰田的第一位美籍总裁康维斯（Gary L. Convis）也说：“在丰田，有件事项非常清楚——质量第一、安全第一；格外努力、格外谨慎。这是我们的文化，也是我们的经营之道。”丰田公司切实维护员工的利益，这使得员工能够非常积极主动地接受公司文化，非常忠诚地坚守和执行公司理念，为公司贡献自己的力量。

2）鼓励支持员工积极提出改善意见：公司采用“按灯制”以促使员工发现问题。

在单一流的生产线上，装有许多灯，如果哪一环节出现了问题，员工即可按灯提示中止操作，对此，公司不追究责任，反而进行奖励。这不仅减少了失误，还使得员工有发现问题的积极性。事实上，对于员工的错误，领导者不是批评而是仔细聆听，并要求员工发表意见，进行共同讨论。丰田模式不仅能使员工积极主动地提出改善建议，它还对此鼓励、支持，实际意义就是要求员工投入、参与。

3）采用终身雇佣制以敬重员工：公司注重培养团队精神，因此对员工采取长期雇佣制，从一个员工进入公司开始就要接受丰田文化，经过长期的企业文化培养，可使每位员工都成为能为公司做出贡献的人。关于丰田公司的领导作风，丰田模式的第 9 项原则中写道：培养深谙公司理念的领袖，并使他们能教导其他员工。丰田公司的领导者，对工作有深入的了解，有能力发展、指导并领导员工，更因其具备专业的技术知识而受到敬重，员工信赖并愿意遵从他们的领导。他们共同学习，共同进步，从而为其长期成功奠定了良好的基础。

（二）丰田生产方式

过去的 10 年间，由丰田创造的精益生产模式，在全球范围内得到推行，几乎所有的产业都开始使用丰田在生产制造和供应管理方面的理念方法。丰田的员工是第一批接受这种管理方式的员工，他们对其有更深的理解，并且在这方面做得更加出色，所以，在全球范围内掀起了招揽丰田员工的热潮。

“我们所做的，其实就是注意从接到顾客订单到向顾客收账期间，能否通过消除不能创造价值的浪费，缩短作业时间”，丰田生产方式的奠基人大野耐一（Taiichi Ohno）说道。丰田生产方式的过程其实就是学习如何规划为产品增值活动，并去除未能创造价值的活动。

20 世纪 40 年代，全球面临着二战后石油紧缺危机，丰田当时不可能全面引进美国成套设备来生产汽车，而且当时所期望的生产量仅为美国同行的几十分之一，规模经济法则在这里面临着严峻考验，因此必须通过改革来实现更有效的成本投入。为了生存，丰田进行变革，只生产客户需要的汽车。在这一阶段，丰田创造出了三分钟更换作业法、现场改善、自动化、五个为什么、供应商重组及伙伴合作关系、拉动式生产等方式。这些方式经过后续的不断改善，最终形成一套非常适合日本的丰田生产方式，从而推动丰田汽车公司快速发展。

丰田生产方式（Toyota production system，TPS），是从顾客角度定义价值，以顾客需求为拉动，从最大程度上消灭浪费，使企业以最少的投入获取最佳的运作效益和提高对市场的反应速度。其核心是杜绝浪费，即学习如何规划为产品增值而活动，并去除未能创造价值的活动。

丰田特殊的生产流程对它卓越的建树有着至关重要的作用，这也是它在企业发展中使用的战略武器。这种生产流程以单件流（one-piece flow）、准时生产（just-in-time）、自动化（automation）、改善（improve）、均衡化（equalization）等工具及质量改善方法为基础，促进了精益制造的产生。

——单件流（one-piece flow）：指的是通过合理制订标准生产流程并安排好每个工

序的人员量、设备量，使每个工序耗时趋于一致，以达到缩短生产周期、提高产品质量、减少转运消耗的一种高效管理模式。

——准时生产（just-in-time）：是指在所需要的时刻，按所需要的数量生产所需要的产品（或零部件）的生产模式，其目的是加速半成品的流转，将库存的积压减少到最低的限度，从而提高企业的生产效益。

——自动化（automation）是将人的智能转化成自动机械，使机器能够自己识别和判断生产过程出现的缺陷和异常，并且在请求帮助时自动停机。这样就可以实现人机分离，实现多工序操作，减少劳动力，提升生产力，同时避免因为人的操作失误影响生产进度和产品品质。

——改善（improve）：通过培养全员的持续改善意识和技能，通过可视化和目视化管理共享信息和发现问题，现地现物分析原因解决问题，持续改进并追求卓越。

——均衡化（equalization）：是指在多品种混流生产条件下，科学地编排、组织流水线上各种产品的投产顺序，使生产的产品品种、产量、工时、设备负荷等全面均衡，使最终的成品生产、装配线的负荷波动等于零。

但是，工具和方法并不是一个企业持续成功的关键。丰田能不断使这些方法发挥效用，离不开以了解、训练和激励员工为基础的企业经营理念。丰田公司非常注重塑造和培养员工和管理者的领导力团队与文化，能科学制订公司战略并与供应商建立稳固的合作关系，建立一个学习甚至教导型的组织，这才是其成功的最主要原因。

归纳总结得出，丰田生产方式是精益生产的主要基础，其核心是杜绝浪费。值得注意的是，丰田生产方式与丰田模式两者不是相同的。丰田生产方式是在应用丰田模式的原则下形成的最完善的一种生产方式，它之所以能够给企业生产带来显著效益，是因为丰田模式还特别注重对企业文化的塑造，从而为科学而严格的生产管理工作提供柔性而强大的精神支撑。丰田模式和丰田生产方式是丰田公司 DNA 的双螺旋（图 1-2），它们共同定义了丰田汽车的管理文化及该公司的特色流程，为丰田公司持续的辉煌奠定了最坚实的基础。

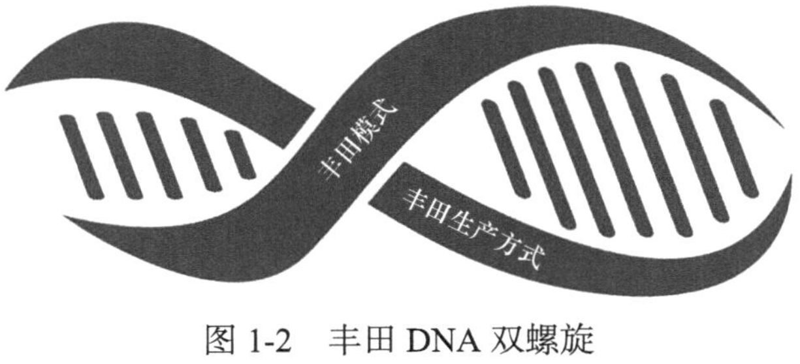

图 1-2　丰田 DNA 双螺旋

二、精益管理——源于丰田的精益思想

（一）精益管理的产生与发展

日本企业在国际市场上的成功，引起西方企业界的浓厚兴趣，西方企业家认为，在生产中所采用的方式是日本企业在世界市场上竞争获胜的基础。20 世纪 80 年代以

来，西方一些国家很重视对丰田生产方式的研究。1985～1990 年，美国麻省理工学院教授詹姆斯·沃麦克（James P. Womack）通过“国际汽车计划（International Motor Vehicle Program，IMVP）”，对全球汽车制造厂商进行调查和对比分析，并于 1990 年出版了《改变世界的机器》一书，对日本企业取得的成功经验进行总结，认为日本丰田汽车公司的生产方式是最适合现代制造业的一种生产组织管理方式，并第一次推出了以日本丰田生产方式为原型的“精益生产方式”（lean production），提出了精益生产的概念，掀起了一股学习精益生产方式的狂潮。

在 20 世纪 90 年代初，各先进工业国纷纷研究精益生产：德国亚亨大学在原来研究的“独立制造岛”的基础上提出了精益屋的模型，其他如英国、芬兰、瑞典等国的企业亦成功地进行了精益改造，尽管所冠名称不一定叫精益生产，但它本质上就是精益生产，而且也从汽车业发展到了其他行业。

在 1996 年，经过四年的“国际汽车计划”第二阶段的研究，沃麦克教授出版了《精益思想》一书，从生产领域延伸到服务领域，从经验上升到理论层面，进一步完善了精益生产的理论体系。在这个阶段，美国企业界和学术界对精益生产方式进行了广泛的学习和研究，提出了很多观点，主要是增加了很多工业工程技术、信息技术、文化差异等，对精益生产的理论进行完善，使精益生产理论更具有实用性。

精益生产的理论和方法随着环境的变化而不断发展，随着研究的深入和理论的广泛传播，越来越多的学者参与进来，出现了百花齐放、百家争鸣的现象，各种新方法、新理论层出不穷。主要有大规模定制与精益生产相结合、单元生产、即时生产、6S 管理、全员生产维护的新发展等。精益思想开始作为一种普遍的管理哲学在各个行业传播和应用。先后成功地在建筑设计和施工行业、服务行业、民航和运输业、医疗保健行业、通信和邮政管理以及软件开发与编程等方面得到应用，这使精益生产系统更加完善。

（二）精益的定义

“精益”一词最初由麻省理工学院国际汽车计划的成员乔恩·克拉夫茨克（Jon Krafcik）所创，而有关精益的著作给“精益”构建了多种框架和定义。沃麦克教授在《精益思想》一书是这样定义“精益思想”这一术语的：“总之，精益思维本身就是精益的，因为这种思维方式能让人们用更少的资源（更少的人力、更少的设备、更短的时间和更小的空间）来做更多的事情，满足顾客的需求。也就是说精益思想提供了一种方法，这种方法能帮助生产者定义价值，并按照最佳顺序排列生产价值的活动，在没有干扰的情况下（不管谁来干扰）推行这些活动，使之越来越有效。”

大多数精益管理的培训师所使用的简明定义是：从顾客的角度出发，充分利用资源和人员的知识技能以创造出最大价值的一系列概念、原则和工具。而丰田公司给精益下的定义最为简洁、精美，包括两部分内容。

（1）彻底消除浪费。

（2）尊重员工。

对此，大野耐一这样说道：“通过持续彻底地消除浪费来提高生产效率是丰田体系最重要的目标。”这一观点和丰田佐吉（Toyoda Sakichi）（1867～1930）所传承下来的理念“尊重员工”同等重要共同构成了丰田生产体系的基础。这种尊重是对所有利益相关者的尊重，包括顾客、员工、供应商和丰田运行社区。

上述两条并不是精益方法中的新理念，但是不少机构在尝试实施精益时只注重了消除浪费这一方面。要想取得精益实施的成功，必须同时把握好这两个方面，既要持续改进又要尊重员工。如果因质量和生产率的提高而导致裁员，就说明没有平衡好两者的关系。

从丰田生产模式中可以了解到：减少浪费可以促进质量的提高，使产品产量增加而降低生产成本，这说明了精益是一种基于效率的方法。而“浪费”也在此有着非比寻常的意义，浪费就是指所有阻碍人们高效工作的因素或不能给客户带来价值的活动。

第三节　精益医疗的兴起

一、精益医疗的产生与实践

随着精益管理在其他制造行业的应用，该方法最终在汽车制造业之外传播开来。制造商还逐渐了解到精益管理不只是一种生产体系，它还是一种商业体系，囊括了将一件产品投入市场的所有流程，包括设计、供应商管理、生产以及销售。由于各种类型的组织（包括医院在内）都会关注现金流、顾客满意度和质量，故而精益管理方法和哲学广为人们所用。

当今医疗机构面临日益增长的外部压力与挑战，社会各界对医院的服务质量、患者安全、费用、等待时间以及员工职业道德等问题有更高的诉求，因此，精益理论在医疗领域的推广势在必行。现代医院管理方式的转变，需要医院管理思维和理念的转变，呼吁新的管理思想指导实践。而精益作为一套工具、一种管理系统以及一种能够改变医院组织和管理方式的哲学能够改进医院的管理体系，帮助医院迎接新的挑战。

很难精确地指出医院是从何时开始跨行业寻求精益思想的。20 世纪 90 年代，美国密歇根州的一个汽车制造商亨利·福特，曾致力于将自己的生产方式应用于密歇根州迪尔伯恩市的一家医院。其于 1992 年写道：“在现有的管理体制下，根本无法确定医院到底是为患者还是为医生而存在……医院的目标应该是摒弃这些做法，把患者的利益放在首位……在一般的医院里，护士必须进行一些无用的步骤。她们把更多的时间花在了走路而不是照顾患者上。迪尔伯恩市这家医院的设计将省去这些步骤。每一层楼都自成一体，就像在工厂中努力消除多余的动作一样，我们也努力消除医院中多余的动作。”

而在 2000 年左右，美国医院管理者将精益管理理念和工具应用于医院运营管理中，并取得了卓越的成效。2004～2005 年精益理念被广泛用于医疗行业，称为“精益医疗”，2005 年开始进入中国医疗行业，但在医院规模发展时期遇冷，直到近几年的成本控制时期开始复苏。

如今，精益管理对世界各地医院起到积极作用的例子有很多：美国南达科他州的艾维拉·麦肯南医院通过应用精益管理，将患者滞留时间减少 29%，同时避免了新建急诊科的 125 万美元投入；美国华盛顿的西雅图儿童医院通过精益管理模式的改善并提高医疗效率，从而避免了 1.8 亿美元的成本支出；荷兰阿姆斯特丹某大学医疗中心通过精益管理改善医疗服务程序，在骨科手术期间将手术室门的活动量减少了 78%，减少了手术部位的感染，提高了手术的安全性。

二、精益医疗的基本原则

精益医疗源自精益管理，但也因自身行业的特殊性而有所不同，以持续改善和尊重顾客为基础，精益医疗着力关注患者需求和价值增值，简化流程、减少浪费、降低成本。

1. 关注患者　围绕患者设计医疗和护理服务，而不是以医院的利益和员工的方便为出发点。只有仔细观察发生在患者身上的事情，特别是那些最糟糕的事情，我们才能创造出有意义、实质性的变化。合作护理单元就是一个很好的例子。护士、医生、药师、患者和患者家属都集中在合作护理的单元里，在患者入院后，一起制定护理计划，每个人都可以参与讨论。早晨查房时他们一起去检查护理计划，并随时根据需要作调整。这样，护士们的角色就不再是简单的执行那些字迹难以辨认的医嘱了，他们作为原始计划中的一员，知道这些护理计划是怎么制定的以及患者的状况演变。药师也不必因为缺乏沟通常常被患者、护士、医生及相关人员反复询问用药的问题。医护人员相互沟通，关注患者的身心健康，不仅降低医疗成本，更重要的是以患者为本，从而达到医疗服务的真正目的。

2. 确定对患者的价值，消除一切浪费　众所周知，患者所需的既不是各种昂贵的检查，也不是名目繁多的各式药物，更不是坐在等待室里焦急等候。患者只是希望被治疗，减轻病痛，其他的一切都是“噪声”，通常都是在浪费资源。精益医疗追求的是患者的价值，而不一定是那些过去被广受认可的医院规则，只有时刻考虑患者的需求，治疗才能为患者提供真正的价值。对每一位精益实践者而言，目标就是识别和满足顾客的需求以及努力减少流程中各种无用的行动和步骤。简言之，任何没有价值的行为和步骤都是浪费。当然，确认每个步骤的价值和浪费并不容易，因为许多行为来自根深蒂固的习惯，重复次数多了，就成了不成文的程序。要想有效识别并消除治疗流程中的浪费需要借助精益工具，如价值流程图、五个为什么、5S 管理等。

3. 缩短治疗及相关作业时间　如果每所医院的每位医生在诊断过程中，都能够减少由于医疗误差导致的法律纠纷和不必要检查引起的各种浪费，那么医院的价值就会立即大幅度地增加。浪费所消耗的不仅是钱，从患者的角度看，更重要的是耗费了治疗时间。时间意味着抢救心肌、抢救大脑，快速治疗意味着恢复得更快、更好。而对于医院来说快速治疗无疑是行业竞争的焦点，而任何延迟势必会影响竞争优势。

以上三项原则是精益医疗的行动方针，彼此相互关联，有助于为医院提供一个决策更加理性、运行更加高效、医患更加满意的环境和系统。经过持续不断的循环改进，这一系统将不断完善。尽管持续改善十分重要，但实际操作起来却并非易事，比如修改每个岗位的标准作业人、挑战专家权威等，许多长期被奉为金科玉律的工作方法受到质疑。要想消除那些费时而不增值的工作，唯有具备精确的、可信的数据，改善小组才能做出关于精益改善的每个决定。同时，要成为一个真正的精益组织，维持改善成果，并使每个人都持续改善，所有员工都需要参与改变。精益不只是某一些人的事，它要求各个工作岗位上的员工用新的视野看待问题。

第四节　医院精益管理及其应用价值

一、医院精益管理的界定

精益管理源于严格执行各种标准和准则，作为一种先进的管理理念，其最基本的特征就是要在每一细节上精益求精，在每一个环节上严谨细致，致力于消除浪费和减少差错，追求以最少的资源产出最大的价值（产品或服务），快速安全地满足顾客的需求，并不断地改善质量。

对于医院而言，定义“精益”一词必须从医院的目标和宗旨出发。医院和其他类型的机构一样，也需要花更少的精力做更多的事。医疗活动是一个严谨的过程，医院只有运用精益管理理念，指导严谨的医疗实践，在医疗服务的各个环节和程序中，以严谨、细致、精益求精的理念对待诊疗、护理的每一个环节和过程，对待医院管理和经营的每一个步骤，才会取得竞争的优势和品牌的发展，才会赢得患者的认可。

医院精益管理以提高服务质量、增强患者满意度、帮助员工实现自身价值为发展目标，医院运行过程始终致力于提高效率并降低损耗，而这一原则也顺应组织自身发展的原动力。在精益管理的持续改进过程中，医院服务质量和管理水平得以不断提升。

二、精益理论在我国医院管理中的应用价值

（一）推动“三医联动”改革，优化资源配置

我国医药卫生体制改革的关键在于推动医疗保险体系改革、医疗卫生体系改革与药品流通体系改革的联动，通俗的说是医疗、医保、医药改革联动，即“三医联动”。联动的含义在于形成医疗卫生体系中不同利益相关群体相互制约、平衡的有序竞争机制。将医院精益管理与“三医联动”改革相结合，优化医疗资源配置，改善医院服务流程，提高医疗服务效率，建立现代医院管理体系。通过科学有效的医院管理模式，使医务工作者的综合素质得以提高，转变医疗服务思想和观念，增强其对工作的积极性和参与性，推进医疗机构精细化管理，强化医疗质量管理和控制，强化医院经济运行管理和财务管理。

（二）提高医院管理水平，减少浪费

精益管理的实现更注重于环节之间的有效衔接。医改破除“以药补医”机制，取消各级公立医院药品加成，改革医疗医药供给侧。要求医院从自身出发，建立完善的管理制度，明确各部门职责范围，利用先进的管理手段与优化的管理方式进一步提高医院的管理水平。由于医院内部需要各个部门工作的相互配合、交接，因此，促进各种诊疗服务环节之间更加紧密衔接的精益管理是体现医院管理高效率的重要标志之一。

同时，应用精益管理优化医院服务流程，可以改善医院传统的服务方法和流程，舍弃一些烦琐和不重要的服务环节。如利用精益管理，寻找医院医疗器械精益管理的切入点，立足当前管理工作的细微环节，以点带面，持续改进并加以完善，逐步形成一套完整的管理流程体系。医院实施精益管理，将会更好地实现医疗服务各个环节之间的有效衔接，形成管理的整体合力，发挥管理的最大效能，从而保证服务质量和服务效率的不断提升。

（三）以服务患者为核心，推动医院文化建设

精益管理在医院组织内部形成一种文化氛围后，就会在全体员工之间，各个操作流程、操作环节之中流动，使员工自觉与自愿地参与改善。这是一种理念的更新，更是一种管理的自我要求，是建立在精益基础上的主流文化氛围。精益文化以人的发展为核心，即医院上下要形成一个尊重员工、爱护员工、信任员工的氛围，因为管理者只有使员工满意，员工才可能使患者满意。另外，创新是医院发展的不竭动力，精益管理提倡创新，强调理念的创新、技术的创新、方法的创新。医院通过建立完善精益管理的创新体系，充分利用现代信息技术实现医院精益管理过程的信息化、自动化，相信员工、尊重员工的首创精神，高度重视、支持、鼓励员工创新成果的传播与推广，为医院的发展营造出更加优良的环境和氛围。

（四）落实医院发展战略，促进医院长期稳定发展

精益管理是一种对发展战略和发展目标的管理。在2009年出台的《中共中央国务院关于深化医药卫生体制改革的意见》（中发〔2009〕6号）中，提出“稳步推动医务人员的合理流动，促进不同医疗机构之间人才的纵向和横向交流，研究探索注册医师多点执业”的要求，不仅有利于均衡各地医疗资源，提高医师诊疗水平，提高医师收入；同时也有利于公立医院改善管理机制，建立合理的公立医院人事薪酬制度，提高人才待遇，促进公立医院向科技创新与科学管理相结合的模式转变，将医疗服务作为主要职责。

在医院精益管理过程中，结合具体实际为所有成员制订一个共同目标，激励员工为之努力奋斗。精益管理本质上是对于医院战略和发展目标的分解、细化和落实的过程，是提升医院整体执行力的过程。精益管理就是要让医院的每个目标都具有可操作的实施步骤。

（五）追求卓越服务，持续改进医疗质量

精益管理是一个持续循环的活动，它既不可能一蹴而就，更不可能一劳永逸，必须与组织同步发展、持续改进、不断创新、不断超越，始终保持先进性和有效性。精益管理的核心内涵是在巩固与传承的基础上，不断探索与创新，推动工作持续改进，把工作做到精益求精，进而提升组织的可持续性发展能力。精益管理要求形成连续性的规范动作与良好习惯，达到制度化、程序化、规范化，实施持续性的改进，使组织

能够持续性地适应不断变化的环境因素。医院管理同样要形成回路，其管理也是一个持续改进的过程。医院精益管理就是一个根据反馈不断做出调整的管理过程。

【本章小结】

我国医院发展面临的机遇和挑战主要有三大方面，①新时代背景下医药卫生体制改革迫在眉睫；②患者或顾客对医疗服务需求发生了新的变化；③科学技术持续不断的发展进步促进了医疗服务发生变革。三方面的机遇、挑战又分别受到多种因素影响：社会经济发展进入新时代、“三医联动”改革深入推进及健康中国战略的提出，客观上将推动大健康产业的蓬勃发展，并更好地满足人民群众日益增长的健康服务需求。而“医疗、医保、医药”联动，医保制度整合与医疗保障局的成立对医疗费用控制力度更大，患者自付比例更低、医院收支平衡要求更高，医务人员薪酬制度改革等现实状况及需求都推进“三医联动”改革进一步深入。此外，医疗市场出现新变化，如扩大对外开放背景下的外资进入、社会办医背景下的民营医院发展、医生集团逐渐走入了大众视野、线上医院的产生等。现代医院所面临的环境、挑战、趋势都对医院的管理体系和管理能力现代化提出了更高要求。

精益管理源于丰田公司的成功管理实践经验，并已在制造业及其他多个行业中得到广泛应用并受到推崇，被实践证明是一套科学的工作方法和先进的管理理念，是一种具有广泛适用性的先进的现代化管理模式。当今医疗机构面临日益增长的外部压力与挑战，在我国医院管理工作中引入并实施精益管理，既是医院适应健康服务市场竞争和满足顾客服务期望的客观要求，也是科学技术日益发展的必然趋势。精益管理将推进医院的健康、快速和可持续性发展，使医院能够更好地服务于患者、造福于社会。

伴随着我国卫生服务体系的变革和医院自身的发展，我国医院的管理工作从简单粗放到复杂精细、从经验管理到科学管理，经历了一个漫长的发展过程。虽然取得了一系列令人瞩目的成绩，积累了一些具有自身特色的管理经验，但也仍然存在着一些问题和缺陷，同人民群众对医疗服务的期望相比仍存在不小差距，有待通过管理理念和模式的变革，实现医院管理水平的全面提升。

第二章　医院精益管理的核心理念

尽管现代精益管理来自日本，但其哲学理念却源自中国。自尧舜时期开始，中华民族就以“惟精惟一”核心观念作为立业之本加以提倡，而且丰田精益管理的理论和思想根源也可以一直追溯到我国春秋时期。当时的工匠就已经推广和执行着“老子说‘执一’、孔子曰‘精一’、管子言‘专一’”的职业精神，使精益的思想不断传承，并为秦汉时期冶金、陶瓷及兵器的生产发展和质量提高做出了重大贡献。

精益管理在西方，可追溯到 16 世纪的威尼斯兵工厂。当时威尼斯人的造船厂每小时就能在生产线上卷轧出一艘大帆船的完整单层甲板，在几星期内卓越地完成舾装，并且是连续、标准化的作业流程。在 1760 年之前，法国在使用标准化的设计和互换性的零部件，以便于在战场上进行现场武器修理。

1910 年，在亨利·福特工厂迁入密歇根州海兰帕克汽车制造现场的初期，这里就已经被称为实际意义上的“精益制造的诞生地”。因为当时的福特工厂已采用了连续流程和标准化加工过程，加上创新的机械加工实践，实现了高度一致性、重复性的装配，达到了真正的可“互换零件”。福特吸收了本杰明·富兰克林节俭思想，应用于企业实践——尤其是采纳了富兰克林的“避免不需要的成本能够比销售额取得更多收益”的忠告。

福特工厂能够将核心的底盘总成时间从 12 小时减少到 3 小时，这种成本降低切中了当时市场的要害——平民百姓能够买得起，并与福特建立起供需关系，为建造福特胭脂河工厂——拥有十万员工世界上最大汽车流水线组装工厂提供了支撑。1911 年，丰田佐吉（丰田喜一郎之父，丰田公司创始人）访问美国亲眼看见了福特 T 型车生产线。他回到日本就将亲身体验的东西应用于手摇织布机上。同福特一样，丰田也采用了高度一致性的标准化生产模式。

1941 年，朱兰偶然间发现意大利人维尔弗雷多·帕累托 18 世纪的著作。帕累托已注意到 80%的财富掌握在 20%的人手中，这一比率能应用于经济学范畴。于是，朱兰创新应用了帕累托原理来解决质量问题（例如，80%的问题是由 20%的原因产生的），又将帕累托“关键的少数和次要的多数”原理转化成一种质量控制工具，集中寻找和消除最重要的缺陷。在晚年，他进一步以“极其关键的少数和有益的多数”来表明其余 80%的原因也不应该被完全忽略，为精益管理提供了依据。

其后，丰田公司大野耐一实行准时生产（简称 JIT）概念，其核心是在企业的生产环节及其他运营活动中彻底消灭浪费现象，以创造价值为目标“做正确的事”。归纳起来，精益思想就是在创造价值的目标下不断地消除浪费。进入 20 世纪 70 年代，日本的经济奇迹推进了丰田生产方式（TPS）和准时生产（JIT）进入美国，并进而走向世界。精益管理的本质是一个创新过程，“精益”并不是在特定的制造流程中仿效和照搬丰田公司所使用的工具，它的核心在于找到适合组织的运行原则，在勤勉中实践这些原则达成高绩效，为顾客及社会持续创造价值。

丰田汽车公司的精益生产就是通过准时制造、消灭故障、消除一切浪费，向零缺陷、零库存进军的过程中，综合了大量生产与单件生产方式的优点，力求在大量生产中实现多品种和高质量产品的低成本生产。

精益思想是丰田公司创新之本及其发展的驱动力。精益管理源于精益生产，但精益管理的推行则要求企业的各项活动都必须遵循“精益思想”的企业文化指引。精益思想的核心是以最小的资源投入——包括人力、设备、资金、材料、时间和空间，创造出尽可能多的价值，并更好地为顾客提供新产品和及时的服务。这完全符合利益相关方“质量优、产品性能可靠和安全、过程充分有效、工作效率高、不断消除各个环节的浪费、创建不断追求完美卓越的竞争环境”和“实现以顾客和员工满意为主体的组织使命”。

詹姆斯·沃麦克（James P.Womack）和丹尼尔·琼斯（Daniel T. Jones）于 1990 年出版了经典著作：《改变世界的机器》（*The Machine That Changed the World*），介绍了在第二次世界大战后由日本丰田公司所推出的在组织和管理与客户关系、供应链、产品开发和生产运作等方面的一种生产方式，并称之为“精益生产方式”，并在 1996 年发表的《精益思想》一书中归纳了精益生产的管理思想，扩展了精益方式，使其能够应用到其他领域，以利于科学管理，提高效率，实现增值。这两本书，广泛传播并普及了丰田生产体系，为精益管理走向世界、迅速发展创造了机会。

第一节　医院精益管理的五项原则

一、精 益 原 则

在《精益思想》一书中，詹姆斯·沃麦克和丹尼尔·琼斯将精益思想定义为一种能让人们用更少的资源（更少的人力、更少的设备、更短的时间和更小的空间）来做更多的事情，更大程度满足顾客需求的一种思维方式。他们认为精益思想提供了一种方法，生产者可以以此来定义价值，按照最佳顺序来排列生产价值活动，并在没有干扰情况下（不论干扰源自何处）推行这些活动，使之越来越有效。具体而言，精益思想可以概述为以下 5 项原则：精确的定义特定产品的价值；识别出每种产品的价值流；使价值不间断地流动；让客户从生产者方面拉动价值；永远追求尽善尽美。

（一）价值

价值，指的是体现在商品里的社会必要劳动，它通过顾客愿意支付的价格来体现。在完全竞争的买方市场中，价格是由顾客决定的，顾客不会为不必要的劳动付钱。因此，企业应千方百计地减少在提供产品或服务时不必要的浪费。

精益思想关键性的第一步是精确定义价值，在精益思想的价值理念中，价值只能由商品的最终客户来确定。同时，定义的价值也一定是针对具有特定价格、能满足顾客特定需求的产品（商品或服务）时才会具有意义。

精益思想的价值原则要求每一个商品生产者做到能“根据客户的需求，重新定义价值”，在客户的角度看来，生产者之所以会存在，正是因为他们创造了价值；但是从生产者的角度出发，价值却很难被定义，传统的价值观念中商品生产者由于将企业的财务状况作为企业商业价值的出发点与落脚点，竭尽所能的压缩成本以提高企业的经济效益，反而忽视了企业价值的真正意义：满足顾客的需求。因此，精益思想要求企业要从一种自觉的尝试开始，通过主动地与顾客展开对话来为具有特定功能的以特定价格所提供的产品提供精确定义的价值。在将价值的出发点与落脚点放置于顾客需求的情况下，企业就可以暂时地不考虑现有的资产与技术，而是在将专职生产的团队配置与生产线的基础上，重新地考量技术本身的作用以及考虑企业应该在何处创造价值。而在实际工作中，管理人员只需确定必须要做的事情是什么，而不必去对所有可能的变化都加以考量，否则，就会对价值的定义出现理解上的偏差。

（二）价值流

价值流，即创造价值的过程，指产品在形成的过程中，被它赋予价值的全部环节。这些环节包括技术过程（概念设计、工程设计、产品投产），信息过程（订单处理、计划、送货），物质转换过程（原材料到产品），以及产品全生命周期的售后服务过程。精益思想中识别价值流的意义就在于，找到哪些是真正增值的环节、并且去掉不增值的环节（浪费）。

一件商品从提出概念到细节设计再到投入实际生产的全过程中，解决问题的任务包括：从商品订单的接收到制定详细的进度，再到货物配送过程中的信息管理的任务；从原材料到产品，再到顾客手中满足顾客需求的物质转化的任务。

即价值流是贯穿于商品生产始终的，使商品由原材料到最终转化为满足顾客需求并实现商品价值的全过程。精益管理的价值流原则要求我们要“识别价值流，并以此来重新制定企业活动”。明确生产一个系列产品或者单件产品的价值流是精益思想的重要步骤，通过对一个产品的价值流分析能够认识到，在价值流过程中所存在的以下三种不同的活动方式：一是能明确创造价值的活动，如商品原材料的收集、加工等，这些活动往往在价值流中占据主体。二是虽然不能创造价值，但在现有的技术与生产条件下是不可或缺的活动。如在商品生产过程中，为保证质量而对商品进行额外的检测、修缮，这类活动由于没有直接创造价值而又被称为 1 型浪费。三是在价值流中不创造价值并且可以直接去掉的活动或步骤，这类活动又被称为 2 型浪费。这些步骤不能够增加价值，所以往往是应该应用精益管理技术来消灭的对象。

在传统的企业经营中，各个企业都习惯于关注企业自身的事务，但是却不愿意花费时间与精力去关注整个价值流，包括企业自身的活动对价值流上其他企业的影响，而当企业开始注意到这些问题的时候，往往已经造成了大量的浪费。因此，精益管理的思想提出必须要超出单个企业的范畴，要以社会所公认的划分单位为标准，去查看和分析创造和生产一件特定产品所必需的全部活动，这些活动包括从概念到经过细节设计再到实际可用的产品；从开始销售，经过接收订单、计划生产再到货物配送；以及从使用原材料进行生产到将产品送至客户手中的全部活动，并以此来为全部的价值流形成一个渠道。在价值流分析的基础上，结合精益思想中的流动、拉动和尽善尽美等各种方法，来为我们消灭 2 型浪费——消除仍然存在于价值流中的不创造价值的其他步骤，扫清道路。

（三）流动

流动，即要求生产线流动起来，最终达到单件流作业。流水作业可以暴露出生产中存在的问题。因为，一旦流水线上任何一个环节出现问题（缺料、设备故障、零部件质量问题，等等），就会导致流水作业的停止。这样，就可以及时发现并改正问题，从而提高生产效率。流水作业还可以大幅度缩短产品的生产周期。要求企业将价值流动起来，即在去除明显的两类浪费之后所保留的那些能够创造价值的步骤流动起来。

在传统企业视角下，各种活动是以“职能”与“部门”来进行划分的，即企业都认同各种活动应该按类型进行分组，而只有这样才能更大程度提高效率，但是从精益思想角度出发，大批量生产意味着不同部门之间总是会存在长久等待，而等待又意味着浪费。当我们用连续流和效率更高的思想来与部门化的、批量生产的思想作斗争时，即我们将产品按从原材料到成品过程来进行连续生产的话，我们的工作便能更加有效而精确地完成。简而言之，在精益思想“流动”原则指导下，企业应该将精力放在产品和产品需要上，而不是放在组织或设备上，并将所有设计、订购以及提供产品所需要的活动放在连续流动中来进行。

精益方法是要重新定义职能、部门和企业作用，并使它们能对创造价值做出真正积极贡献，同时要明确价值流上每一名员工的真正需要，所以，使价值流动起来才真正符合员工的利益。同时，在将流动的思想应用于任何活动时可以参考以下原理：专注于具体服务或产品的价值流管理；通过创造精益企业来消除组织间的障碍；重新安排和选用适当规模的装备；使用各种精益技术，使价值实现连续流。

（四）拉动

拉动，即顾客的需求拉动企业的生产。拉动的概念起源于超市的补货系统，服务人员完全根据消费者买走商品的数量和品种进行上架，采购部门根据消费者买走商品的数量和品种进行采购。这样，超市就避免了过量的采购和库存，进而降低了经营的风险和成本。实行拉动以后，制造部门的下游或用户，就像在超市的货架上一样地采购到他们所需要的产品，而不是在货架上堆满了用户此时不需要的产品。拉动的原则使得生产和需求直接对接，避免了过量、过早地投入，而减少了大量的库存产品和在线制品，大大地压缩了提前期。

在精益思想指导下企业产品从设计到投入生产、再到产品配送，原材料转化为商品被送至客户手中所花费的时间大大减少，引入拉动之后，产品的设计周期将由几年缩减至仅需几个月，而需要若干天才能完成的订货手续，现在仅需几个小时便能完成。这些原则能有效地降低库存量以及从更快的资金流动中节省大量的现金。在这一前提下，精益思想开始思考新的问题：如何在用户产生需求的时候为用户提供可以满足他们需要和服务的产品呢？如何将分散的连续流联系起来进一步提高工作效率呢？

精益思想的拉动原则要求企业能够“依靠客户需求而拉动价值流”，从客户的需求出发来拉动生产。一旦一个企业具备了能够在客户需要的时候就能设计、安排生产和制造出客户真正需要的产品的能力，就意味着企业可以抛开销售预测，直接按客户的实际要求生产。换句话说，企业可以按照客户的需要来拉动产品的生产，例如像丰田这样的精益企业一直致力于当客户在维修服务中要求一种零件时，一系列的补充环节将拉动上游的供应商去生产相应的零件，从而营造出一种“卖一，买一”或“出厂一个，制造一个”的情况。丰田克服了过去批量生产的思想，将平顺的价值流一直伸展至原材料，通过对生产流程的精益安排，同时引进标准工作概念和可视化控制，结合鼓励用户进行预约维修，丰田实现了对用户需求的精确预计，在很大程度上减少了供货时间与库存时间，从而能精准而高效地满足用户的需求，与此同时也极大地节省了用户的时间成本与经济成本，实现了企业与用户双赢，而不必再像传统方法那样将客户并不想要的东西强行推给客户。

（五）尽善尽美

在企业能够精确定义价值、识别出整个价值流、将创造价值的各个步骤连续地流动起来，并且真正从客户需求角度出发而拉动生产时，精益管理便能展现出它的效果：企业生产的产品在更能满足客户需求的同时，所耗费时间、场地、成本资源和发生错误在不断减少，这时候便需要通过不断改善而进一步提高效率，减少生产中不必要浪费。

精益思想尽善尽美原则要求企业做到“不断改善，追求尽善尽美”。在精益思想前四个原则相互作用中，企业生产进入良性循环：价值流动越快，价值流中隐藏的浪费便会无所遁形；企业越是从客户角度出发而去拉动，阻碍价值流动的障碍便会越快显现出来，从而就能将它们排除；专职产品工作团队通过不断地与客户直接对话，便能更加精确地定义价值，并且也能从中学会增进流动与拉动的各种方法。而对于如何在生产过程中实现尽善尽美，精益思想提出了以下几种方案。

1. 使价值流中所有相关企业都做出突破性改善 尽善尽美并不是价值流中某家企业单打独斗便能完成的，对精益的追求需要不同企业间合作，这需要唤起各家企业对于价值流的重新思考。

2. 进行持续的、根本性的改善 企业应该明晰，并不是为现有的对手而去竞争，而是为了达到尽善尽美而去竞争，只有企业有能力去测定现实与尽善尽美之间的差距之后，企业便可以去绘制尽善尽美蓝图。

3. 绘制尽善尽美的蓝图 从根本上重视思考价值流，使所有产生价值的步骤都能随时与客户相连，为产品能够在连续流下以灵活方法进行小批量生产而制订计划，同时也为这条道路上的各个步骤制定严格的时间表。

4. 集中精力 确定一个目标，制订一个计划，选择其中最重要的两三件事优先完成，一次只做一件事，并持续不断地去做，而不是从千百个方向去追求尽善尽美，将精力分散。

5. 保证所有工作的透明度 只有沿价值流的每个员工都相信这一新系统能够公平地对待大家，也能最大限度地解决每个人所面临的难题时，精益系统才能兴旺。

二、如何在医院工作中结合精益原则

医院和其他机构一样，要想更好地在市场竞争中生存下去，就必须认真做好日常各项管理，医院才能很好地运作下去，与其他经营性机构相比，医院的业务种类非常多，因此在医院日常管理中，积极运用精益管理模式，是一种很好的管理探索。医院在管理中融入精益管理，在实际工作的开展中精心运用精益原则，能有效将医院的服务质量提高上来，医院管理上也能充分得到创新。

（一）医院精益管理中的“价值”

精益思想的价值原则表明“价值源于顾客的需求”，而在医院日常工作中，一所医院的价值正是由医院的“终端顾客”即患者来确定的，在价值原则的指导下，一所实行精益管理的医院必定是将解决患者所面临的切身问题放在自身工作的第一位；而对于患者来说，他们所看重的价值主要是：继续生存和康复的程度，可以回归参与到正常活动中所需的时间，以及诊治方法的有效性和持久性。医院的管理者们应该做到明晰这一点，并且做到能够切实从患者的角度去定义医院的各项活动，积极主动地与患者对话，为患者提供服务并对每一步骤的服务进行精确的价值定义，同时将专职为患者服务的团队配置于医院服务的方方面面，并重新考虑应该在哪些步骤为患者创造价值。

（二）医院精益管理中的“价值流”

精益思想的价值流原则，说明要“识别价值流，重新制定企业活动”。而在医院的日常活动中，价值流则是医院为患者提供医疗服务的全过程，而且在这一过程中自始至终地存在着各种的增值与非增值的步骤与活动。因此，进行价值流分析需要医院的管理者们能够超出不同的科室的范畴，以为每一位向医院寻求治疗的患者提供实惠且高效的服务为目的来查看患者进行门诊或住院活动的全过程，并且能够分析出其中创造价值的步骤、不创造价值但不可或缺的步骤以及不创造价值而且可以立即去掉的步骤（2 型浪费）。为达成这一目标，这需要医院各科室之间联合起来，一起来查看被割裂开的价值流，检验创造价值的每一个步骤，用新的方法思考不同科室之间的关系。

（三）医院精益管理中的“流动”

精益思想的流动原则表明要“使价值流动起来”，而在医院的日常工作中，流动意味着要使不同的科室协助起来，以减少患者在接受服务过程中的各种不必要的等待时间。在现有的医院模式中存在着大量的由于等待而产生的浪费，其中包括在同一步骤中的等待，如医生的工作被打断，药物的供应由于各种原因而拖延或中断等；同时也包括不同步骤之间的等待，如不同科室之间存在过多的交接、药物的使用或者治疗方式的采用需要过多的批准、患者的需求与医院的供给能力之间的不均衡以及批量思想等造成的等待。医院的不同科室由于人员配备，设备配置等原因存在着不均衡，而导致不同的服务步骤之间可能存在着瓶颈，而“流动”的核心思想就在于通过对这一过程进行按连续流的重新安排来破除这些所谓的“瓶颈”，从而大大地提高医院服务中的效率，运用取消（eliminate）、合并（combine）、调整顺序（rearrange）、简化（simplify）等方法来减少患者的等待时间，使为患者创造价值的过程流动起来。

（四）医院精益管理中的“拉动”

精益思想的拉动原则说明要“依靠客户需求拉动价值流”，即从每一个客户的实际需要开始，倒推出如何满足客户需要的各个步骤。而在医院的日常工作之中，要以满足患者的需要为目的，去倒推出在患者满意地离开医院之前，在每一步的步骤之中，患者的需求是什么。然后去思考医院当前所提供的各项服务与患者的需求是否相匹配，如果匹配的话，如何才能进一步地减少这些步骤中的浪费以创造出顾客所需要的价值；而如果不能匹配的话，要如何才能进一步改善服务，以精准而高效的步骤满足患者的这些需求，使患者对医院的工作满意。而这些都是精益思想中“拉动”的目标。

（五）医院精益管理中的“尽善尽美”

精益思想的尽善尽美原则表明能够“不断改善，追求尽善尽美”。医院日常管理中，能够从患者角度精确定义价值、识别出整个价值流、将为患者创造价值的各个步骤连续流动起来，开始从患者角度拉动价值之时，对于医院工作尽善尽美的追求便会变成现实，在上述四个原则的良性互动中，更快的价值流能够暴露出医院服务各个环节中隐藏的浪费，而从患者需求角度去拉动医院改革，阻碍医院进一步发展的障碍便会显现出来，从而有利于管理者将其解决，同时通过与患者对话，医院能够更加精确定义患者所需要的真正有价值的服务是什么，也往往能在这一过程中学到增进流动与拉动的各种方法。这些精益原则在良性循环中相互作用，这便为实现医院工作中的尽善尽美铺平了道路，同时也为彻底消除医院工作中的浪费，将医院打造成能够更好地为患者服务的精益机构奠定了坚实的基础。

精益管理五项原则为医院实行精益改革提供纲领与指导方向，但在实际工作中，精益管理也提供了详细的实践指导，具体而言，医院实现精益管理需要遵循尊重员工、从患者角度出发、消除浪费与创造价值、注重长远发展和在持续改进中追求完美的核心理念。下面，将用四节内容来详细说明这些核心理念的内涵、价值以及如何指导工作实践，以充分发挥医院精益管理的最大功效。

第二节　尊 重 员 工

一、精益管理中的尊重员工

（一）尊重员工的重要性

1. 员工是组织发展和持续改进的原动力　在阐述“尊重员工”这一核心理念之前，需要了解在精益管理中员工的真正价值，这将有助于更好地理解尊重员工的重要性。

首先，精益管理将员工视为组织的“主人”，在塑造共同价值观和愿景的基础上，注重培养和打造员工，为员工规划个人成长空间和职业发展平台，努力实现员工个人和组织的共同成长，促进员工自我价值和组织发展目标的同步实现。员工成长是组织发展的重要目标，同时也是源源不断的动力所在。

同时，为促进员工持续性改进和发展，丰田公司在公司生产模式下设计了一套促进工具，在整个“拉动式”的生产流程中，物料的补充是根据消费者而定，上游的工序必须根据下游工序的需要进行生产，整个流程要求非常严苛，问题既要能快速被每个环节的员工察觉，又需要迅速解决，否则生产就会停止。在丰田公司管理层看来，员工在流程中起着重要作用，公司打造的是“人”，而不是汽车。

丰田模式有鼎鼎大名的两大核心支柱：“持续改进”与“尊重员工”。日文直译为“改善”，持续改进是丰田公司经营的基本原则。这一原则要求员工持续改进可挑战的一切。其实质不仅是个人贡献的实际提高，更是创造一种不断学习、接受和乐于改革的精神环境。创造这样的环境，我们需要给予员工相应的尊重，这也就是丰田模式的第二大支柱。换言之，在丰田的生产体系中，支持和鼓励员工不断改进工作流程至关重要。

因此，精益管理是一种文化，而不仅仅是工具，它通过为员工提供工具使他们能够持续地改进工作，而同时，组织的发展也十分依赖员工。正如安德鲁·卡内基（Andrew Carnegie）曾说：“带走我的员工，把我的工厂留下，不久后工厂就会长满杂草；拿走我的工厂，留下我的员工，不久后我们就会有一个更好的公司。”彼得·德鲁克（Peter Drucker）也曾说组织只有一项真正的资源——员工。可见，员工是组织最宝贵的财富。

2. 医院员工的核心价值　在实行精益管理的医院中，医院员工同样是医院构建持续改进系统的核心。一方面，掌握精益思维与理念的员工是医院服务的主体；另外，医院员工的能动性的充分发挥也是实现医院持续改进的重要基础，因此医院员工的价值尤为重要。有的医院领导在学习和实践精益管理时，单纯套用了精益管理的几个管理工具，如 5S 管理、可视化管理、看板管理等，然而在实际推行过程中，却发现取得的成效不大：医院在短暂遏制了流程中的浪费后又很快恢复了原样。这便是因为领导没有重视员工的价值，没有认识到精益管理只是通过为员工提供相关工具，而员工才是进行流程改善的主体，是实现医院持续改进的动力。

（二）尊重员工的内涵

丰田模式下的“尊重员工”和传统意义上的尊重有所不同，尊重不意味着领导无条件地信任员工，与员工之间彼此其乐融融。“人的生命是时间的积累，员工把宝贵的生命时光交给我们，我们有责任让员工的每一分钟都投入到有价值的工作中，否则就是浪费他们的生命”。丰田汽车公司前社长丰田英二如是说。在丰田领导者看来，尊重员工的核心是尊重员工所投入工作中的价值。因此，在采取精益原则的企业中，管理者和领导常常核查员工的工作质量，这样做既是出于对用户的尊重，也是对员工的尊重。

在精益管理制度下，尊重员工的内涵包括授权员工、挑战与激励员工、发展员工等。授权员工，主要是指授予员工使用公司的精益工具的权力以改善公司的运营；挑战员工是指在基于管理者十分熟悉员工能力的情况下，布置给员工力所能及但有一定挑战性的工作，而不是让员工单独去解决问题、应付过量的工作；激励员工，是指管理者鼓励员工参与到解决问题和消除浪费的行动中；发展员工，是指通过对员工能力的培养，在工作中激发员工的潜在价值，促使员工的成长进步。下面举一个反面案例，某一医院前台接待员在工作中发现患者常因为等候时间过长而抱怨，因此向管理者提出相关建议，但他们的建议不被采纳或不被重视，员工从而感到挫败感，逐渐失去解决问题的热情。

人是不断进步的根源所在。丰田公司认为，要想不断地涌现出优秀的员工和团队，必须在尊重人性的制度下，强调人力资源之重要性，且将员工视为企业的宝贵财富和未来发展的动力。在精益管理制度下，制度要最大限度地体现人的尊严，维护人的尊严，尊重员工，让员工觉得自己很重要，使管理者和员工拥有同样的尊严和人格。

二、医院如何做到尊重员工

（一）管理者学习精益管理理念

医院要真正做到尊重员工，首先是医院需要组织精益学习团队，培养管理者的精益思维，使他们能够真正意识和完全理解“尊重员工”的重要性，而不是把管理者的职责视为只是完成工作和具备良好的人际关系技巧。管理者必须是医院精益理念与做事方法的模范，一位优秀的管理者必须对日常工作有事无巨细的了解，方能成为精益管理的最佳教导者。因此，医院需要组织管理者系统地学习精益理论，管理者通过对医院员工的尊重，持续努力地教导员工使用精益工具，以便依赖员工持续改进医院的流程。

（二）充分授权员工

1. 鼓励员工参与流程改进 在医院的精益管理中，尊重员工包括不浪费员工在工作中投入的价值，因此消除医院流程中的浪费是尊重员工的体现之一。医院可以通过可视化管理、现场管理等多种管理方法和工具，认真核查员工的工作质量和效率，保证良好的医护质量和医疗效果，尽量消除员工进行不必要的工作的情况，尊重员工的付出和价值。

同时，医院在执行一系列高效的精益措施中，能够有效地激励员工、信任员工，让员工参与到解决问题和消除浪费的行动之中，使其能够在忠于医院的过程中，持续地学习、成长，并尽其最大的努力提升患者的价值和医院的价值。而同时员工在为患者、医院创造价值的过程中也实现了自我价值的提升。

2. 与员工建立伙伴关系 与传统的领导、下属之间有严格的权力界限不同，在精益管理中，管理者与员工是平等的伙伴关系。在医院管理中，如果发现问题，首先是反省流程和管理者的自我反省，而不是责怪员工。面对犯错员工，管理层应以尊重、宽恕、引导等方式对待，而非传统管理中的惩罚、责备。如此，医院员工就不必担心因失误被管理者惩罚，而会去寻找出错背后的内在原因并施以对策，也就是所谓医院员工的自主管理。

3. 不断挑战员工　在医院精益管理中，管理者需要不断地挑战员工，激发员工潜能，赋予员工价值，相信员工可以做得更好。尊重员工就是要尊重其智慧和能力，医院管理者需要适时给予员工解决问题的机会，给他们提供充分发挥聪明才智的舞台。在医院管理中，需要加强对管理者精益思想的培养，建立“尊重员工，反省流程”的文化。管理者需要真正做到尊重、信任员工，不轻易放弃医院任何一位员工，让员工对医院充满归属感，发现问题不随意责骂员工，懂得引导员工正确学习等。管理者每天对员工表示出的信任、尊重和关心能极大地激励员工，让员工在工作岗位上发挥出最佳的水平。

（三）保障员工基本权益

1. 保障员工的基本权益　首先，医院应重视员工的薪资水平、健康和安全。中国医师协会调查显示，九成以上的医生日工作时长多于 8 小时，一成以上超过 12 小时，医生中有八成没有周末休息，白天上手术台、晚上上书台、闲暇之余还要思考患者的诊疗如何进行，可谓非常劳累，半数以上医师身体处于亚健康状态，手术室工作期间昏倒、猝死风险极大。在这样的现状下，精益管理又如何在医院实现呢？

首先要有合理的薪资水平使员工不用每天为经济开支担忧、发愁，同时，安排合理的工作强度能让员工全身心地投入工作岗位，保证工作质量。其次，整洁卫生、健康安全、场地明亮的工作环境能够减轻员工工作中的疲劳感，有效放松员工的工作心情，提升员工的工作动力。要让员工工作在一个良好的环境中，而只有在这样的工作环境中，才能缓解员工出现挫折感和失败感，减少转行或跳槽，遇到问题会更加积极应对，保持主动解决问题的热情。

2. 营造良好的工作氛围　医院需要为员工营造出良好的工作氛围，同时工作的强度要与员工的能力匹配，禁止员工出现过度操劳或超负荷工作的情况。让员工在轻松、愉快、安全的环境中实现高质量、高效率的工作。良好的工作氛围会让员工更愿意主动积极地工作，让工作成为开心的事，以激发员工的工作热情和创新性，帮助医院谋求更大的发展。员工的精神状态直接关系着医院的生命力、发展效益和发展方向。精益管理提倡在组织和员工之间构建起良好的伙伴关系。因此，医院在为员工提供工作场所时，应考虑到场所对员工的重要性。

（四）促进员工不断成长

1. 明确发展路径　当员工的薪水、环境等物质需求满足达到一定程度的时候，员工将更倾向于自我价值实现等高层次需求。而在丰田模式下，每个员工对自己可选择的成长轨迹清晰明了，对自己将会学习到的内容和达到的水准有所衡量，知道自己最快成长曲线与最慢成长曲线。这一模式中包含着培育的标准、时机、内容与方法，同时员工的努力程度关系到自身成长。因此，在医院的精益管理中，需要明晰员工的发展路径，让员工对未来充满期待。

2. 员工培训 医院应在建立健全教育培训制度的基础上，为员工营造良好的学习环境，鼓励员工把学习作为成长的阶梯，使员工在学习中提升自身的业务能力和发展能力，对员工的积极表现给予肯定和奖励。同时要积极倡导团队精神，以团队的业绩作为考核员工的标准之一，发扬民主平等，在员工中创立一种团结协作、友爱互助、和谐共处的良好氛围，并以实现员工的自我管理为最终目标。

（1）技能培训：对医务人员，应定期组织专业技能的相关培训，提高医务人员的服务质量；对医院行政岗位人员，可借鉴丰田模式的轮岗培训（rotation training）和技能多样化的培训。通过岗位轮换和技能多样化，不仅能够提高从业人员素质，还能满足医院精益管理的需要。前者能够使员工有意识地从整体概念出发，在解决具体问题时发现改进方案；而后者能够扩大操作人员的工作范围，提高其工作时间利用率、操作的灵活性以及生产的适应性。

（2）岗位责任培训：岗位责任包括对医院历史、医院情况、纪律、规章制度与职业道德知识的了解以及文明用语、服务礼仪、岗位基本知识和其他基本技能等。岗位职责培训要求对员工上岗前进行岗位教育，考核合格后方可上岗。任职后，部门和主管部门应定期对其进行业务知识培训和指导，并将所学知识和技能纳入月度考核管理，兑现奖惩。实践证明，这一举措对提高员工业务素质、增强他们对医院和岗位的热爱、鼓励无私奉献、培养全心全意为病人服务的意识有着至关重要的作用。

（3）精益管理思想的培养：医院团队是由员工组成的，而员工的活力集合在一起聚集成医院的活力。员工的活力来自他们的知识、能力和热情。精益生产非常重视员工的思维训练，只有对员工进行必要的、适当的精益思维培训，才能降低员工传统的被支配意识、充分发挥员工的主动性和工作积极性。医院要以“树立精益意识、自发主动实践”的员工教育引导为出发点，从领导层的管理角度出发，通过动员会、座谈会、推进会等形式，将精益生产的理念、目标、方法和效果自上而下地宣传和发动。将精益管理思想传递给每一位员工，同时鼓励员工去参与精益生产改进活动。而当员工在发现医院管理过程中存在的问题时，也可以及时提出改进医院管理体系的建议。

医院可以借鉴以下措施培养员工的精益思想：①从广义来说，增加医护人员精益化培训的次数，提高精益化培训的效率，例如设置多方案课程由员工自行选择，提高积极性；②在培训过程中，管理层持续发力将医院培训工作立足实际，注重调动各部门积极性，各司其职，相辅相成，形成一个有机的整体。例如：后勤部安排好后勤保障工作，为员工构建起坚强后盾，使员工敢想敢做，提高医疗服务意识与整体综合素质；门诊部由患者投票选举“最美医师”传授医患和谐沟通的技巧。

3. 激励员工

（1）构建绩效考核体系：丰田的绩效考核不仅仅是为适应整个公司而设立的制度，而是从实地考察工厂选址开始对各个环节同时给予跟踪，掌握这些目标的进展，这正是丰田通过学习而达到尽善尽美的核心。因此，医院需要建立严格的绩效目标，并将其转化为各部门或团队的绩效目标。管理者则需不断将重点放在实现医院各部门的成就目标上，指导员工持续核查目标的实现情况，同时不断改进本部门工作过程，减少浪费。这不仅能够提高了医务人员的水平，而且可以增强医院的整体竞争力。

（2）完善薪酬福利制度：将绩效目标与薪酬制度挂钩，实行奖金激励。复合薪酬模式在医院管理的不断变化中，将逐渐取代单一薪酬模式。其重要特征为经济性和各种可变报酬的使用。可变报酬主要涵盖股息、奖金和补贴。作为固定报酬和浮动报酬的补充，间接报酬不是替代品，而其主要措施是实行合理的成本分担。这样的好处在于提供法律福利，在包括提供医疗工作者的安全和健康、家庭收入的维持，以及克服家庭困难的法定福利之外，也提供灵活的福利，包括养老金补充、医疗保障以及为医疗专业人员提供带薪休假的弹性福利。通过建立完善的薪酬体系，不仅保持了薪酬制度的活力，而且与医院整体的发展战略相适应。

（3）增强对医务人员的情感激励作用：从道德责任感和成就感来看，医务人员优于其他专业人员，这很大程度上与坚持对医务人员的道德激励相关，同时这也使得医务人员的工作压力相较其他职业而高居首位。因此，为防止医疗工作者出现疲劳综合征、职业倦怠、失眠和抑郁等问题，医院管理者应该提高对医务人员的道德激励。而至于如何激励员工，各医院应“各显神通”，以人文关怀为主，以减少员工内心压力为主要目的，具体通过医院管理部门圆桌讨论，开展形式多样的减压释压活动，释放医务人员的压力。

第三节　从顾客角度出发

一、顾客与医院顾客

顾客一般指的是接受产品或服务的组织或个人，同时包括可接受或潜在可接受产品服务的集团，他们是供应链上的最终消费者、代理或中间体。根据产品的所有者的情况，可以将顾客分为接受产品或服务的外部顾客，即消费者、使用者、受益者或采购方；与参照组织内按顺序接收产品或服务的顾客。他们可以是产品生产线的下一个进程的操作员、产品或服务形成之间的下游工程部门或者帮助客户使用产品或服务的代理人。

对于医院而言，其内部顾客主要是指医院各科室部门的全体员工，包括在医院生产和提供各种健康服务过程中承担不同角色的卫生技术人员、行政后勤人员和工勤人员；外部顾客则主要是指与医院的健康全链条服务发生联系的组织或个人，包括监管方（政府部门、行业协会、新闻媒体等），供应商（药品、耗材、器械等），消费者（患者及其家属、亚健康人群、社区居民）及合作伙伴（上下级医疗机构、银行、医疗保险经办机构等）等。当然，在医院面向的所有顾客群体中，医院服务的终端消费者即广大患者，永远是医院应重视的最主要顾客。医院实施精益管理的重要目标之一，便是要更充分有效地为患者的需求服务，促进患者需求的最大满足，为他们提供安全可靠、方便有效、经济适当的高质量乃至超出期望的周到健康服务。而要达到这一目标，就必须遵循从顾客角度出发的精益管理理念。

二、价值由顾客决定

（一）顾客价值理论与精益价值

顾客价值是基于顾客个人的主观判断，对产品或服务的一种感知。顾客价值理论是现代营销的基本理论之一。顾客价值理论指的是顾客在商品的使用过程中考虑到成本与效用之后对该商品作出的整体评价。整个营销过程可以看成一个价值感测、创造、传递的过程，因为市场营销的核心在于帮助交换各方感知产品或服务的价值。其中价值感测过程的目的是发现新价值机会；价值创造过程的目的则是研究如何有效地形成和塑造更多有前景、有新价值的市场供应品；价值传递过程涉及如何运用企业或营销组织资源基础和能力更有效地将价值传递给最终顾客。传统的价值理论认为价值创造过程是基于现有产品市场不断开发新产品来满足市场供应的需求。顾客价值具有以下特征：

1. 顾客价值感知的主观性　一件商品的价值并不能由生产者来规定，而应由顾客来感知。顾客对一件商品的价值感知就有很强的主观性，这是由于个体的生活经历、生活氛围、个人修养以及经济能力的不同而导致的。

2. 顾客价值的情景依赖性　顾客价值的情景依赖性是指顾客在感知商品价值的过程中，外部环境等客观条件对其判断造成的影响。顾客价值与个人价值及组织价值最大的区别就是顾客价值所存在的情景依赖性。如在医院就诊时，医院的整体氛围，服务质量等客观条件都是患者对商品价值进行价值评价的重要因素。

3. 顾客价值感知的相对性　顾客价值的相对性指的是顾客在对某一产品或者服务进行价值评价的过程中与其他产品或者服务进行比较的过程，这是一种比较典型的顾客价值。

4. 顾客价值传递的动态性　顾客价值具有一定的动态性，这种动态性主要是由于顾客价值所具有的主观性而引起的，顾客本身的需求、顾客就医的心情等都是重要因素。

5. 顾客价值的决策过程就是一个混沌过程　顾客价值的决策过程并不相同而且看起来杂乱无章，无迹可寻，但是企业或者厂家可以通过混沌的原理对其进行相关数据分析来找到其中蕴含的规律，以便于更好地了解顾客的需求。

精益思想将价值作为首要原则，在精益思想中，顾客决定了精益管理的价值，因此价值又被称为顾客价值，精益思想要求企业根据顾客的实际需求确定产品的价值结构，其中包括产品价值的构成、比例和价值流程。在从设计到生产到交付的一连串过程中，企业应首先确定某一产品提供给客户的具体利益和数量，以实现达到顾客的最大满意度；其次确定顾客购买产品的各项利益和各项目支出的数量；各项利益与支出之间是怎样的联系；为实现产品价值而进行的各项效益和支出的依据是什么。因此，精益价值原则要求尽量减少生产全过程中的过度消耗，不能把额外的成本转嫁给用户。在提高产品对顾客的经济价值、使顾客获利的同时，企业也能获得足够的利润。

（二）医院的价值定义

由前面的论述可知，价值是由顾客决定的。詹姆斯·沃麦克（James P. Womack）和丹尼尔·琼斯（Daniel T. Jones）写道，“价值只能由终端顾客决定”。那么，对于一家精益医院来说，医院的顾客是谁？医院中的活动和护理种类繁多，有各种需求的顾客不计其数，但最明显的“终端顾客”就是患者，因此医院的大部分行动和优先任务都应围绕患者开展。其他顾客还包括患者家属、医师、医院员工及付款人。不同类别的顾客对价值的定义不同，如在患者接受阑尾手术时，对于患者而言，价值则是围绕减轻病痛展开的手术治疗，对于家属来说，则是在手术期间随时了解患者的状态，减轻家属的焦虑情绪。

有时，医院也需要考虑流程中的内部顾客，也就是工作的交付对象。内部顾客的有效支撑，是提高医院运作效率和外部顾客满意度的关键，如化验科的诊断报告需要交给患者的诊疗医师进行审阅。在任何流程中，员工在工作时，不仅要考虑终端顾客的需求，还要考虑方便“下游”工作者的接收，但对内部顾客需求的考虑不能偏离终端顾客。

（三）医院顾客价值与医院精益管理之间的关系

“精益思维”是精益管理要求组织的各项活动所运用的思维模式，以小资源（人力、设备、资金、材料、时间、空间）投入，创造出尽可能多的价值，其核心及目的是为顾客提供新产品和及时的服务。因此，医院精益管理的过程就是高效为顾客提供更多价值的过程，通过实施精益管理，医院能够更有效地实现自身运营目标、满足顾客需求和产生社会效益，实现医院、顾客与社会的三方共赢。由顾客确定产品价值结构是精益管理的一个重要理念。

在当前社会发展迅速的经济网络中，大多数企业在外部环境因素刺激下，如低成本的信息、先进的技术等，又增加了满足顾客多样化需求的社会条件。现如今，利用工业社会中规模优势和信息时代的低成本信息优势来满足顾客个性化需求显然已经成为企业脱颖而出的必要条件。因此，顾客对产品的价值结构就显得尤为重要。大部分企业会由于企业的经济约束性提供价值组成清单，顾客则在清单的内容里确定价值结构。

对于医院而言，最主要的顾客就是患者。医院所提供的各项医疗服务，面向的是患者各种各样的服务需求，患者的潜在需求、消费能力、消费习惯等都在相当程度上影响着医院提供服务的内容和方式。在医院精益管理的过程中，坚持以患者价值最大化为目标，由顾客确定医疗服务的价值结构，进而以患方需求为导向来配置医疗资源、组织医疗服务的生产和提供过程，是能够有效满足顾客需求、最大化顾客服务价值的重要基础。

三、医院如何从顾客角度出发

从顾客角度出发是精益管理理论的核心理念之一。医院实施精益管理，需要从患者角度出发，把患者价值贯穿到医院的日常工作之中，落实到医疗服务的每一个环节上，切实解决患者在就诊过程中遇到的各种问题和困难，不断提升患者的满意度和认可度。只有如此，医院的精益管理才有可能取得实实在在的成效。

具体来讲，医院需要从顾客的角度出发，即医院的活动是能够为患者直接创造价值，活动能够转变为患者需要的产品与服务，并且产品和服务质量合乎要求并且不需要任何返工，是对于患者的增值活动。医院的增值活动需要同时满足以下三条标准，即顾客愿意为活动买单，活动必须以一定的方式改变产品或服务，各项活动保证是对的。

（一）顾客愿意为活动买单

医院应该从患者的角度出发，医护人员的活动必须围绕解决患者实际问题展开。但医疗服务的供需双方普遍存在着严重的信息不对称，大多数患者不一定清楚医疗行业，有时候医师进行的治疗活动不能被患者理解，此时需要医师充分尊重患者的知情同意权，耐心为患者解答疑惑，而不是简单地一告了之或签字同意。同时，医护工作虽然需要遵循大量的行为规范和标准流程，固定的医护活动也总是以“习以为常”的方式展开，但是医院员工、护理人员和领导者不能想当然认为自己所做的工作都是增值活动，而是应该多思考在流程中是否存在浪费和改进的空间，是否可以在标准流程基础上提高效率和质量。如对于在进行骨折诊断的患者来说，与诊断和治疗直接相关的步骤是有价值的，与医护人员接触的时间也是有价值的，但当患者需要将同一个验伤信息告诉 3 个不同的人时，信息的第 2 遍和第 3 遍重复就是浪费；做 X 线检查是有价值的，但因为放射科医师忙碌而造成的等待就是浪费。

（二）以一定的方式改变医疗活动中的产品或服务

医疗活动流程中，“产品”一词既可能指代的是医院顾客、影像资料或医药器械，当然也可能是实验所用样本。如果是指医院顾客（即病患），就是指改变其身体状况、使之向出院等预期最终状态发展的系列操作。当不是指患者时，则是产品经历多种形式。如采集血样，从医师的指令变成 1 管血样；医生使患者得以康复的诊疗行为；针对患者病情实施的化验检查等，都使患者产生了改变，体现了活动的价值性。在手术室中实施手术的医师，其为患者实施手术属于增值性的活动；药房中的药剂师为患者提供的用药信息属于增值活动；放射科的医师为患者实施的 CT 扫描属于增值活动。

同时，医疗活动对于产品或服务的改变不仅限于现有流程的优化，也可以表现为服务理念和方式的人性化，为更好地开展整体护理，为患者提供更放心、更满意的服务，一些医院添加新制度、新方法，来使患者放心整体护理、满意医院质量。例如，一些医院将饮食状况、身体状况、心理状况、病人文化背景、可承担经济水平等信息写入病历；为做到“用心服务，创造感动”，医护人员的服务也改进了不少。如护士在帮助病患口腔护理时，可以做到舌面、舌底、角落均清洗等良心服务；在做儿科肺功能训练时，术前孩子对器械感到恐惧，就换成风车或纸蛤蟆让他们吹；产房护士，每天给产妇发婴儿照片、体征等信息，让产妇时刻了解婴儿动态。临床路径使诊断和治疗有了时间表。出入路径线的判断提高了对患者个人情况的观察，也增长了诊疗规范化和个性化的意识。大多数医院还建立主诊医师制度，使高职称医师也能走上临床一线。

（三）各项活动保证是对的

活动进程中，有的做得很好，但是有的环节一旦出现差错，就需要返工和做额外的工作，像这样的活动，在不能看作增值时间的加倍的同时，其实是一种增加的浪费和对顾客利益的损害。医院各个科室都有不少源头、中间、结尾环节出错的例子。如医师开具的处方中有使患者过敏的药物；手术中患者体内残留的纱布导致二次缝合的问题；药品的配发错误而重新退回药房等，见表 2-1。医院必须对增值活动和非增值活动之间的差异进行明确区分，并且在事先建立起完善的防错纠错机制，才能尽可能地减少非增值活动的产生，更有效地减少浪费、创造价值。

医院实施精益管理，需要从患者的角度出发，通过对现有流程系统的精益管理、评价和改善，来解决患者服务经历中的问题。患者价值是医院价值的核心组成部分，患者价值是对医院发展的一种诉求，是医院发展的推动力。医院实施精益管理，离不开患者价值的存在。通过对患者价值的分析，可以为医院制订精益管理方针和举措提供一定的思路。从患者角度出发，关注患者需求，彰显患者价值，是医院服务于患者的需要，也是医院实施精益管理、实现自身发展的需要。

表 2-1　医院各科室不同角色的增值和非增值活动实例

科室	角色	增值活动实例	非增值活动实例
手术室	医师	为患者实施手术	等待延误的程序
药房	药剂师	提供静脉注射信息	重新处理病房退回的药
病房	护士	为患者用药	将信息复制到另一台计算机
放射科	放射科医师	为患者照 X 线	实施不必要的扫描
实验室	医学技术员	分析实验结果	修理破损器具

第四节　消除浪费与创造价值

一、什么是浪费?

（一）含义

在精益模式下，价值是由顾客决定，所以凡是超出增加产品价值所必需的物料、设备、人力、场地和时间的部分都是浪费。第二节提到的“非增值活动”包括必要的但非增值的活动和不必要的非增值活动（即浪费）两种。必要的但非增值的活动是指不能直接创造价值，但属于实现增值所必需的活动，如医疗设备的维护、医院员工服务质量的考核、挂号排队缴纳费用等。虽然这些行为并不会直接创造价值，但属于在医院的管理和为患者创造价值中不可避免的活动。而不必要的非增值活动就是纯粹的浪费，即增加了成本但没有增值的行为。而在医院管理中，对于那些反复出现、干扰正常工作、影响患者诊治的问题和纷扰都在“浪费”概念的范畴之中。消除浪费，不仅包括应杜绝出现不必要的非增值活动，还包括应尽量减少必要但非增值的活动。

对于患者而言，其看重的价值主要是其继续生存和康复的程度，可以回归参与到正常活动中所需的时间，以及诊治方法的有效性和持久性。患者不仅需要安全、高效的医护措施，更需要能够给他们提供更长久、更高品质生活的医疗保健体系。医院实施精益管理，需要思考体系建设等方面更深层次的问题，而不仅仅是对服务模式的变革。

（二）医院存在的浪费

在精益管理过程中，首先应学会识别和描述浪费。著名的丰田生产方式的创始人大野耐一认为，浪费是专指消耗了资源而不创造价值的一切人类活动。大野耐一定义了 7 种浪费类型，包括需要纠正的错误、生产了无需求的产品所造成的库存和积压、不必要的工序、员工的盲目走动、货物从一地到另一地的盲目搬动、由于上一道工序发送传递不及时而使做下一道工序的人等待、商品和服务不能满足客户要求。大野耐一定义的 7 种浪费后，又逐渐发展成为包括缺陷、产品过剩、运输、等待、库存、行动、人才和流程过剩在内的 8 种浪费类型。

在医院的管理同样存在 8 种类型的浪费，①缺陷浪费：指的是任何从源头上就出现错误的活动，如医师用药错误、延误诊断、手术操作失误、手术器械遗漏等。②产品过剩浪费：指的是过量生产的产品或是早于顾客需要的产品生产，如医师对于患者过量的检查、过早运送的药物被退回来等。③运输浪费：指的是一个体系中产品的过量移动，如患者或医药用品运输过量和运输时间的浪费。④等待浪费：主要指的是患者等待时间和员工等待时间的浪费。如由于医院停车位不足而导致患者和员工的车位等待；由于医院流程设计落后而导致患者在挂号、缴费、就诊、检查等过程中反复排队等候。⑤库存浪费：指的是材料、物资、设备等过量的库存。⑥行动浪费：指的是员工为完成某项工作而付出的不必要的走动量，如在医院中缩短护士与患者之间的距离不仅可以减少护士的走动量，还可以保证他们对患者的需要做出更快的反应和实施更密切的监控。⑦人才浪费：是指在一个系统中没有有效地发挥人才的作用，没有将合适的人在正确的时间安排在合适的岗位，人才的潜力没有得到最大限度的发挥。如将人际交往和公关能力极强的员工安排做了文秘工作而不是市场拓展工作。⑧流程过剩浪费：是指在工作流程中所做的非必要的工作，如有些医院还尚未使用电子病历，造成医务人员在患者诊疗过程的各环节需要反复核对已经确认过的患者信息，服务不连续且效率低，见表 2-2。

表 2-2　医院浪费的 8 种类型

浪费类型	简要描述	医院实例
缺陷	耗费在操作失误、检查、修正错误上的时间	手术器械遗漏
过量生产	做患者认为无价值或不符合患者质量要求的工作	准备超过需要数量的药品
等待	等待下一个时间或工作程序	患者等待取药、结账出院
未加利用	不鼓励员工、不采纳员工意见、不支持员工持续发展而造成的浪费和损失	不给员工参与解决问题的机会
运输	系统中不必要的产品移动	不合理的布局，如导管室和急诊室距离较远
库存	由财务成本、储存和移动成本、变质和损耗造成的库存成本增加	过期的药品
动作	工作体系中不必要的员工行为	由于布局不合理导致员工额外的走动
过度处理	重复不需要的行为或过量准备对患者无价值的文件	文件上用不到的时间/日期等信息，多个同样表格和其他重复的文书工作

二、医院如何消除浪费，创造价值

精益管理强调消除一切浪费，努力使成本、质量实现最优化的目标。医院通过对各种浪费现象的梳理，可以根据自身的实际状况，更加有针对性地消除浪费，改进服务，提升效率，创造出最大化的价值，从而为患者提供更为优质、安全、高效的医疗服务。医院在具体过程中，可以按照以下步骤消除浪费。

（一）以患者价值为导向，找出浪费

在实施精益管理的医院，必须坚持以患者价值为导向，打破以往的各部门各干各事的工作模式，使得不同科室之间建立起以为患者服务为中心的协作工作方式，去除多余和烦琐的程序。从患者的角度出发，才能清楚地找出在医院流程中的浪费，提高医院员工的工作效率。

例如，对患者无意义、无价值的住院时间，将导致高额的住院费用和漫长的住院时间。缩短患者平均住院时间，减轻患者经济负担，也是国家医改政策取向所在。住院时间可分为有效住院时间（又称有效住院日：对患者的诊断和治疗起直接作用的住院时间）和低效或无效住院时间（又称无效住院日：患者的等待期和治疗康复期）。剖析当前住院流程环节，医院只能在与疾病治疗直接相关的环节上产生更大的效果，这些环节对于患者来说是有效且增值的，而预约检查、等待报告、手工传递诊疗信息和处理入院、出院手续这些对患者来说是无价值的。运用现代最新信息工具，将住院过程中涉及的临床护理、检查、放射、手术、药房、财务等系统完美结合，优化住院业务流程，不仅使工作效率得以整体提高，更使患者获得的医疗服务变得更加便捷、满意。

如有的医院在实行精益管理过程中，为了解决等待浪费，在信息时代下积极利用信息化手段，加快医院信息化建设，开展各种渠道的门诊预约服务，推动门诊实现动态精细化管理，适时调整各种门诊资源的分配与布局，有效解决挂号、交费、检查、取药排队的问题。门诊大厅预约、网上预约、手机 APP 或电话预约等多种方式，这给患者更有效地就医提供了便利。在这种模式下，医院各个部门也整合起来给患者提供井然有序的服务，而不再是各个科室各做各的事情。在这种就医环境下，患者早上到门诊后，先空腹抽血，而后做 B 超，接着做胃镜，吃早点后，再做心电图检查，下午能拿到检查结果，非常方便快捷。

（二）绘制价值流程图，使用工具改善

将医院目前工作的整个流程图画出来，纵观整个价值流程图，检查主要是哪些环节出了问题。传统的流程改进方法注重提升局部效率，其结果是某个流程的显著改善，但对于整个价值流程并没有什么帮助。在精益改善中，由于去除许多非创造价值步骤，便能使得整个流程得到明显的改善，创造价值的时间也显著缩短。同时，精益管理强调管理者亲临现场，在实际过程中发现问题，而不是片面听取报告内容。

创建医院流程的当前状况价值流程图的具体步骤：①选择一项服务或者流程。对

于医院来说，着重选择患者数量大、反映问题多、影响收入大的部门或流程。②组建一个跨部门（科室）的价值流程小组。在一线员工中选择对流程熟悉的组员，所有组员要接受价值流程图知识的培训。指定一个负责人，最好是该流程的主管，这一步是成功的关键。③确认顾客需求。可以从信息系统调出历史数据或现场观察采集数据，计算出顾客的节拍时间，节拍时间=每天工作时间/每天患者量。④现场确认主流程（外部主流程/内部主流程）。画出外部单位（若有涉及，如药品的供应商等）、流程的起止点和中间流动点。⑤现场观察及采集数据。观察每个步骤的操作过程，包括人、时间、库存、质量等；用“时间距离观察表”记录时间距离的数据；记录其他所需数据（效率/库存、质量/次数/工具等）。⑥画出各种流动。主要包括物流、患者流、内部员工流、信息流等。⑦计算增值/总时间和距离，分析改进措施。

运用精益化思想也要善于使用精益化工具，如看板管理、持续改进法、5S 法等，这些方法能够有效地连接思想和管理目标，使医疗服务环节的操作有序化，标准化。如通过制订多病种临床路径，以患者入院病情诊疗效果为依据，严格制订检查治疗的项目和规范，同时建立一套标准化的治疗模式，使单病种的诊疗的效用大大提高，这些措施不仅能够规范诊疗行为，控制医疗成本，提高医疗执行效率，而且能够增加医生护士之间、临床一线科室、其他辅助科室和学科专业之间的交流，治疗项目的有效性和安全性就有了重要保证。而关于价值流程图和精益工具如何使用，后面的章节会详细进行阐述。

第五节　注重长远发展

一、什么是注重长远发展?

（一）精益需要长远发展

没有什么是一蹴而就的，丰田公司也是如此，丰田人通过二十余年的努力奋斗、探索求生，才摸索出如今的精益模式，为将准时制的理念进化成为一种先进的生产模式，丰田人一步步研究探索，才最终有了今天的精益生产的模式。丰田公司的成功是源于多方面的，在丰田公司层面上，他们非常注重着眼于长期的思维，而对于公司高层的层面来说，他们则更加注重为顾客和社会创造与提升价值，这个目的在该公司的长期发展中占主导地位。同时，为成为高效的组织，该公司也建立了学习型组织，以适应环境的变迁。可以说没有学习型组织的基础，丰田公司在发展过程中就无法做到持续改进和不断学习。因此，在利用精益生产指导医院管理时，医院不要急功近利，同时要有长远的打算。

（二）短期利益服从于长远利益

丰田的首要原则便是“管理决策以长期理念为基础，即使因此牺牲短期财务目标也在所不惜”。丰田公司的每位员工都具有赚钱以外的目的感，员工对公司有极大的使命感，且能够根据公司使命来辨别是非对错。他们从前辈那里学到的丰田模式，获得一个一致的信息：做有益于公司、员工、顾客及整个社会的事。如丰田北美汽车制造公司的使命说明：①作为一家美国公司，为社会和美国的经济发展做出贡献；②作为一家独立公司，为团队成员拥有稳定的生活和福利做出贡献；③作为丰田集团的一个公司，通过我们为顾客创造的价值，为集团的整体发展做出贡献。

医院管理需要注重坚持，精益管理不是应急措施，而应作为促进医院长远发展的有效策略长期执行。任何的改革都不是一蹴而就的，在推进精益管理变革的过程中，需要多层次的管理人员的参加。在变革前期，要想推动精益化改革的起步，管理者必须要考虑到改革的必要性、思考实施的方法，从而制订出具体的方案。接下来在方案实行的过程中，需要对每一个步骤进行检查，获取每一个环节的回馈，收集方案执行过程中的信息，依据此类信息对流程中的每一个步骤进行改进，从而酝酿出下一个行动，这个循环也是医院依赖管理方式变革，使医院可持续发展的正确方法。

二、医院如何坚持注重长远发展

（一）树立长期理念

医院应该有一个优先于任何短期行为的决策体系，使整个医院的运作和发展能够相互呼应，并朝着这个一致的目标迈进。这个体系的起始点应该是为顾客、社会创造价值。同时要有责任感，努力决定自己的命运，对自己的行为负责。因此，医院应建立起完备的精益推行方案，并与医院长期发展目标相融合，将涉及面广、影响范围大、推行难度高的精益项目纳入其中，并分解细化到各年度，分步推行，层级实施。同时，在此过程中要强化过程调度和制度保障，上下同心、一以贯之，把精益方案的执行情况纳入日常管理，及时调研分析，时时查漏补缺，防止走形式、走过场、项目跑偏等现象发生。

（二）提高管理者的决策素养

随着社会的进步，各行各业都在飞速发展，对知识的需求也愈为依赖。知识的丰富是工作能力、领导能力的基础。要想成为一个优秀的医院管理者，必须树立终身学习的理念，不断学习新的知识，获得新的技能，掌握新的理论，丰富自己的阅历，提高自身的工作能力。医院要想更好地开展精益管理工作，就必须要加强医院职工对精益管理的认识，要通过不断的培训和学习，使医院的职工认识到精益管理的意义，只有医院的职工提高了对精益管理的认识，他们才能在日常的工作中严格要求自己，遵守医院制定的各项规定，以精益管理的要求认真做好日常的工作，以此来促进医院的精益管理工作，这也要求医院的管理层必须要提高对精益管理的认识，高度重视精益管理工作的开展，要设置专门的人员和机构负责这项工作。

1. 广泛普及精益管理理论　医院要想实现精益管理，首先要使精益管理理论深入每个人的内心。对此，医院可以开设精益化体系培训讲座，聘请管理咨询公司的实战专家，分批次地对各部门的成员进行理念宣传和培训。除此之外，医院要营造一种精益创新、精益改革的良好文化氛围，使每个成员切实感受到良好的氛围，运用文化力量改变员工思想观念。

2. 坚持理论实践相结合，求真务实的学习方法 实践是检验真理的唯一标准。必须坚持实践与理论相结合，用理论指导实践，靠实践丰富理论，两者循环，不断进行改进，才能提高自身的知识文化水平。

3. 不断丰富自身工作能力 要不断丰富自己的知识理论，重视科学知识的学习，不断创新方法，使自己的管理才能得到提升。管理是一个系统学科，如何建立一个创新、高效的系统，建立什么样的管理系统、怎样实现系统管理被认为是当前管理科学的新理念。为了满足管理新理念的需要，还要学习系统论，如系统方法、过程方法和基于事实决策的方法进而提高自身工作能力。

4. 学习人文科学知识 管理的根本是管人，精益管理理论的根本必须以人为本，只有懂得最大限度地调动人的积极性，最大限度地激发人的工作创造性，才能出色地做好工作，更好地完成各项任务。学好人文知识非常必要。

（三）组织项目团队，群策群力

精益改善的实施是一项系统工程，涉及方方面面的问题。在确定开展的项目后，应该立即组建相应的精益项目小组，在这一小组中除了开展该项目的部门或科室的领导和一线人员参与外，还必须联合提供相关支持和配合的其他部门人员。然后分项目组由专业辅导师进行专门的“群策群力”等精益管理方法和工具的运用培训，形成坚强的项目团队。建立项目团队后，项目组长负责调动全队成员，共同为本次改善行动确立合理、明确、振奋人心的愿景，并围绕着愿景运用“头脑风暴”讨论应该改善什么，并共同实施改善行动。同时通过畅通的渠道将愿景和实施方案传达给全院所有相关人员，在医院内部形成一种共识、建立一种责任感，并因此聚集全院更多人的力量，共同献计献策，积极配合改善，保证项目的顺利实施。

（四）制定医院的长远战略

1. 坚持医院的使命感和责任感 公益性是医院的社会属性之一。因为医院是卫生事业的重要组成部分，所以卫生事业的社会公益性规定了医院的公益性。总的来说，所有的医院都必须实行人道主义精神，贯彻救死扶伤的服务理念，营利性医院也不例外。

医院（hospital）一词是来自拉丁文，原意为“客人”。因为一开始设立时，是供人避难使用，备有休息间，使来者有舒适感，有招待含意。后来逐渐成为收容和治疗病人的专门机构。医院的职责是，全院每一个医护人员都以救死扶伤、捍卫健康为己任。对生命饱含敬畏，全方位体恤、呵护、善待病患；以患者为中心并为其健康提供便捷、低价、高效的医疗服务，给人民群众带来关爱和呵护，利用医院的精湛医术和一流服务给社会带来安全和健康。

医院的品牌和医疗质量是医院发展的根本，树立品牌意识，提高医疗质量是医院改进的重要目标。医院的品牌文化就是医院的“精、气、神”的表现，是一个医院的精神面貌所在。它是医院的全体工作人员通过长期拼搏经营积累才形成的，同时在医院管理及为患者服务等方方面面都有体现，作为重要的核心力量和内在灵魂，医院的品牌文化始终贯穿于整个医院建设之中。医院工作永恒的主题是医疗质量。医疗质量不仅关乎每个患者的生命，更是医院的生命线所在。

2. 结合医院实际情况　精益不是简单的复制。国内的医院并不能盲目复制国外知名医院的精益管理方法，而应该结合自身实际，对国外的精益管理的方法进行借鉴的同时不断发展更新。著名管理学家彼得·德鲁克认为企业要思考 3 个问题：我们的企业是什么？我们的企业将是什么？我们的企业应该是什么？这几个问题组成在一起，就能够表述企业的愿景，将企业转换成医院也就构成了医院发展的愿景。医院发展愿景是对医院未来发展的构想和设计，是医院的发展方向及战略定位的体现。良好的发展愿景，将有效促进医院的长远发展。

3. 制定长远规划　我国医院实行的发展战略是与我国医疗机构的宗旨使命相统一的，既是对医院战略目标的定位，又是一种管理模式的创新。总的来看，它是一种长远而整体的规划。医院实施精益管理，同样不能只顾眼前利益而损害长期利益，应立足长远发展，高站位规划；尊重发展的客观规律，综合统筹内部的环境和外部的考验，总结成功的经验和失败的教训；把握趋势、掌握机会、避开威胁、发挥优势、弥补劣势，着力提升精神内涵，找准发展定位；从医院整体的角度对医院的发展方向进行管理，将医院整体的发展与各科室、各部门的发展现状相适应；优化医院发展机制，制定出具有自身特点的长远规划、阶段性计划和相应的发展目标，并进行分解量化，从发展思路、内部结构、运行机制、服务模式等各个方面，研究切实可行的措施，逐步实现不同阶段的各项具体要求，提高医院内部系统效率；合理利用医疗资源，形成全体员工所共同认可、遵守、奉行的价值观念、能力素质和行为准则，共同构筑医院的发展愿景，增强医院的凝聚力、创造力和竞争力，推动医院全面发展。

第六节　在持续改进中追求完美

一、持续改进的概述

（一）持续改进的含义

“持续改进”是指逐渐、连续地增加改善，这种改善涉及每一个人、每一环节的连续不断的改进：从最高的管理部门、管理人员到工人。改善理念是日本管理部门中重要的理念之一，是日本人竞争成功的关键。日本持续改进之父今井正明著有《改善——日本企业成功的关键》一书，其中提到精益生产方式就是把“无止境地追求完美”作为经营目标。持续改进假设我们生活的各个方面应该经常被改进，因此实际上就是生活方式上的一种哲学。持续改进被作为系统层面的一部分来加以应用并进行改进，它运用流动和拉动式系统改进了流程的灵活性、提高了对顾客的响应速度以及降低交货时间，同时改善了经营活动并全方位地改进了公司的进程。

（二）持续改进内容

1. 消除一切无效劳动和浪费　在精益生产的眼光下，生产过程被划分为增值的过程和不增值的过程，增值也称创值过程，不增值则称为是浪费。走进生产现场，我们会发现种种无效劳动和浪费，大量的生产厂家却对此熟视无睹，甚至认为这些浪费是不可避免的。因此，从杜绝浪费出发，我们应该找到积极改进的潜在因素，同时发挥员工的工作积极性和无限创造力，对工作程度、管理模式、配置装备、操作手段等方面进行不断改进，以逐步消除各种不必要的浪费，使企业无限接近完美。

如在医院管理信息化过程中，由于医院信息化使患者就医更加快捷方便，所以必须建立网上挂号、远程会诊等自动化管理信息系统来提高医疗服务水平。通过这一系统，患者可以登录医院提供的服务管理平台，或者使用手机就可以随时随地实现查询化验报告、预约挂号、预约床位、体检结果查询，以及在线咨询等。这样既缩短患者就医的时间，也提高了医院行医效率，使患者疾病得到及时治疗的同时减少资源浪费。建立信息系统既降低医疗服务成本，又提高医院的业务和管理效率，同时降低了医院运营成本，可谓一举三得。而且医院信息化的数据可以反映患者需求，使医护人员能够更好地了解患者需求，对患者进行有针对性的医疗服务；同时，医院可以通过信息数据查询，帮助医师查询慢性疾病患者治疗过程，方便治疗并提高医疗水平。在这一过程中，系统还能发现科室管理存在的问题并及时进行整改。

2. 追求理想化的目标 与现在那些具有明确的生产指标的企业不同，精益生产厂家并没有一个清晰、明确的目标，其往往是为达到最佳状态而不断进步，如“零事故”“零差错”“零投诉”“零余货”等。虽然这些目标是理想化的，几乎是不可能达到的，但它往往可以作为人们的美好愿望而存在，激励员工不断进取，不断挑战，极大限度地发挥他们潜在的能力和智慧。

如在医院安全管理中，不同的医院采取各种不同的方法追求极致安全，如在手术切皮前后暂停，进行仔细核对，建立起精细化的工作制度。为了强调对患者的识别，用两种以上的方法识别患者，如使用姓名与登记号，使用姓名与病案号等。为了防止患者摔倒，加装扶手，树立标识，清洁地面等。为了能及时抢救猝死患者，在一些位点装配电除颤器。为杜绝设备故障，不少医院安排专门人员检查，特殊设备专人专管，设备工程师全天服务，有的医院甚至建立了工程师查房制。

3. 追求准时和灵活 精益生产对生产过程的要求是物流和信息流的准确、准时，为了满足生产所需，需要通过运用看板管理和适时供货，对零部件和材料的质量及数量提出具体的要求。准确把握信息流在市场供应中发挥着极为重要的作用，基于准确的信息流，即便是在库存不足的情况下企业依然能够实现准时供应的目标。但是，企业多品种小批量生产在消费市场多元化的背景下面临着严峻的挑战。因此，独特的生产信息管理系统——看板系统，便成为精益生产方式取得成功的重要支撑。同时，当前科学技术的发展促进了灵活的生产系统的建立与完善，也为建立小批量的生产提供了坚实的基础。

二、医院如何持续改进

（一）由点到面的持续改进

持续改进主要包括点改进、事项改进、系统改进。采用每种方法解决问题时，选择恰当的问题范围至关重要。丰田公司倾向于点改进方法为主，同时采用全部 3 种方法来针对性解决不同类型的问题。丰田的精益思想教导我们，PDCA 循环不管问题发生的范围如何，它所带来的流程都是大同小异的，他们通过频繁地持续改进行动来教导人们如何在持续工作的基础上进行小型的持续改进。

点改进是针对流程中存在的许多具体的小问题；事项改进是针对某类型的问题；而系统改进也被称为精益变革，则是由一个或一系列更加庞大的项目组成的改进。各医院应该研究所有持续改进的方法，同时根据需要解决问题的类型恰当地使用它们，而不是去争论哪种更有效，见表 2-3。持续改进要求医院必须寻求改进工作的新方法。医院内的一个领域应当将取得的改善成果与其他部门或领域分享，以避免改善过程的重复。尽管不同科室、不同部门之间存在着差别，但某些关键程序，如药品、医嘱和处理程序是相同的。医院可以建立起一种机制，当一个科室实现了改善之后，其改善成果能够分享给所有的科室，为所有科室所共同学习、借鉴，实现改善成果效益的最大化。当前，一些医院通过设计实施持续改进表格、建议板等，用以征求员工的意见，都是实施持续改进的有益探索和良好方法。

表 2-3　持续改进的类型

持续改进方法	问题范围	持续时间	例子
点改进	小	数小时或数天	采用 5S 规则来重新组织护士站、解决设备故障停工问题
事项改进	中等	1 周（包括策划时，时间会更长）	防止药房操作失误、使跨部门的自动库存货架标准化
系统改进	大	9～18 周	重新设计某科室布局和流程，如临床化验室、药房等

项目的选择由医院根据自身需求来自行决定，从而由点到面地在医院内进行全面推进。首批精益项目的选择要从多方面进行考量，但关键在于项目本身所对应的条件能否达标。精益项目的条件主要包括以下几个方面：①收效时间短且效率高；②影响力度大，对其他项目具有一定的指引作用；③联系面狭窄；④项目要得到专家与主管的认可与支持。首先医院的精益改善决定应该从手术室流程、药品的采购及库存管理、门诊取药及出院购药、设备的整理以及维修这 4 个方面开始并逐渐推广到医院的各个部门，如医院的后勤、各个科室等，使医院的观念通过这次精益改善得到了转变；医院按 5 个步骤组织团队开展全面培训、确立愿景进行有效沟通宣传、充分授权实施 5S 管理、及时激励巩固成果，使服务流程得以优化，顾客满意度明显提高。如药库的库存管理及采购流程经过合理改善后，采购计划制定时间大大缩短，由原来的 40h 缩短为 2h，采购审批周期的缩短更是有了重大的突破，由原来漫长的 93.6h 变为了现在的 2.5h，药品库存减少了约 1000 万元，减少了医院出现资金周转不灵的情况；医院报修的响应时间也由以前的 30min 甚至 3 天稳定在了 30min 以下；出院带药流程的环节简化和人手的减少使处方平均流通时间与门诊患者的平均取药时间都得到了大幅度减少。服务流程的改善，显著提升了医院工作效率，减少了等候时间，员工满意度及患者满意度都明显提升。

（二）亲临现场，现地现物

企业不断学习的驱动力是持续解决根本问题的需求。学习型组织是丰田模式的最高境界，同时辨识问题的根源并预防问题的产生是丰田持续学习制度的重心。要想进行持续改进，就要深入探究，仔细分析，学会省思与在沟通中运用所学到的知识并从中得到启示，把所知的最佳实践案例标准化。追溯源头，亲自观察，亲临现场，彻底了解情况，解决问题与改进流程，即使是高层管理者，也应该亲自查看情况，才不会仅了解表面现象，而不清楚深层次情况。为了让高层管理者能够亲自实践，亲临现场，需要组织医院流程进行模拟练习，从而使高层管理者能更加深层次地了解精益管理各方面的内容，如案例分析和应用工具。上海瑞金医院在 2005 年就让干部组织参加了精益管理的培训，通过培训，干部对精益管理有了更加深层次的理解，同时在现场就对三个部门提出了改善意见。在这个培训中，医院管理者学习到了 8 种浪费的识别和视觉管理、精益管理概论以及如何进行精益医院流程的模拟练习，同时，还学习到了 5S 和视觉管理两种非常实用的精益管理工具。

（三）制定决策要稳健

医院管理者在制定决策时要稳健，穷尽所有的选择，征得一致意见，而实施决策时则要迅速。通过不断反省与持续改进形成一个学习型组织，建立稳定流程后，需要运用不断改进的工具找出导致缺乏效率的根本原因和对策。通过不断反思，找出流程和计划中的不足，制定避免重复犯错的对策。

例如，急诊科因其病情紧急、有较大的随机性、任务繁重、工作时间性特别强的特点，需要不断改进服务，以及医院专门重点的管理。因此，急诊部门要有明确的指导方针，以及设立独立的负责人与咨询台。另外，由于急诊部门每天需要出入大量的车辆，这就需要急诊部门的大门要宽敞并能够时常打开；候诊厅要设有茶歇，方便家属投币使用；急诊部门要设有由急诊指挥中心 24 小时实时调度的 120 控制中心急救电话；为了向患者提供更高质量的服务，急诊部门人员应实行一天四班制的轮流弹性上班制度。当然一切流程都要按照医疗优质服务理念合理设置。

（四）通过不断省思和持续改进，成为学习型组织

1. 绩效评估 有效地进行绩效评估有助于持续改进。在传统的量化方式下，员工通常不了解自己的部门运转如何，而这正可能是因为绩效评估没有进行追踪而导致的。在精益环境中，尊重别人意味着坦诚相待，应让员工都知道部门是如何运转的。适时的评估比寥寥几次的评估更能得到有用的信息，最好是每天都进行绩效评估，如每天交班的时候进行一次，这样及时反馈是推动问题解决、杜绝问题出现的根本方法。在不同的环境中，使用不同的工具进行测评，以鼓励和尊重员工的方式呈现，如采用均衡计分表的方式，使员工更加了解自己的部门。

2. 日常团队会议 另外一种激励员工的方法就是每天更新并召开交流会，这种会议架构必须严格应用标准化工作方法。会议中应该做到主题明确，时间维持在 5～

10min，会议的目的是进行快速交流，让员工查看昨天的问题，提出新的建议和想法，优先解决最为迫切的问题。当有人提出问题或建议时，就要把它们贴在白色公告栏内，在部门内进行解决、实施、检验、反馈。

3. 完善员工建议机制　丰田强调持续改进和员工创新思维的重要性，丰田需要员工投身其中并有所见解，而不是“将他们的头脑拒之门外”。医院管理中，管理者需要鼓励员工参与到流程的改善，员工是持续改进的根本动力，科室可以通过设立意见箱、意见栏等让一些有顾虑的员工发表及时有效的看法和建议。而管理者在持续改进中也发挥着重要的作用，管理者应对敢于提出不满的员工表示感激，对于员工提出的问题，不能否定，而是以积极的态度应对。另外，在很多情况下，员工没有权利独自解决问题，如检验部门对护士不能把标签贴好而表示不满，在这种情况下，领导需要代表员工处理问题，领导者扮演双重角色：一方面鼓励员工并予以授权，鼓励他们独自解决问题；另一方面在必要时给予员工帮助，引导员工。

4. 实施激励制度　为使医院中的精益管理效果更加稳固，医院一定要制定一些激励制度，促进精益管理发展，当项目部门通过努力创造出成就时，医院应积极使用激励制度对其进行激励并认可他们的工作，可组织表彰大会等形式，为员工颁发证书或者奖励。通过对员工进行激励，使精益管理团队工作更具热情，为医院创造出更多的价值。

【本章小结】

精益管理对医院的整体改善起关键作用，能够提升医院整体的执行能力，同时，在战略实施和目标分解、细化和落实的过程中具有重要意义，能够让医院的战略规划有效贯彻到每个环节并发挥作用。其核心内涵是在巩固与传承的基础上，不断探索与创新，推动工作持续改进，把工作做到精益求精，努力追求完美，提升医院的可持续性发展能力。精益管理在战略上，要求重新设计向患者提供医护的实体空间和流程，同时动员医护专家、各级管理者、员工全员参与到持续改进活动之中。丰田公司强调每个人的工作职责不仅在于做好自己的工作，还在于找出完成这项工作的更佳途径。丰田公司鼓励员工尽量多地向自己的同事或主管面对面地直接提出意见和建议，赋予员工自主权改进自己的流程，而不是仅仅向管理者发出牢骚或抱怨。精益管理的核心理念集中展现出了以人为本的思想，围绕为顾客提供更多服务价值、尊重并发动员工参与改进、消除浪费、持续优化服务流程、培养忠诚顾客，从而为组织带来长远发展。这些理念与医院本质上以患者为中心的人本服务理念高度契合，医院实施精益管理，必须将这些核心理念切实贯彻到实际的工作行动中，才能真正发挥出精益管理的功效，才能真正为人民群众提供满意周到的高质量健康服务。

同时需要强调的是，精益管理要形成连续性的规范动作与良好习惯，达到制度化、程序化、规范化，实施持续性的改善，使医院能够持续性地适应不断变化的环境因素。在持续改进的过程中，创新是医院发展的不竭动力，精益管理的创新主要是理念创新、技术创新、方法创新。医院应建立完善精益管理的创新体系，充分利用现代信息技术实现精益管理过程的标准化、信息化、自动化管理，相信员工、尊重员工的首创精神，并高度重视、支持、鼓励员工创新成果的传播、推广。

第三章　医院精益管理的文化驱动

医院文化是医院发展的领航者和护卫舰，对医院发展具有深刻而广泛的影响。从微观来看，医院文化的内涵影响医院短期发展目标的实现过程；从宏观来看，整个国家和民族的文化底蕴都会对医院管理的实践活动产生深刻影响。本章将会以精益文化为切入点，从企业文化诊断与评估系统、沟通反馈机制、学习型组织及文化品牌塑造和延伸等多角度来探寻我国医院在管理过程中建立精益管理模式的文化底蕴和可行性操作。

第一节　精益文化的内涵特征与医院精益文化

一、文化管理与医院文化

（一）文化管理的内涵及内容

肯尼迪（Allan A. Kennedy）和迪尔（Terrence E. Deal）共同著写的《企业文化》中提到："提供企业领导人应当掌握的一般文化管理知识是该书的目的。"；吴平和张德共著的《文化管理》书中，进一步解释和分析了"文化管理"的内涵。"文化管理"既是一种管理思想和管理理念，又是一种系统的管理学说和理论，还是包括企业管理在内的组织管理的一种模式。文化管理秉承以人为本的理念，以人的全面发展为目标，培育共同的人生观、价值观，营造出使员工身心愉悦的文化气氛，从而激发每个员工的工作激情，使其最大限度地创造并实现自身价值，为国家建设、社会发展、企业（单位）发展贡献出自己的力量，这是该管理模式的本质。人本管理是管理的最高层次，其体现出来的深厚文化基础是文化管理的重要特点。文化管理的要义是以价值观为核心理念，为企业营造出良好的工作环境，激励员工积极进取、规范行为，创造出更大的价值。文化管理强调人的能动作用，强调内部协调带动外部适应，强调人和组织的氛围，以提高组织活动的效益为目标，以追求巧实力为行为准则，以崇尚创新为价值取向。

由于人们对文化因素的兴趣、关注和探索，文化管理理论和实践得到迅速发展。管理学家对文化管理的研究发现：文化是最有效的管理资源之一，在管理过程中应该强调突出价值观的作用和地位。

1. 人类学角度的文化管理　1955 年出版的《文化人类学》一书的作者赫斯科维茨（Herskovits）在书中表明，"文化作为一切刻有人类踪迹的实物相比较于单纯的自然界和原始形态来说，文化更像是一些看不见摸不着的东西。综合来讲，所有人造物都是人类学意义上的文化。"赫斯科维茨认为客观文化是像房屋、餐具等有形态可以看见、触摸的人工制造品；主观文化则是像宗教信仰、民风民俗、世界观、人生观等无形的无处不在的群体意识。荷兰管理学家强皮纳斯（Trompenaars）在他 1993 年出版的《文化踏浪》一书中对赫斯科维茨关于文化划分的概念提出了自己不同的见解。他认为价值观念只是文化的一个方面，文化除了是一个群体共有的价值观念之外，还是一个问题的解决方法与技巧体系，是某一个地区的人民群众用来克服他们所遇到的困难，让自己从当前困境中走出来的方法与技巧。单从表面文字上看，强皮纳斯并未具体指出除价值观念以外的物质和行为方面的东西，只是指出文化实际上是一些途径和方法。从上述的文字可以看出，强皮纳斯所提出的文化概念除了包括价值观念外，还包括物质和行为两方面。其次，因为他把人类面对共同问题时所产生的共同感知和共同态度以及使用同样的方式方法作为假设，所以我们可以轻易了解到，强皮纳斯也是从客观和主观两个方面看待文化，并由此产生独特的群体文化。一般来说，不论表述文化含义的方式及角度怎样不同，都一定会包含物质和观念两大方面。除此之外，人类在自然生活中形成的生活习惯和生活方式，可以被看作是客观文化也可被看作是主观文化。按照这种方法来说，文化也可以分为物质、行为以及观念文化这三种形态。价值观处于文化系统中最核心最深入的地位。

《文化模式》这本书是由美国著名的文化学者露丝·本尼迪克特（Ruth Benedict）所作，作者在这本书中特别详细地介绍了导向、协调、凝聚这三种文化所具有的功能。本尼迪克特（Benedict）强调，文化形成的规则和模式会使个体在其特有的力量下按照共同的观念和准则来思维和行动。个体成员共有的习惯、道德、惯例、风俗、价值观等文化要素不论在哪个层级中都是推动组织有序发展的内在力量。在文化的熏陶下，组织成员自觉形成共识，达成一致观念，从而能和组织共进退。作为人们衡量各事物的标准，文化系统在人的价值观念上起着决定性作用，并且作为准则约束人们的一切行为活动；文化体系也对人们的质量管理和活动管理的方式方法以及最终的结果起着决定性的作用。因为文化在管理系统中充当的角色和起到的作用都是举足轻重的，因此整个管理体制的正常运行都受到文化体系的影响，即管理者认为文化就是整个管理系统中最重要的资源，如果不重视文化建设，会大大影响管理的效果。价值观的影响作用在整个文化体系中并不明显，因此在进行文化体系建设时，我们要将价值观在整个管理系统中的作用和感染力着重表现并突出强调，使之发挥更大的管理作用。

值得注意的是，管理在本质上属于文化层面的内容，管理文化伴随着管理的发展而产生，它是人类学意义上文化在具体事物中的应用。组织的规章制度、价值观念、发展目标以及由这些因素形成的文化氛围和人事交往等无不体现着管理文化。管理者与被管理者在一定程度上共同受到文化的影响，从而使管理活动蕴含着社会文化的价值、信念和传统。管理中形成的文化资源推动着管理文化的发展，而文化也影响着管理者的行为。美国学者菲利普·承·哈里斯（Philip R. Harris）曾对文化与管理的整合进行总结，文化的作用着重体现在对整个团队内部的管理活动、对整个管理周圈氛围的警觉能力以及对管理活动的模式抉择三个方面。学者哈里斯的综述还将整个管理活动中各文化后台的判断、团队传统的叙述都表述出来，他认为外部环境的影响及管理者在本行业的国际影响，使管理活动透露着文化的气息。管理与文化及价值观密切相关。

2. 组织文化角度的文化管理 相比于在长期历史过程中自然而然形成的、基本上不可能被破坏的人类学意义上的文化，组织文化是一个组织主动构建起来的人为形成的文化，它需要进行调整和更新，甚至重塑。组织文化拥有利弊两面性，有特色且积极的组织文化可以营造一个充满上进心的气氛，促进企业的发展，属于组织文化的有机组成部分。只有在管理活动中积极地将人类学意义上的文化与自身组织情况结合起来，才能使组织文化在管理活动中得到更大限度的发挥。

迪尔和肯尼迪对组织文化的深度钻研和大力传播使人们对组织文化有了全新的认识。他们对组织文化的深度研究在整个管理学界都引起了巨大轰动。但是他们的研究并不全面，而只是着重探究组织文化在人民群众中的普及度以及加大宣传，提升人们对其重要性认知等方面。

21 世纪末，彼得 · 圣吉（Peter M. Senge）对组织文化做了另外的解释，即应创建怎样的组织文化及如何创建的问题，并提出了“学习型组织”的理论。他认为学习促使组织增强自身实力以应对各种变局，因为学习是组织的“生命源泉”。彼得 · 圣吉表明，每个人都有后天学习的能力，在学习过程中要排除各种困难，在组织发展中学习更是活水源头，能为组织发展提供持续的推动力。组织必须进行自我超越、改善心智模式、建立共同愿景、团队学习、系统思考这五项内容的提升，才能变成真正的“学习型组织”。其中，系统思考最为重要。延展思维、共同的奋斗目标、不断创新、超越自我，是组织成员共同构建创新文化氛围的必备要素。任何组织要想进行这些修炼，都必须先进行系统思考的训练。如果没有系统思考，其他方面的提升都将是纸上谈兵。系统思考的能力需要养成对整体进行思考的习惯并对系统的、完备的知识体系有深入的理解。外部竞争的激烈，需要通过不断创新来保证组织内部协调。这是彼得 · 圣吉的“学习型组织”理论所强调的。若要形成创新的文化环境，必须先形成有利于创新的文化氛围，对组织文化进行改革创新，需要进一步对以上的“五项修炼”进行训练，提高创新能力。随着全球化经济的发展，跨国公司和跨国并购将人类学意义上的文化带进组织的内部环境，给组织文化管理带来难题，引起了人们对异地文化管理的深度探究，这个趋势下去，最终的结果是使文化管理进一步得到强化。另外，跨国企业的出现也推动了文化管理理论的快速发展。

人类学意义上的文化与人为构建的文化（组织文化）相互区别、相互贯通。管理学家们强调，在人类学意义上，文化不仅是与管理实践活动相互磨合的周边环境与气氛，也是相对有用的管理能效，因为员工可以以文化为导向，提高凝聚力，规范行为。威廉 · 大内通过对美、日企业管理进行深度探讨与对比，证明了这一观点。文化管理中的异地文化探究更加注重跨国公司是否能够积极主动地去与当地文化进行磨合，从而进行高效的管理活动。这种异地文化管理一旦形成，就会成为一种新的文化生态环境。有学者强调，组织文化不仅是一种管理资源，而且会影响民族文化。文化管理提倡在管理学中必须正确认识人类学和组织文化这两种意义上的文化，并要想方设法使之相互磨合，力争得到更大的效果。准确地说，实践文化管理是把价值观用来引导、克制和对员工进行激励。但是，因为成因和变化不同，所以，人类学意义上的文化与组织文化有所区别，它们发挥的作用也不相同。

进行实践和探索的管理目标被称为文化管理，它的内涵是随着实践不断完善和发展的，具有以下内容：

（1）文化管理坚持以人为本：文化管理坚持以人为中心，把围绕人而展开的各项活动作为组织管理的主要目的。由于每个人都有其价值观，需要达成共识，形成整体合力，企业或医院才能具有凝聚力。坚持以人为本，将人作为企业或者医院管理的根本出发点和归宿，尊重人、信任人、理解人、激励人，将调动人的积极性作为企业文化或者医院文化建设的重要任务。充分重视人，在管理过程中，由只重视建设制度、定指标、高惩罚等行政和经济手段转移到注重发挥人的主观能动性，调动人员的积极性、主动性和创造性上来。正确看待人，将员工看成是医院的主人，是文化管理的主体。激励人，确保员工在管理中的主体地位，为员工创造良好的工作环境和成才条件，满足员工物质和精神追求。

（2）“外圆内方”式管理：在文化氛围影响下的组织有利于实现持续发展，制度的内化把制度变成习俗，制度和文化之间相互塑造，通过文化的润滑，使制度更好的适用于组织，制度和文化的关系被文化管理表现得淋漓尽致。如果要更好地进行文化的管理，中国古代老子的智慧值得借鉴：“管好自己，无为而治”。

（3）重视情感管理：在管理中，人是被动发展的，通过价值观和情感的渗透，文化管理把人从被动变成主动。通过采用情感管理，能够协调好员工与员工、员工与领导、员工与企业之间的关系，加强人与人之间的关系以及亲密程度，活跃公司的办公环境，同时提高公司员工的适应性，消除人与人之间的情感隔阂，从而为员工营造出一个和谐、奋进的工作环境，并且提高企业员工的凝聚力，提高员工对于企业的认可程度。通过实施情感管理，使每个员工都能够承担企业的责任以及荣誉，并且提高企业自身的责任感，使员工在工作的时候能够紧密地团结起来，提高整个团队的工作能力，从而推动企业的可持续地发展。

（4）工作价值观：新生代员工所表现出来的态度与行为与老一代职工不一样，新生代员工极为重视结果，希望用自己的力量改变世界，不仅重视家庭也非常重视其他的人际关系，对自己的能力充满了信心。在东西方文化交融的环境下成长的新生代员工不仅重视多文化和多样化的发展，还重视公平与公正等，是新生代员工在工作过程中是非分明以及确定自己的工作目标时所采用的相关工作标准。

（5）文化竞争力：文化管理作为核心竞争力，其组织和理论学说来源于科学管理，并较好地弥补了科学管理的缺陷。它强调组织文化建设，重视文化的竞争与发展，不只是理论，更是注重文化在解决实际问题中应用的管理实践方法。

（6）硬管理和软管理是对立统一的：文化管理非常强调精神文化因素的作用，在管理中被称为软管理。“软”有“柔”的意思，有学者称为“柔性管理”，并且把它当作企业发展潮流。依法治企就是管理的“硬”，具有刚性、强制的特点。软管理与硬管理并不是对立的，文化管理将两者结合统一，共同发挥作用。

（二）医院文化的内涵、特征及作用

1. 医院文化的内涵　医院文化由企业文化衍生而来，是由 20 世纪 80 年代的一位美国人约翰·科特首先提出并很快流行于世的一种医院管理思想。它作为现代医院管理理论体系的一个重要组成部分，在西方国家中已经作为一种思想理念和方式，成为新的管理潮流。医院文化随着医院的建立而产生，包括价值文化、制度文化、行为文化和物质文化，主要受“社会、政治、经济和民族特质”影响，具有“育人、导人、励人、束人、调人”的五大功能性质。

我国医院文化建设始于 20 世纪 80 年代末，在我国先后经历了初步探索（1987～1993 年）、推广发展（1995～2000 年）、挖掘跨越（2001 年至今）等三个时期。在改革开放之初，我国正处于计划经济向市场经济转型期，迫切需要解决“人民日益增长的医疗健康需求和医疗服务水平较低”这一矛盾，使得医疗卫生系统开始借鉴企业文化理论的新理念、价值观念、经营哲学，在 1987 年首先成立全国卫生系统思想政治工作研究会指导实施卫生文化建设，正式吹响了医院文化建设的号角。1994 年，全国首次卫生文化建设理论和实践研讨活动在辽宁汤岗子理疗医院举办，武汉市卫生局还率先下发《关于加强医疗卫生文化建设的实施意见》，要求把医院文化逐步建设成为被广大员工认可和遵循的具有卫生行业特点的群体价值观念。为了组织推广医院文化建设，1996 年 5 月，全国正式成立了全国卫生文化建设协会，在党的十五大召开之后，组织全国相关学者编辑出版了 10 个分册共 100 万字的《医院文化读物丛书》，并在海口隆重表彰了全国 50 家医院文化建设成绩卓著的单位。在 2003 年成功抗击 SARS 时期，各级医院要求开展理论系统、行为系统、识别系统、服务品牌设计等系列培训的呼声越来越高，全国医院文化建设研究进入新高潮。2016 年党中央提出全面实施健康中国战略，开展医院文化建设、回归医院公益性、提高全民健康服务水平等成为国计民生的重点，对全国各级医院的文化管理、提升医院内涵质量、增强医院核心竞争力、社会服务能力等产生了重大影响，由此引发了新一轮的医院文化建设管理的大思考。

医院文化，是指医院在长期医疗服务经营活动中集体创造、逐渐形成，并为员工所认同的群体意识及社会公众对医院的整体认知。一个医院所独具的组织结构模式、价值体系、优良传统以及全体员工对医院关爱程度、责任感和荣誉感等是医院文化的内涵，用公式来表示就是“价值理念+行为规范+习惯=医院文化”。我们可以把医院看作一朵鲜花：上边的部分是花和叶（组织结构、制度和一些流程），中间的部分是“梗”的部分（价值观、使命、目的与行为规范），下边的部分是泥土里的根（下意识、潜规则和习惯）。鲜花的根部才是最终决定医院是否健康的标准。医院文化依靠养成的习惯，习惯的养成依靠行为，成员的行为依靠理念，环环相扣，哪一方面出了问题，都会影响医院的健康发展。

医院文化的构建具层次性特点。一般医院文化都包括了四个层次，其中第一层为物质文化层次、第二层为行为文化层次、第三层为制度文化层次、第四层位精神文化层次。

第一层物质文化层次的表现方式主要是医院内部实体物质。其中主要包括了产品特色、院服、院旗、医院纪念性建筑、医疗设备等设施。

第二层行为文化层次具体的表现形式是医疗服务以及医院生活环境中人的行为。其中主要包括了医疗服务态度、医疗服务技术等，是医院价值观、精神世界的体现。

第三层制度文化层次是医院文化的具体体现，将医院精神文化通过各种规章制度予以转化，所落实的规章制度也能够更好地让广大医务人员接受。若医院内部落实的规章制度与医院精神文化相互背离的情况下，那么医务人员对制度的执行力度也将相对较低，制度突出的是强制性，而并非规范性。风俗习惯，这是指医院长期相沿、约定俗成的典礼、仪式、行为习惯、节日、活动等，如歌咏比赛、体育比赛、技能比赛等。

第四层次精神文化是医院文化建设中的核心部分。主要的体现方式是通过医务人员的价值观与日常行为所表现。其中主要涉及医院价值观、医院服务宗旨、医务人员工作作风等方面。

医院文化的建设工作主要涉及四个层次，各个层次之间存在紧密联系，互相作用互相影响。精神文化居于医院文化的核心地位，是医院文化的灵魂，影响物质文化、行为文化和制度文化的形成与发展；制度文化是精神文化的具体化，通过出台规章制度，对其他层次文化具有约束规范作用；行为文化通过精神文化的引领、制度文化的塑造而形成良好的行为习惯；物质文化是医院文化体系的基础，为其他层次文化提供物质保障。因此，在医院文化的建设和实践中，促使四个文化层次形成有机整体，互相协调发展。

2. 医院文化的特征　医院文化既有企业文化的人文性、时代性等共性，也有其特性：医院文化具有健康性。救死扶伤、治病救人，医院承担着重要的社会责任，永远把人民群众的生命安全与健康放在第一位。所以，医院文化的最高目标和最高宗旨就是要把救死扶伤、防病治病、服务患者、珍惜患者生命作为医院的最大追求。

医院文化具有时代性。医院文化的发展受到时代的进步和社会环境的影响。当前我国处于全面建成小康社会和构建社会主义和谐社会的关键阶段，正处于大力推动医疗卫生健康事业改革发展时期，这些都赋予了医院文化必须反映时代精神，将提高卫生服务水平作为重点工作，致力于缓解大众“看病难、看病贵”问题，加强医疗机构管理，完善医疗卫生服务。

医院文化具有人文性。医院文化应坚持“以人为本”的理念，始终以患者为中心，以提高人文关怀做为努力方向，为患者提供贴心、关心、细心、关心、精心的医疗服务，营造和谐温馨的文化氛围，体现更多的人文关怀。

医院文化具有公益性。正处于医疗卫生健康事业改革发展时期的医院文化，既要指导医院适应市场经济体制的发展，又要承担社会公益责任，传承公益精神，要积极弘扬正能量、营造文明的和谐氛围、树立医院职工正确的人生观、价值观，体现公立医院公益性。

医院文化具有传承性。我国医院文化在建设与发展中，始终遵循着中华民族历史长河中“德、善、仁”的传统文化，传承着中华民族自强不息、和谐友善的中华民族精神。文化传承构成的形态分为语言传承、行为传承、器物传承、心理传承等形式，心理传承是医院文化传承的核心。

3. 医院文化的作用　医院文化建设，就是将医院的价值观和各种理念通过引导、灌输、规范言行和言传身教等方式潜移默化地渗透到员工的思想中，经过这种长期的文化熏陶，员工最终在不知不觉中将医院的精神和各种理念体现在他们的日常行为中。

医院文化的主要功能是塑造人，通过文化对人的整合、导向、凝聚、规范和激励作用，使员工提高生产力。医院文化建设的主要任务是使个人与医院达成共识，追求共同的目标，提高员工的积极性，激发员工的创造性，大力提倡团队意识，让员工实行自我管理。事实上，推动医院发展的关键动力就是“以人为本”的管理思想，运用医院文化成功管理的主要标志是要贯彻落实医院文化的原动力，这样才能够成功地管理员工。

二、精益文化概述

（一）日本精益文化的起源

本书的核心理念来源于日本丰田汽车公司的精益思想，精益思想在一定程度上是属于企业的一种文化理念和特色。企业文化其实是一种群体文化和亚文化，从表面来看，企业文化的产生、发展与企业领导人的风格、企业的内外环境等条件有着密切关系，但从更深的层次来看，精益文化具有互异性，它是企业民族文化的反映，是国民总体精神气质的体现。而且，丰田汽车公司发展的精益管理模式也不是凭空产生而来，其来源于日本的国民精神和文化底蕴。所以这里有必要对日本的文化底蕴和国民文化特性做一个简要的探讨和分析。

首先，日本作为一个单一的民族国家，在历史发展过程中衍生出自己独特的民族特性，其中就有日本国民的团队精神、重视凝聚力、好学反省和创新等特性。而在日本丰田汽车公司发展精益思想之前，日本民族就有着自己独有的省思和创造力。日本精益思想能在日本企业中得到良好发展，而在国外企业中却需要大力推行和学习才能勉强发展，原因之一是日本的精益思想在其日常生活中就有所体现。

其次，日本人注重节俭和不浪费，这一点在日本人的日常生活中有所体现。日本国民在吃饭中要求不浪费和精准，如日本人爱吃寿司、日本料理，在食物制作过程中注重做法和用料准确，做到不浪费一粒粮食。另外，日本国民在日常家居生活中也十分注重整理、整顿、清扫、清洁，将家中的物品归置整齐，将房屋打扫干净等。同时，日本国民以吝啬和小气为荣，因此不难理解日本人为什么会痛恨浪费，强调节俭和节约。

最后，日本人十分重视团队精神。团队精神的由来与日本的地理位置有一定的关系，日本位于日本列岛之上，地理位置也对日本的团队和凝聚力产生了一定的影响。除此之外，日本的社会经济形态是从封建家庭制的基础上发展起来的，封建家庭和村社的群体意识深深扎根于日本的文化之中。因此，日本人重视和气、信任和忠诚等品质，在工作或生活中都或多或少地融入了一定程度的团队凝聚力，突出团队精神。

由此分析可得知，精益思想之所以能成为企业文化，这与日本的国民性格及日本本土文化底蕴有很大的关系，日本在民族底蕴的滋养下孕育产生了精益思想。

（二）中国传统文化中的精益思想

在中国传统文化中，《易经》《论语》和《三国演义》这三本书都对精益思想的内容有所体现。中国文化源头之一的《易经》是中国的祖先在观察自然现象后总结出的规律，将其应用于人类的社会活动，研究事物变化规律的一部经典著作。

精益思想中长期积累和不断学习的精神，在中国的佛家思想和《易经》中，都能找到依据。佛家有六种方法可以从烦恼之海度到觉悟的彼岸，其中有“忍辱”和“精进”，前者是对人类意志力的考验，后者是不断进步的意思。《礼记》中有“苟日新，日日新”，强调了一种永不停止去追求进步的精神意志和持续改进的思想。在《易经》中，古人对卦象的研究其实是一种认识事物变化规律的思维体现。可见，我们的祖先很早就用易经的八卦变化来分析事物的变化规律。

中国的思想家王阳明提出了重要的哲学思想——“知行合一”。人类认识自然环境时会受到感官和潜意识的影响，就像不同的人在认识同一事物时，由于人的眼、耳、鼻和头脑中的惯性思维，会导致不同人的脑海中产生各种不同的事物状态，而事实上一件事的状态只有一种是真实的。王阳明根据其一生的实践，用哲学的思维阐述了这种思想。在深层次地了解此思维方式之后，懂得只有在彻底了解事物的真相后，才能更好地研究问题，找到解决问题的方法。

（三）中日文化的对比

日本曾经多方学习中国文化，日本现今的文字和其他文化方面多少都有中国文化的身影，但是日本也有更多不同于中国文化的内涵。首先，日本主张小气、吝啬的美德，而中国却主张大方、大气。另外，日本人善于创新，而中国人擅长把上级安排之事做好。

日本追求“匠人精神”，对待一件器物追求极致、研究透彻，如对食物、陶制品、银饰等的研究，日本人曾经认为自己国家是世界的最东方，外界流传至日本的所有东西都会在日本终止，为了更好地延续下去，日本对每一个物品都显得格外珍惜，所以日本人愿意花时间和精力去研究。这也是为什么在丰田汽车公司的管理中，其领导人会追求精益求精的原因。

日本和中国在文化上还存在着其他方面的差异，这些差异也造成了中日两国人民在处理问题和对待事物上的不同态度。日本人性格沉稳、办事谨慎、礼数繁多、见人恭敬、在外不轻易表现喜怒哀乐，这都是深受儒学的影响。在古代中国的统治过程中，如果君主为政不善，不尊重臣民和老百姓，臣民则可以表达不满，甚至推翻政权。“良禽择木而栖”“水能载舟，亦能覆舟”也说明君主和臣民的关系不仅仅是单向的领导与服从的关系，而是双向的相互选择的关系。日本人重视家庭中的血缘关系和家长至上的观念，子女需要服从家长的意志，家族中的成员要为家庭做出更大的奉献。所以家庭文化对日本人的影响在更多的方面则体现单向的领导与服从的关系，进而影响着现在的日本企业，使其有着高效的执行力和严格的等级制度。

三、精益思想及其文化内涵

（一）精益思想的形成

精益管理是企业生产方式的概括，其理念最初来源于精益生产，但是最后却能演进为可供借鉴和学习的精益思想。

精益生产是美国麻省理工学院教授詹姆斯·沃麦克等专家通过“国际汽车计划（IMVP）”对全世界 17 个国家 90 多个汽车制造厂的调查和对比分析，最后了解到最适用于现代制造企业的生产组织管理方式是日本丰田汽车公司的生产方式。IMVP 于 1985 年建立了一个具有国际性的研究队伍，花费 500 万美元，用五年时间对世界范围内的汽车制造厂进行研究，计算出一系列数据，完成了大量报告，且于 1992 年出版了《改变世界的机器》，书中最终推出了参考日本丰田生产的“精益生产”方式，并详细讲述了精益管理思想及特点。

（二）精益思想的五大原则及主要工具

1996 年，詹姆斯·沃麦克和丹尼尔·琼斯（Daniel T. Jones）出版了经典著作《精益思想》，从理论的角度高度归纳了精益生产中的管理思想，同时扩展了精益方式，使精益管理能够应用到其他领域，有利于科学管理，提高效率，实现增值。

同时，《精益思想》一书也提炼出精益管理五项原则：顾客定义价值、识别价值流、价值流动、拉动、尽善尽美。精益管理思想主要围绕着精益管理的这五项基本原则而展开，其核心思想可概括为消除浪费和创造价值。基于此，精益管理的基本理念是以价值为出发点，通过在流程设计上的取舍，避免一切不必要的浪费，并进行持续的改进，最终实现管理效率的提升。

精益生产中的精，即少而精，不投入多余的生产要素，只是在适当的时间生产必要数量的市场急需产品；益，即所有经营活动都要有益有效，具有经济效益。精益生产就是以客户需求为拉动，以消灭浪费和不断改善为核心，以最少的投入获取最大收益的，能显著改善企业效益的一种生产和管理方式。精益生产的主要内容包括减少浪费、准时化生产、“三现”主义和持续改善等四个方面。主要工具和技术有：5 S 管理、标准化作业、准时化生产、自动化生产、工业工程手法、看板管理、全面生产维护、全面质量管理、VSM、均衡化生产、SMED 等。

（三）精益思想的文化内涵

精益思想是文化的一种，所以同样具备文化所有的特征与内涵。精益思想符合社会的细化和社会的分工，提高了服务的质量。它将常规的管理向深入的思想引申，降低管理的成本及资源。将精益思想运用到管理中，需要明确和落实管理责任，使每一个管理者都能按照预定目标实现工作到位、尽职完成。精益思想要求每一次都把工作做到位，每一个服务步骤都要精心，每一个管理环节都要精细，以最经济的管理方式获取最大的效益，达到以企业可持续发展为目的的管理方式。由此可见，精益思想能对人类的行为产生重要的指导性作用，并且能对实践活动发挥高效、积极的作用。

目前，精益管理已然从当初的生产制造行业逐渐发展为一套完整的管理理论体系，并被应用于各种行业中，例如：食品销售、汽车、机械制造、航天航空、邮政服务、建筑等方面。企业追求效率的极致表现就是精益管理对于中国企业现在遇到的困境，此管理理论体系和工具能够突破这些困难，我国的企业在引进精益管理之后，在大大小小方面对于企业的管理都有各种益处。从小的方面来说，医院的精益管理理论与实践能够有效地降低运营成本，消除浪费，提高生产质量和劳动生产率，增强企业快速反应能力；从大的方面来看，引进精益管理，能够建设企业文化，提高企业竞争力，发展成国际型企业。

1. 精益管理是以客户为导向的文化 精益管理要求企业消除浪费和一切非增值活动、尽可能地细化工作流程、用最少的投入去争取最大的产出，尽可能地为顾客提供最优质的服务，使顾客心满意足。

2. 精益管理是以人为本的文化 传统大批量生产方式和精益生产方式对员工的要求不同。传统生产方式主要强调的是严格层次关系，而精益生产重点强调个人对生产过程的干预。前者要求严格完成上级下达的任务，后者是更强调发挥人的能动性，员工起到参与决策和辅助决策的作用，它把员工的创造力和智力看作创新发展的动力。

3. 精益管理是团结协作的文化 生产中的计划与调度在形式上不是采用集中计划，而是由生产单元各自完成，二者之间的协调非常重要，精益管理通过协调工作可以提高效率，提前完成工作量。

4. 精益管理体现了生产者的社会责任担当 精益管理因为要最大限度地降低浪费，所以要撤除那些提高成本以及增加资源使用却未增值的行为。这一理念与国际提倡合理资源利用是一致的。因此，企业进行精益管理不仅使得自身利益最大化，而且履行了一定的社会责任，可见精益管理对于企业的自身发展和整个社会的运行都是一种优质管理。

5. 精益求精，追求卓越 时代在高速发展，对努力的馈赠会越来越丰厚，不努力的人和企业将在不知不觉中被时代淘汰，而且淘汰的速度将会超出绝大多数人的想象。遵循精益求精、追求卓越理念，利用精益管理实践工具在良性循环中发现管理过程的问题，在让价值流动的过程中会慢慢地暴露出阻碍流动的隐形浪费，坚持一贯的“消除一切浪费”的原则，那么我们的价值流动速度将越来越快，随之而来的就是我们的生产周期更快、库存更少、质量更高、顾客满意度更高、市场更大、效益更好，更重要的是我们总能从客户的需求出发，满足客户需求，为客户创造价值，那么不管市场怎么变化，我们都能高效及时的跟随市场变化，做到基业长青。

四、医院精益文化的内涵与驱动作用

精益思想于20世纪末在医疗保健领域被广泛传播并实践，尤其在近些年得到快速发展，其概念延伸扩展成为“精益医疗”（lean healthcare）。精益医疗的基本原则是关注患者、注重价值、缩短治疗及相关作业时间。如今世界范围内已有数百家医院引入精益管理理念，优化流程，为患者提供更高价值的服务。

精益管理来源于企业管理，它不仅是一种管理方式，更是一种价值观、一种文化。医院开展精益管理，不能将它仅仅视作一项活动，而是将其根植于医院文化的管理方式。引入精益管理，可以创新医院文化，丰富医院文化内涵。医院要开展好精益管理，就需要形成医院精益文化，为医院可持续发展提供原动力。

（一）医院精益文化的内涵

医院文化是长期沉淀形成的，且每个医院的文化都独具特色，具有持久韧性。因为医院文化是被所有员工所认同的行为准则、价值观、道德规范和思维方式，所以它能够让员工之间形成内心认同感，在内心建立起一致的价值观，增强员工之间的凝聚力，进而可以把医院的远期目标和管理理念渗透为员工的自觉意识。医院精益文化，是以精益管理思想为指导，以精益改善为核心，以追求完美为目标，是在医院传统文化的基础上发展起来的一种医院文化，有利于增强医务人员的精益意识和责任意识，对于医院的其他文化也具有价值层面的导向作用。

医院文化是医院精益文化的前提和基础。建设医院精益文化必须以医院自身文化为基础。医院不断发展业务的时候，也需要不断地发展精益文化，不断地在医院文化中添加新的思潮。对医院来说，精益文化的创建，能够提高医院的凝聚力，增强团队创造力，不断丰富医院文化及其内涵，使得医院能够健康发展。在医院内部形成精益管理文化环境，需要在员工与员工之间、员工与工作之间培养文化自觉与文化自信，一流的组织输出文化，二流的组织输出标准，三流的组织输出产品，这种概念上的更新，是管理层面的自我要求，更是主流的文化氛围。

1. 医院精益文化是一种理念文化 注重员工间的合作与效率，要求的是员工之间的团结合作，在精神上树立正确的集体观念，共同捍卫医院的利益，提高服务质量与效率。使得员工形成一种与医院荣辱与共的精神观念，促进医院的更快发展。

2. 医院精益文化是一种高效文化 “精益”在文化建设中追求的是就“精益求精”和“尽善尽美”。医院做到贯穿精益文化，用精益文化理念来加强医院管理，可使得员工更加认真工作，增强医院的文明程度和健康程度，使患者可以得到更加优质的服务，增强人民的幸福指数，使医院与患者之间形成一种和谐的医患关系，进而增强社会的和谐程度。

3. 医院精益文化是一种促进文化 医院想要优化内部发展环境，提高综合实力，增强综合竞争优势，就要完善管理机制，重视精益管理文化。精益管理的引入，可以使医院重视沟通协调，从而增强各部门之间的团结合作。精益管理的实施，可以使医院重视创新与改进，有利于改进医院的工作作风，提高每位员工的质量意识、安全意识，使员工形成精益求精的精神意识，提高自身工作效率，促进医院更好地发展。

（二）医院精益文化的驱动作用

精益管理的核心理念与我国医院的传统文化由于有融合性，所以可以加入精益理念文化，让传统理念与精益理念的不断碰撞和磨合，强化医院的执行力，激活医院文化的内在活力，实现医院文化的进一步变革。

1. 强化客户导向 医院文化的本质就是要以人为本，坚持以患者为中心，一切为患者服务，提高患者就医体验和患者满意度。精益文化强调以用户价值作为导向，优化工作的流程作为目标来开展相应工作。一方面，对医院的员工来说，这些部门都是直接服务于临床一线，从而使得临床一线直接体会到了精益改善后所带来的更便捷、更有效率的工作方式及环境：另一方面，对于做项目的工作人员来说，提高工作效率，减少无用劳动，并且使得自我价值能够更好地实现。最终，所有人员的努力都是为了达成一个目标，就是为了能够使患者的需求得到更好的满足，使出发点与落脚点相一致。

2. 运用群策群力　精益文化鼓励员工参与决策，激发员工主人翁精神。在长期的工作过程中，医务人员对医院逐步建立起深厚的感情，具有强烈的责任心，把自己当作医院的一员并引以为豪。领导者应该将这种情感有效转化，使其为患者服务的能力提高。在精益管理的文化下，医院要注重发挥一线员工的主观能动性，因为他们直面患者，深入了解患者需求，明确知晓现在存在着的问题及问题背后的原因，能够从更深层次全面考虑。同时，一线员工积极参与医院的精益管理流程，能够使员工深刻认识到，自己是优化流程的贡献者，同时也是受益者。

3. 团队形式通力合作　精益文化以团队形式做项目，通过合作共事增强协作意识。医院精益文化强调持续改进，精益管理改善的不仅涉及每个功能科室的内部流程，而且还包括了整个客户服务的流程。因此，项目的改善需要多个相关部门人员一起来完成，通过精益项目的实施，能够让各个部门更深刻地了解医院状况、医院流通环节及资源浪费，让各部门的管理人员换位思考，站在客户的立场上判断流程的同时，还可以增强各科室的合作交流。

4. 引入新理念　大多管理者对精益生产都是一知半解，都没有系统、关联地现地现物观察医院活动，基础不牢固，问题观察不透彻，考虑问题不全面，最终各自精益管理项目整体收效甚微。医院精益文化打破了以往自上而下的决策惯性，管理者由以前的指挥开始转化为指引，员工接受新理念的意识和能力进一步提高，自上而下结合，共同研究出符合战略愿景的集体决策。在这种新的决策过程中，上下级之间建立起比以往更好地沟通方式和效果，把大家的目标共同凝聚在“为患者提供更好的服务”上，使所产生的决策更具有可执行性及可操作性，决策的实施避免了“头重脚轻”，大大提升了员工的参与度，并使得医院的专业技术人员对新的管理理念和方法的接受能力和意识大大提高。

第二节　学习型医院的构建

一、何谓学习型组织

（一）学习型组织的含义

在“学习型组织”成为一个受全球关注的时髦词汇及其理论受到管理者和研究者越来越多的关注和探讨并趋向成熟的现在，它依然没有一个公认的、标准的定义。初探组织一直是一个由学习型组织构建的一个没有终结的概念。所以，并不存在凝滞的“组织”，而处在“形成中的组织”一直都有。但是国内外有许多关于学习型组织的代表性观点，主要有以下几种。

1993 年，美国的学者加文（David Garvin）表述了对学习型组织的看法，认为该组织精于知识的创造，善于获取新知识，并从中修饰其行为促进新的洞察力的培养。

在1995年，涯瑞尔（Worrell）指出了他对学习型组织定义的描述。该组织的文化优先考虑个体发展，纠正陈旧的思维方式，全部成员都能够大力支持并清晰地了解组织的发展愿景和目标。通过一框架，人们能够更加深刻地理解如何使组织真正运作，计划如何形成和制订，以及如何协调团队协作以完成这一目标。

马恰德（Marquardt）在1996年将学习型组织作了系统化的定义，他认为这种组织有助于促进其高效、集体学习，在获得、使用和管理知识上不断地进取，为了实现心中共同的愿景勇于去探索追寻。

1998年，国内学者周德孚（上海财经大学）在其著作《学习型组织》中论述到，学习型组织学习能力不间断，且高于全部个人绩效之和的综合效益。该组织有利于充分发挥员工的想象力和创造力，有助于营造良好的学习氛围，并具有不断前进发展的能力。

此外，冯奎在其2000年著作《学习型组织未来成功企业的模式》中作了如下描述，认为学习型组织应该是能够充分挖掘员工的创造性，营造并形成一种弥漫于群体与组织之间的学习气氛，自我价值凭借学习得以体现，组织效绩也得到较大地提升。

以上是部分国内外研究学者对学习型组织所给出的定义，对于学习型组织的概念最为权威的来源是管理学者彼得·圣吉在其著作《第五项修炼：学习型组织的艺术与实务》中提出的学习型组织所需的五项修炼，这也是目前学界和企业使用最多的定义，也是关于学习型组织最广泛的运用。

（二）学习型组织的核心要素

学习型组织这一概念主要来自管理学者彼得·圣吉，他在其著作中提到的学习型组织的五项修炼，十分准确地描述了有关学习型组织的核心要素。

第一要素是自我超越 自我超越的来源是个人与愿景之间的“创造性的张力”，这种张力是个体想要投入到工作中，并倾向于有一定技巧的专业。而这种自我超越在一定程度上就是创新。

第二要素是改善心智模式 要改善心智模式，就要敢于打破个体的旧思维和落后观念，坚决抵制固执己见，要敢于思考、敢于创新，积极融入集体学习，团队协作。

第三要素是建立共同愿景 它是组织中所有员工理想的景象，是所有员工的愿景。它来源于个体员工的理想，却高于个体的理想。共同理想能够提升员工的凝聚力，朝着共同的愿景前进。

第四要素是团队学习 团队学习是学习型组织的重要特征。它主要包含四点：其一，强调“终身学习”。组织中的个体应树立学到老，活到老的观念，一次学习终生放电的时代已经一去不复返。在工作中不断学习，在工作中不断进步。其二，强调“全员学习”，作为企业组织的一分子，上至决策层，下至操作层，都要树立不断学习的观念，全身心投入学习中去。其三，强调“全过程学习”。组织系统运行的每一步都离不开学习。学习型企业不能割裂工作和学习，工作和学习是一个你中有我、我中有你的过程。强调边学习边计划、边学习边推行、边学习边准备。其四，强调“团队学习”。组织成员之间的合作学习有利于营造良好的工作环境，促进群体的智力开发。组织目标的实现都是通过团队的协作完成的。学习型组织对企业达到更高的绩效，保持带动组织的生命力有重要的作用。

第五要素是系统思考　系统思考的过程是成员和组织积极搜集有关信息，掌握事情全貌的过程。系统思考要求把握全局、统筹兼顾，避免顾此失彼，看清事情本质。

（三）学习型组织的特点

1. 强调采取更加丰富的学习形式，特别是团队学习、行动学习　第一，学习在学习型组织中的意义和我们的习惯中有着明显的区别。在学习型组织中的学习模式就是接触生活，通过社会实践探索真知。学习由个人学习和组织学习两个部分组成，组织学习为核心主要，个体学习为首要根本，只有每个个体学习优秀，才有利于组织学习的发展。学习不仅是获取知识，而且是通过反思来改进原有习惯的思维模式。第二，只有不断学习才能推动学习型组织的进步，所以我们需要激发学习的能动性，这也是学习型组织的显著特点之一，且具有重大的意义，与我们日常生活中的学习习惯有很大不同。学习不仅是获取知识，而且从中可以得到及时的反馈，发现不足，审视自身，扬长避短，优化思维模式。不仅如此，在有效的组织学习中，可以肃清发展中的障碍，促进发展，达到优质高效且可持续，增加组织的成就和业绩。要尽可能地发挥学习的主观能动性，从过去汲取经验和教训，展望未来，了解憧憬和期望。

2. 注重不断学习与根本上改进学习不是一个短时间的事情　需要我们付出毕生精力去不断追求、无止无休地追求。学无止境，对于个人来说，不仅要做到活到老、学到老，对全体工作成员来说更是如此。学习与我们的生活和工作并不是完全割裂开的，二者息息相关、紧密相连。不断学习是为提高工作绩效、促进自我完善而服务的，具有实质性，它不仅着眼于眼下触之可及的好处，而且追求长期的根本变革。彼得·圣吉说：“如果人们鼠目寸光，贪图眼前蝇头小利，那么他所在的组织绝对无法开展创造性的学习。”只关注个别事件，虽然可以推测事件的走向，及时做出判断，但缺乏整体考虑，压制创造性。

3. 以学习人假设的人性论基础　彼得·圣吉在人性假设论中谈到，学习是人们一生下来就拥有的本领，不仅作为人类的天性，也是人生情趣的源泉。人们也愿意相互信任、相互学习、取长补短、坚持不懈地追求同一个目标，达到成绩斐然的效果。在如今信息技术飞速发展的时代，学习精神成为当代青年必要的基本素质，这同时也是学习型组织的人性论基础，使学习型组织的建设不仅成为一种符合人性的道德行为，同时也是帮助人们提高生活意义和价值的重要渠道。

4. 重点研究“五项修炼”　彼得·圣吉形象地把“于无边黑暗中摸索前行”形容为对“五项修炼”之前的钻研，“五项修炼”包含自我超越、改善心智模式、建立共同愿景、团队学习和系统思考，它们被称为研究的曙光。

5. 强调系统思考　彼得·圣吉强调系统思维的作用，认为系统思维是“五项修炼”的核心。他强调，人们不会系统思考是由于人们看不到问题的复杂性，不能察觉事物之间的关系，导致组织决策“近视病”“创可贴”式的解决方案和无法解决深层次的问题。系统思维让我们了解学习型组织的微妙之处——个人看待自己和世界的新方式。学习型组织的核心是思想的转变，从把自己与世界分离，到与世界联系；从把问题看成是由外部或其他因素引起的，到认识到自己的行为如何导致我们所面临的问题。在学习型组织中，人们不断发现如何创造现实，如何改变现实。他认为系统思维是“撬动地球”的“杠杆”，是简单而复杂地看待世界的“新景观”，即系统思维是学习型组织理论的基石。

二、学习型组织的起源与构建

（一）学习型组织的起源

从 20 世纪 60 年代以来，众多国外学者开始把组织看作整体的系统，而不是把它理解为需要反复提升和改善的机械系统。在有机系统内，互相的信任、互相的信心、相互依存、相互依赖，共同承担责任是组织内部以及组织各个部分之间所涉及的关系。因此，我们可以了解到在 20 世纪 60～90 年代，“组织学习”是国外学者的主要研究内容。其中，1978 年美国学者唐纳德·舍恩（Donald A. Schon）、克瑞斯·阿吉里斯（Chris Argris）在旧金山出版的《组织学习：行动视角的理论》；美国学者菲奥尔（Fiol M. C.）、莱里斯（Lyles M. A.）在《管理学学会评论》第 10 期上刊载的《组织学习》；1965 年美国学者迪尔（Dill W. R.）、坎杰洛西（Cangelosi V. E.）在《管理科学季刊》第 10 期上刊载的《组织学习：走向理论的研究》等都是该系统理论的代表著作。

此后，学习型组织这一概念主要来自管理学者彼得·圣吉。彼得·圣吉在其著作《第五项修炼：学习型组织的艺术与实务》中提出了学习型组织所需的五项修炼。不仅如此，还有许多其他国外学者对学习型组织进行了相关研究。

如美国学者戴维·加文（David Garvin）于 1993 年刊载在《哈佛商业评论》上的《创建学习型组织》；美国学者格普哈特（Gephart M. A.）和马席克（Marsick V. J.）及范·布伦（Van Buren M. E.）等于 1996 年刊载在《培训与发展》期刊上的《学习型组织付诸实践》；英国学者雷诺兹（Reynolds R.）、阿布利特（Ablett A.）于 1998 年刊载于《学习型组织》第 3 期上的《使组织学习的雄辩转型为学习型组织的实践》；美国学者马席克（Marsick V. J.）、沃特金斯（Watkins K. G.）于 1999 年由英国高厄出版社出版的《促进学习型组织：使学习有意义》；丹麦学者埃里克詹森（P. Erikjensen）于 2005 年刊载于《知识与进程管理》第 1 期的《学习与学习型组织的背景理论》，以上这些学者都通过自己的研究对学习型组织进行了相关探讨。

在这些相关研究中，彼得·圣吉关于学习型组织的定义的描述是较为广泛使用的一种说法，也是本书介绍学习型组织的主要依据。

（二）学习型组织的模型构建

1. 沃尔纳模型 沃尔纳（Woolner）从企业教育与培训活动的角度，通过观察和探究各个企业的运行模式，从中提取经验，并进行梳理整合，整理出了学习型组织是如何发展的。鲍尔·沃尔纳认为，通常情况下一般组织向学习型组织过渡的过程是从最初的学习引入企业，一直到工作与学习的融合，该过程主要经历五个阶段。第一个学习阶段是无目的、无意识、自发的学习；第二个阶段是消费性学习，在这一阶段组织已经把员工的学习纳入发展规划中，并请专家为本组织员工进行培训或送员工去外部组织进行培训和学习；第三阶段是将学习引入企业，企业高层把学习引入到企业中，为了实现公司的战略性目标，提高企业的整体竞争能力；第四个阶段是确立企业的学习进程，在该阶段学习基本融入到了组织的日常生活中，在沃尔纳看来，这一阶段的学习已经开始进入高级学习阶段。第五阶段就是学习与工作的融合，主要表现为学习责任成为公司的管理重要方面，而且工作与学习已经成为不可分割的紧密联系。

2. 瑞定模型　这个模型是约翰·瑞定（John Redding）从战略规划理论的角度出发，总结了组织学习的普遍形式以及学习型组织的共同特点，其主要内容有：其一，持续准备：组织团体的各项活动都会受到社会各界和周围环境的监督，因此，组织必须时刻处于警惕的状态，收集周围群体的意见，不断地对组织各项事务进行改善。因此，企业改革是一个永无止境的过程。其二，不断计划：组织在不断提高和进步的过程中，不仅要制订形成文字的规章制度，还要注重每一个细节，并根据活动的动态变化进行调整，因此要有很高的灵活性和变通性。其三，即兴推行：组织在进行改革的过程中，不会强制性约束员工的行为，而是注重培养员工形成自己的思考。在发现意外状况时灵活地调整计划，挖掘他们的潜能。鼓励他们充分发挥潜力，采用即兴创作的原则，创造性地实施。其四，行动学习：在学习型组织中，对每个个体的能力评估，时刻都在进行。一旦发现问题，立即就可以改变组织计划，这样可以更好地避免组织向错误的方向发展，提高组织的改革效率。

3. 圣吉模型　其模型的理论建立在彼得·圣吉的著作《第五项修炼：学习型组织的艺术与实务》中有关学习型组织的五项修炼技术之上。其一，自我超越：就是了解个人真实愿望，积极提高自身修养，全面发展自己，培养耐心并进行客观观察现实的过程。它是学习型组织的精神基础。其二，改善心智模式："心智模式"深深扎根于我们的心中，影响着我们对世界的理解和行动方式以及如何确定许多假设、偏见或形象、印象。其三，树立共同愿景：这种共同愿景的培养是结构性和系统性的，同时还需要完成很多艰苦的工作。确定和培养关键利益相关者，建立共同愿景的文化、了解人们的愿望、提高交流的质量、了解时空概念、理解不同的价值观、了解信息和价值观是建立成功的共同愿景所需要的六个关键因素。其四，团队学习：当团队学习时，它不仅提高了团队成员的成长速度，而且大大提升了团队的整体绩效。其五，系统思考：即整合其他各项修炼凝结成一体的理论，避免组织在实践上把各项修炼看为互不相干的名目。没有系统的思考，不可能探究每一个练习是如何相互作用的。但系统思考也需要其他四项修炼的配合，才能发挥其潜能。

团队学习就是发展团队力量，注重团队协作；"建立共同愿景"以培养团队的长期承诺；"改进心理模式"使人们注重以开放的方式反映我们的认知缺失；"自我超越"是反映个人对周围地区影响的一面镜子，没有它，人们将处于"压力-反应"的结构性困境。这就进一步证实了五项修炼是一个有机的整体，不能孤立或分离。

三、学习型组织与精益管理

（一）学习型组织与精益管理的出现

精益管理是由日本丰田汽车的丰田生产方式中派生出来的，这是精益管理最早的成功案例，1978 年后精益管理又逐步延伸到管理的其他方面与行业。如 Casey JT，Brinton，讨论了精益管理在制造业和很多服务业取得了相当的成功，丰田生产系统（TPS）基于持续的改进减少了在流程中的浪费。2000 年前后精益管理的理念被引入医疗界。

学习型组织这一概念起源于美国，是由哈佛大学教授佛瑞思特提出来的一种未来理想的组织形态。在学习组织中，员工之间由原来的彼此顺从关系转变成为工作伙伴关系，弱化了等级制度，从而使权力分散；组织咨询化，彼得·圣吉将其他出色的理论、方法与工具融入到佛瑞思特教授的构想中去，研究出学习型组织这一新理念，并在 1990 年将他的研究成果编著成《第五项修炼——学习型组织的艺术与实务》一书，从而掀起了研究学习型组织并积极投身于创建活动的热潮。医院在学习型组织盛行后，也逐步将这一理念融入医院的发展中，学习型医院应运而生。

而对于一个规范化、整体化、动态化、可持续发展、知识技术密集型的机构来说，欲实践学习型组织和精益管理理论，不仅需要战略层面的制度和政策支持，还需要管理层面对于学习型组织概念和精益管理的把控，才能切实提升管理效能，实现价值最大化。

（二）学习型组织与精益管理一脉相承

在企业管理发展过程中，学习型组织和精益管理是企业管理、经营运作理念革新、方法改进、技术创新中出现的标志性成果，并形成科学体系。学习型组织和精益管理相互联系、相辅相成，一脉相承。

1. 学习型组织与精益管理拥有共同的三大要素

（1）理论的创新与实践的可行性相结合。要把现代管理理念与企业的实际情况结合，与本行业、本单位的实际情况结合，在实践中理解、检验和发展理论。

（2）组织的创建与员工个人生涯设计和体现员工价值相结合。不是企业管理不是为了革新而革新，而是为了企业的发展和员工的长远利益。因此，学习型组织与精益管理理论中均体现了员工的职业生涯设计和体现员工价值相结合，使企业的愿景与员工的个人发展轨迹吻合。

（3）执行能力与系统思考的战略决策能力相结合。执行能力是解决具体的、近期的、与企业实际相适应的问题的能力。战略决策能力是理解复杂的组织关系和预测动态的发展过程，并从中推断对行为有重要意义的能力。战术解决具体的问题，战略指引组织发展的方向。学习型组织理论与精益管理理论均重视企业学习的能力提高战略和战术决策这两方面的能力。特别是战略能力方面，目前我国很多医院还缺乏明确具体的战略规划，一些医院甚至没有战略观念。要用系统思考的方法来指导我们的战略决策。构建医院的组织系统基模和环路图，将有助于我们对医院进行价值流分析并帮助进行战术决策。

2. 学习型组织与精益管理拥有共同的五大基础

（1）事业的紧迫性。在医院这个组织中要不断保持危机感和不断超越以往成就的紧迫感，员工才有足够的学习动机，精益管理型医院、学习型医院才有丰厚的土壤。

（2）领导的持续性。高层领导特别是组织的“一把手”自身必须能深刻理解精益管理、学习型组织的内涵，并根据组织自身状况审时度势，才能把握创建的正确方向，制定精益管理的计划并引导其实施。

（3）骨干的跟随性。中层管理人员是组织中的骨干力量，他们在日常管理中起到信息的上传下达作用，同时又有一定的管理权力，能在一定程度上直接影响组织政策、制度的制定和调整以及下属的活动。为此，他们对创建活动的理解和支持是至关重要的。

（4）群众的积极性。创建活动必须最终达到基层员工的层面才有真正的效果，所以必须想方设法让他们认识到精益管理的实施，学习型组织创建将带来的回报，以调动基层群众的积极性。

（5）员工的认同性。要想使精益管理型医院、学习型医院持续不断地进行下去，必须首先取得员工的认同，这样才不至于使得创建流于形式。

（三）学习型组织的构建及实践经验

卫生事业是一项民生工程，造福人类的事业，受社会各方面的广泛关注。同时，国家医疗卫生体制改革给医院发展带来了机遇与挑战。为适应市场竞争及社会满意、群众认可，国内外医疗机构都在探索更好的经营方法、管理之道，让自己的医疗机构能经受得起医疗市场的强烈冲击，拥有竞争实力，立于不败之地。

在此过程中，源于工业管理领域的精益管理理论和源于企业管理的学习型组织理论逐渐走入人们视野，医疗管理者纷纷投入到创建学习型医院及精益管理的实践活动中去。对于一个需要规范化、整体化、动态化、可持续发展、知识技术密集型的医疗机构来说，学习型组织与精益管理理论体系的引入十分有必要的。

1. 学习型组织团队初试　国内外越来越多医院引入精益管理与学习型医院概念，以解决运营过程中面临的问题。此间，一方面医疗行业逐渐看到自身存在的不足，运行模式由以医务人员为中心转向患者需求为导向。另一方面，如果没有学习型医院建设的文化支撑，员工不能真正理解精益的精髓，精益模式将无法形成长效。

武警山西总队医院穆瑞国基于精益管理的医院文化建设提升了医院员工的创造能力和创新能力、工作效率，减少了医院管理中浪费。江苏省无锡市传染病医院开展了“创建学习型医院，争当知识型员工”的主题教育活动；解放军第 203 医院提出了构建学习型医院的口号并积极实践；胡峥毅（2013）以患者需求为导向建立一站式服务中心，开展全门诊预约，创新建立智慧结算模式等实现患者价值的最大化。江苏省无锡市第二人民医院易利华针对当时许多医院重规模轻管理现象，构建精益管理链来提升管理品质和服务水平的实践。腾箭（2017）在药品管理中运用精益物流实现了医院药品管理低成本高效率。2008 年在平煤总医院普外二区建立平衡计分卡，根据平煤总医院战略目标、平煤总医院 2008 年工作目标、平煤总医院 BSC 在三年内完成省级重点专科，把腹腔镜诊技术打造成全省的一流水平。

由以往经验可以看到，即使是医疗组织中的翘楚，管理理念和方式方法上也显露出明显的不足，人治的色彩依然浓厚，科学有效的管理缺失，专业现代化医院管理人才队伍远无法满足医疗组织的需求。新医改以来医院管理引进精益管理的理念，医院流程设计系统性、连贯性和有效性都有了很大提升，但对于任何组织，无论工厂或是医院，精益模式的创立都不是一蹴而就的。每一家医院有自身的起点、文化、目标。最好的方式就是建设学习型医院，持续学习，不断改进，并坚持思考和创新。因此，在精益管理中建设学习型医院，精益管理的道路才能畅通。

2. 学习型组织的精益团队构建　在学习型组织里凸显精益思想需要注意是首先目标导向精益化，创建精益团队，并建立内涵丰富的目标体系，实现长远目标和短期目标、总体目标和具体目标的和谐互动，使学习型精益团队建设真正做到目标明确、设置合理、方向清晰、内容充实，实现学习型精益团队建设与人的发展有机结合、与供企业整体科学发展的协调。其次是先进经验培育推广精益化。就是把先进的经验和思想、先进的典型通过广泛深入的交流和传播，有效地加以推广和培育，使典型经验尽快变成普遍做法，以推动整体工作的协调快速发展。

创建精益团队，是企业发展的需要。自开展学习型企业创建，企业实现了跨越式发展，职工精神面貌焕然一新。新的发展战略确立后，需要一系列的措施、工作来支撑，精益团队作为深化学习型企业创建的一个新阶段、一项新举措、一种新拓展，对于企业发展具有十分亘要的作用。

要想实现或达到精益团队的目标并非一蹴而就，这是一项长期、艰巨的任务，要注重联系实际，注重与实践相结合，更需要全员的共同努力。创建精益团队的过程中，形成以下六大特色（见图 3-1）：

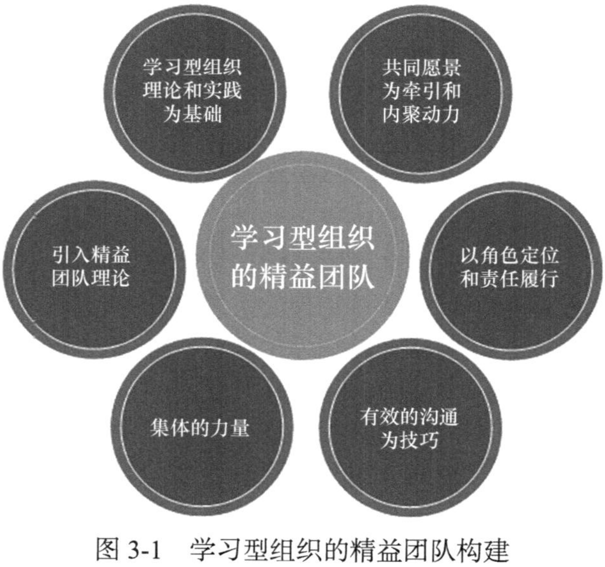
学习型组织
的精益团队
学习型组织
理论和实践
为基础
共同愿景
为牵引和
内聚动力
引入精益
团队理论
以角色定位
和责任履行
集体的力量
有效的沟通
为技巧

图 3-1　学习型组织的精益团队构建

一是以学习型组织理论和实践为基础创建精益团队。如果把学习型组织理论与实践放在一边，那我们的精益团队学习就等于建造“空中楼阁”。精益团队应该是“学习型精益团队”，它的核心是学习、创新、和谐。同时，创建“学习型精益团队”要经历三个阶段：对学习型组织与精益团队认知和共同学习阶段；逐渐形成学习型组织和精益团队为总抓手的管理阶段；逐步形成学习型组织和精益团队的文化阶段。

二是以共同愿景为牵引和内聚动力创建精益团队。愿景就是长期追求的方向，在我们的日常工作中能够接近、靠近且近期能够实现的目标。构建学习型组织精益团队，要积极营造“人人是学习之人，处处是学习之所”的企业文化氛围。

三是以角色定位和责任履行创建精益团队。只有明确的角色认知和高度的责任履行才是高绩效的团队。只有合理定位角色、提升角色认知、促进相互之间角色责任履行，实现才能与角色的匹配，才能产生最大效率。因此，每一位成员要学着适应团队的环境和人际关系，各自明确自己的岗位角色，具备胜任工作的能力，把应该做好的事情做好，并且善于与其他团队成员合作。

四是以有效的沟通为技巧创建精益团队。沟通不光是技巧，也是一门艺术。沟通的目的就是消除误会、统一思想、协调行动、达成目标、实现愿景，因此沟通的关键在“沟”、目的在“通”，主动地艺术地有效地去沟通。

五是以集体的力量创建精益团队。一个人不叫团队，两人和两人以上才能称为团队，而且成员之间作用的效果要指向团队目标。做到这一点，首先要用脑去看世界。对待问题多思考，多用发展的眼光对待问题，多用科学的态度深入研究问题，只有这样才能取得更好的团队业绩。其次用心工作，用问题带动创新，用感情凝聚人气，同呼吸、共命运，才能在工作中实现事半功倍的效果。

六是学习型班组建设要引入精益团队理论。一个高绩效的团队是方向一致、信念坚定、角色明确、沟通有效、绩效良好、持续提升的团队。我们要以此为标准，与创建学习型班组结合起来，在实践中推动创建工作，逐步培养更多的以班组为单元的精益团队。

3. 学习型组织的精益团队的发扬与壮大　为弘扬学习型组织与精益管理理论，并将其在中国医院管理届不断引向深入，笔者一直将建设学习型医院与精益团队作为加强医院实力建设的一项极为重要的内容。自 2000 年从事三甲医院院长的管理工作以来，便带领团队系统学习“丰田生产体系”“丰田管理方式”“丰田文化”等理论基础。2006 年整合病人价值分析方法、业务流程再造、全面质量管理的理论和方法，构建出基于病人价值链的医院业务流程管理框架和发展支持这一框架的基本方法论，且在平衡记分卡方法学的基础上，提出了应用于基于病人价值链的业务流程管理活动的绩效评价框架。2008 年在平煤总医院普外二区建立平衡计分卡，根据平煤总医院战略目标、平煤总医院 2008 年工作目标、平煤总医院 BSC 在三年内完成省级重点专科，把腹腔镜诊技术在全省打造成一流水平。2015 年基于学习型组织构建，从建立共同愿景、强化团队学习、优化学习模式、浓厚学习氛围、构建激励机制等 5 个方面提出了医疗联合体的发展策略，并从学习型医院角度思考我国医院的发展。2019 年基于对我国医院管理实践和运行环境的理解，将先进理论同鲜活管理实务结合起来，编纂医院管理教程《医院精益管理理论》。

通过实施精益管理，医院的管理水平和服务质量明显提高，员工满意度、患者满意度及社会美誉度等也得到了显著改善。"以客户为中心"的使命使医院全面提高了管理水平和服务质量，提高医务人员积极性和患者的满意度。

四、学习型医院的含义

学习型医院建设出围绕医院整体发展的学习气氛，不断提升医院的核心竞争力和可持续发展的动力；同时也符合人性化、科学化和现代化医院的发展要求。它以不断提高医院服务能力和技术水平为抓手，提升服务质量；以学习促进技术进步为医院提供发展动力，提升临床技能；以人才引进为医院发展重要途径，适应时代变化。因此要树立"终身学习、全员学习、全过程学习、团体学习"的理念，建立保障机制，奠定人才基础。

1. 学习型医院更新组织结构　扁平化的组织管理的幅度会更大，其特点是上下级沟通多，更便捷，办事效率更高，而扁平化、柔性化正是学习型医院的组织结构。在新型的医院模型中，决策者和基层人员均需要在不同岗位上进行决策，全员参与，基层人员加强自我管理、自我学习，有更大自主性。反观在传统的医院中，管理者往往只参与决策，决策者对决策合理与否考虑较少，把简单控制作为管理的主要内容，基层人员只负责行动。

2. 学习型医院重视人才引进和持续学习　如果学习型医院想在竞争中存活、发展、进步，那么它就必须在人才方面做出投入，人才代表着知识，所以医院要不断地吸引人才、培养人才，才能够在竞争中占据优势。彼得·圣吉提到过"你永远不能说，我们已经是一个学习型组织"，医院的竞争优势主要来自不断汲取的程度和对核心人才培养的规模，这表明如果医院想在竞争中占用优势，就需要医院中每个人自主学习、弥补自己的不足、适应时代的变化。

3. 学习型医院通过不断学习知识来拥有创新力　如今网络信息高度发达的时代，科学技术日新月异，身处在知识经济时代，一个医院创新能力的高低已成为是否被时代所摒弃的评判标准之一。各级医院为了满足人民群众各种各样的需求，在竞争中得以存活和发展，他们需要进行技术、服务、组织结构、研究和诊疗等持续不断的创新。

4. 医院未来竞争的基础是信息化、网络化　学习型医院需要将各个要素输入数据库并进行总结。信息化不仅是网络信息时代的典型特征，也是当今世界发展的大趋势，是医院发展策略中不可忽视的重要因素。新材料产业群的兴起和生物工程与新医药产业群的迅速发展对医院是一种冲击，对医院信息化提出了更高的要求。因此，在这种情况下，医院在决策时应将信息化纳入决策中，以改善医疗技术、优化就医流程和提高医学的信息化水平。

四、构建学习型医院的意义

（一）协同学习

在创建学习型组织的起步阶段，首要任务是学习，医院通过协同学习可以营造出学习氛围，进一步成为医院的发展导向。协同是指通过调节多个资源或个人，令他们集中起来共同完成某一项任务的过程。协同学习的最终目的是集思广益共同强化发展。

医院在组织学习时，可通过领导示范作用来让医院管理的设计者、组织者成为医院学习型组织的倡导者和传播者。医院领导班子自觉加强各方面知识和能力的学习，并时刻关注医院管理的最新动态，不断丰富自身医学知识，把医学技术和先进的医院管理理念通过各种途径传达给下级员工。其次在倡导和加强对外交流中来组织学习，欢迎各级医院的管理者和优秀员工来医院进行交流和学习，在交流和合作中再进一步推进医院的协同学习能力。

医院组织员工进行协同学习，这种学习不是无序的，也不是单一性的学习，而是医院内部、外部各级医疗服务系统整体的学习。让医院多部门、多人员协同学习及团队学习医院价值流程、学习精益流程，推动医院员工与员工之间、部门与部门之间的交流和合作。同时，医院通过在管理过程中可组织员工共同学习管理流程、专业技术、服务理念等，从而提高医院员工的业务水平，使医院的管理日益精益化。

（二）培育共同愿景

愿景不同于一般的目标，它是最终目标的具象化和图像化，它解答的是“最终想要什么”的问题。对于医院而言，更需要的是设定一个共同愿景，即医院中所有人员所共同持有的对医院未来的景象。培育医护人员的共同愿景，简而言之就是对医院理想未来的设想，通过培育共同愿景可以将医院组织中个人分散的力量集中起来，从而成为一种深受感召的内在推动力量。领导或员工可以通过积极的探讨提出对医院未来发展的规划，这样讨论出的具体规划能够得到医院全体人员的集体认同，在医院的发展过程中提高员工的积极性，有利于形成员工自己的看法，维持医院的长久发展。

如果医院在经营和管理上没有共同的愿景，医院员工将不会与医院一同努力，员工的学习和愿景的发展方向不相关，甚至有可能产生背离。没有提出协调一致的共同愿景，员工就很难有动力和主动性来为提高医院整体效益而行动。如果缺少共同愿景，员工只能进行适应性的学习而不能进行创造性的学习，只有建立了医院的共同愿景，才能把医院中的全体员工凝聚起来。

医院假若将建设精益医院或学习型医院作为医院的一个战略目标，这个改革目标就需要中层干部，特别是各临床和医技科室主任与一线医护人员的理解和配合。但是许多医院面临的问题是平级之间或上下级之间缺乏有效的沟通与反馈，如在院周会上只是简单地下达领导的决定而没有形成一个各级干部之间的良性互动，这样院领导和各科室主任之间都很难互相了解到实际情况和有效信息。可见，培育共同愿景不仅可以提高医院精益管理，也能从一定程度上推动沟通和反馈机制的成熟发展，从而进一步加强员工的凝聚力。

（三）不断创新

彼得·圣吉认为，医院对于自我超越和持续修炼的凝练，始终追求高质量、高标准、高水平的工作是实现管理创新化、现代化的重要途径。此外，医院在管理中还需要创造性地开展工作，不局限于往常的惯性运作和习惯做法，不以已取得的成果而骄傲自满，而是要主动寻找新的管理方法，开展新一轮的探索创新。

通过学习型组织的创建，医院可从超越往期管理模式的角度将多元化管理实施精益化。医院在创新上不仅包括管理方法的创新、制度上的创新，也包括医疗技术的创新和医院设备的创新，如推行人性化的服务机制、干部公推竞岗制度等。通过创新的手段可以使医院提高管理水平、提高工作效率、提高医院监管机制的运行效率，创新医院监管方式、方法，在条件允许情况下将众多监管部门职能进行整合，同时精简闲散人员，减少办事环节，降低监管机制的运作成本，加强各种资源的共享。医院在管理方面可更新人力资源结构，面向市场引进优秀的管理或医学技术人才，为医院管理系统和诊疗过程补充新鲜血液，充实医院管理人才和技术人才的储备，设计合理有效的员工激励机制和绩效考核机制，在员工之间形成良性竞争，完善支撑晋升和人员淘汰机制，促进人才流动。

五、如何构造学习型医院

医学知识和技术的更新使得医学专业方面对医务人员的职业要求不断提高，为了让每个医务人员切实认识到专业知识的重要性，医院可以通过建立学习型医院宣传精进专业知识的重要性，不断加强和优化，有利于医院进行可持续发展；员工进行科学性学习、做学习型员工，并且建设学习型科室；把医院变成学习的场所，做到理论知识学习变成动手实践能力，使每一个员工秉持做到生命不息，学习不止的理念，系统深入地学习和创新。为了提高医院的医疗水平，加强医院在竞争中的综合能力，医院要不断地对专业技术进行大幅度创新，提升员工技能。如果想要建立学习型医院，就需要关注其文化建设、好好学习和提高创新能力。

学习型医院是将医院作为学习的场所，以科室或班组为一组，组织每一位员工不间断地学习。团队精神是一个集体能够很好发展的前提。实验研究证明集体的智慧是个人智慧的总和，团队的行动能力是个人行动能力的总和。当整个团队都在认真学习时，团队成员之间积极交流学习经验，可以使每一个成员甚至整个团队得到极好的学习结果。所以，医院以科室和班组为学习单位，使团队的全体成员一起有计划地认真学习，这样才会取得良好结果。

（一）自我超越

在学习型医院中，不断学习并完成自我超越是一个重要环节，这与医院人才培养和医院技术创新、管理创新、组织创新等息息相关。学习型医院中明确学习目标，沉着冷静、持之以恒地学习，客观地认识现实，这是其主要精髓。在一定程度上自我超越等于终身学习。医务人员通过不断地自我超越，去实现他们作为医护者最为本质的追求，进而督促其进行自我管理，在技术和事业上专心致志的创造和创新。医院影响着医院成员的学习与能力，医院成员个人也影响着医院；如成员的成长可以促进医院发展良好，所以医院也要形成一个有利于个人发展的环境。

（二）改进心智模式

心智模式影响着人们如何了解世界及分析处理问题的立场与方法，即影响着世界观和方法论，它存在于组织成员个人的头脑之中。改变陈旧过时的心智模式一个最好的办法是思维创新、技术创新。改变原来的心智模式，推行共同心智模式，注重交流，形成创新思维，经常反思和反省。

（三）建立共同愿景

彼得·圣吉提到过“一个缺少全体成员共有的目标、价值观与信念的组织，必定难成大器。”医院的共同愿景是医院中每位成员在心中共同的希望。将医院中管理者通过实地勘测与情况分析，建立对医院未来如何发展的憧憬，并转变为各个成员的内心希望，这就是共同愿景。通过建立共同愿景，实现医务人员团结互助，推进医院建设更进一步。

（四）团队学习

团队学习即队员聚集在一起并完成学习计划。团队学习是为了把团队构建成一个成员之间有默契、有融洽关系的活力团队。在这里，每位成员都甘于奉献、把团队看得比自己还重要，这样才能使团队凝聚向心力。想要成功建立学习型医院就必须搞好团队学习。在医院管理中，团队是员工的学习单位。深度会谈与讨论有利于个人和团队的学习，增加团队成员之间的交流与合作，促进团队的和谐发展。

（五）系统思考

运用系统的辨证与发展的观点，研究系统自身各个要素之间和其与环境之间的关系，重点关注是什么原因造成了系统内部的问题。系统思考是一种思维、思考方式，是非线性的，是用来分析系统反馈的信息，甚至能够影响整体动态。学习型医院的建立需要系统的思考方法。系统思考可以培养医务人员新的思维方式，即全面系统地看问题。系统思考有利于管理者制作医院的发展计划、解决医院难题。

六、学习型医院与医院精益管理之间的关系

医院的文化建设是医院提升管理水平的必要条件和精益管理得以实现的原因。医院管理之间的竞争是思维方式、思想观念和行为方式的较量，也是医院文化深层次的较量。建立学习型医院、构建以精益思想为核心的新内涵的医院文化，通过改变思维方式、思想观念和行为方式，充分发挥医院文化的导向与约束作用、凝聚作用、激励作用，从而提升医院的执行力，增强竞争力，为医院长久发展奠定基础。在此过程中，学习型医院的构建与实施医院精益管理具有相通之处。

（一）引导全员正确认知

在《第五项修炼：学习型组织的艺术与实务》这本书中，彼得·圣吉说过“系统

思维和创造性思维根源于知识及知识的灵活运用和潜能与智慧的开发”。精益管理是一项涉及多方面的系统工程，要准确把握这种管理模式，应通过不同的方式进行学习，提高员工对它的理解，从而更好地运用到工作中去。

（二）树立医院核心价值观

全球医院随社会的发展而不断发展，树立精益管理的医院核心价值观也变得越来越重要。要实现精益管理，应结合国际和国内的具体环境来制订发展对策，并从思想上认识其重要性，不断提升改进来促进可持续发展，提高医院整体竞争力。

（三）强化理念认同，发挥凝聚效用

精益思想在医院文化中具有提高员工认同感的作用，这有利于提高员工工作积极性，提高各部门分工协作水平，促进管理目标的实现。

（四）实现制度创新，增强约束保障

要做到精益管理，不仅要提高医院的创新能力，还要深入贯彻精益管理的核心思想和价值观，不仅要遵循相应的规则{例如 PDCA 循环[注：Plan（计划）、Do（执行）、Check（检查）和 Act（处理）四阶段循环，即 PDCA 循环]}，还要将其精髓运用到日常管理工作中。

（五）目标激励形成执行合力

目标的制订与全体员工的主动性对于实现精益管理同等重要，确定科学的目标需要根据医院实际情况进行制订，并贯彻落实到每一部门，充分利用自身优越性，通过及时有效的目标激励，提高员工工作主动性和创造性，促进医院的持续发展。

第三节 医院文化的诊断与评估

一、企业文化诊断与评估系统的概述

（一）企业文化诊断与评估系统的来历

如何定义企业文化诊断评估，不同学者各执己见，至今仍没有一个准确的概念。以下是具有代表性的国内外学者的概念界定。

第一位是测量学家史蒂文斯（Stevens）解释的测量企业文化，他觉得测量文化是要将企业文化的特点进行量化，这是企业文化诊断与评估系统的工具和基础，是企业文化的量化研究不可缺少的程序。1992 年，赫布·斯托克斯和罗杰·哈里森正式发表了《诊断企业文化——量表和训练手册》，针对性地提议企业要根据自身不同的状况进行不同的企业文化建设，并且认为企业文化诊断评估是一个先进的提议。随后金·喀麦隆（Kim S. Cameroom）和罗伯特·奎因（Robert E. Quinn）认为企业文化诊断评估

是一种测量工具，主要用于建设诊断评估的模型，判断企业的文化及其管理的能力，有利于理解企业文化，完善个人行为。该定义是在《诊断和改变企业文化：基于竞争价值理论模型》一书中提及的。

国内学者也对此有所研究，认为企业文化的评估和诊断共同组成了企业文化诊断评估。学者认为企业内部的经营管理人员和企业外部的企业文化专家针对企业文化现状所进行的科学调查研究工作是企业文化的诊断，而对于企业文化的状况或者是未来发展情况的检验、评估和预测则是企业文化的评估。

企业文化是动态的，所以在管理过程中，企业要先对当前的自我文化进行详细的评判，然后进行细致的测量、评价、再测量、再评价，使企业明白自身在现实中与期望中的差距，站在较高的层次上去衡量本企业与整个行业的差距，进而确定适合自身的长期发展战略。

（二）企业文化诊断与评估系统的含义

企业文化诊断与评估系统（corporate-culture measurement and assessment system）又称为企业文化评估矩阵，英文缩写为 CMAS，通过多种角度或测量方法来对企业文化进行测量和评估。

对文献的整理和总结中可以看出，国内外学者对于企业文化诊断评估的定义认定较为一致。他们均认为企业文化诊断评估是在已知要被测评的企业的相关文化之后，对企业文化现状的定性和定量测量和分析，从而可以从本质上了解企业的可持续发展，促进企业的健康发展。

在这一定义范围内，20 世纪 80 年代左右，国内外学者对企业文化的诊断评估研究方面达成了一致，并分成了两个流派。其一是研究成果较多的定量测量领域，它是以罗伯特·奎因（Robert. E. Quinn）为代表学者，主张通过问卷和量表进行的测量；其二是以麻省理工学院沙因（Gar H. Schein）学者为代表，考虑到组织文化的多层次性和文化要素，提出以面谈的方法进行定性测量。

（三）企业文化诊断与评估框架

企业文化评估框架包含 12 个维度和 33 个要素。这 12 个维度分别是员工工作动机、员工激励、员工忠诚度、文化建设、理念与价值、管理方式、内部沟通、工作环境、组织制度、领导和决策、培训与员工发展及员工满意度，主要涵盖了企业文化的制度层、行为层和理念层三个层次的内容。该 12 维度可以与企业管理的要素和主要职能有很好的对接，较为准确地反映出企业的综合竞争力。

二、医院文化诊断与评估

（一）我国医院文化建设面临的新挑战

在计划经济体制下，有些人养成了“等、靠、要”的习惯和工作作风，当时的医务工作者缺少服务意识，是“求医问药”的真实体现。在 20 世纪末提出的以市场经济为导向的医疗卫生格局，那时的一些医务工作者形成了“向钱看”的不良风气，变相地重复检查、开回扣药，拿提成。现如今，十八大报告为卫生事业的发展指明了方向，在报告中特别提到要坚持为人民健康服务的方向，提高人民健康水平，为群众提供安全有效方便价廉的公共卫生和基本医疗服务；并要求深化补偿机制改革，破除“以药养医”机制，以推进医药分开、管办分开。国家的卫生战略决定了医院文化建设的方向。

因此，医院为了自身的建设和发展，为了提高市场竞争力，必然要加强和重视医院企业文化建设，这就为医院的文化建设带来了新的挑战，具体表现在：

（1）医院管理者必须重视医院文化建设。一些医院管理者对医院文化建设的重要性认识不足，不愿意花大力气在医院文化建设上，而是片面追求经济效益。

（2）医院文化建设的认识度。当前社会环境促使医院管理者认识到，医院文化建设并非单纯的文体活动，而是一种更高层次的管理。

（3）体现以人为本的理念。在医院企业文化建设中，尤其要体现“以人为本”的理念，为患者创造舒适的就医环境，塑造良好的医院形象，提高竞争力。

（4）促进医院深化改革。医院改革与发展需要医院企业文化作为智力支持。因为医院企业文化能增强员工的改革意识，团结协作为医院发展献计献策。

（二）我国医院文化建设存在的突出问题

市场经济的竞争原则和效益原则，对医院的建设和管理，同样产生着严重的冲击。我国医院企业文化建设存在的突出问题具体表现在：

（1）医院对文化建设认识度存在误区。包括一些医院管理者对医院文化建设的重要性、必要性、紧迫性认识不够；甚至包括一些科室负责人认为医院文化是党群系统的事，缺乏对医院文化建设的总体认识，医院没有统一的医院文化建设的领导机制，医院对文化建设只注重形式，以为开展几次文体活动就是医院文化。

（2）医院缺乏为人民服务的意识。一些医院片面追求经济效益，只单纯考虑经济收益，未顾及社会效益，无心在服务态度、医疗质量和医疗水平上花工夫，使得一些医院在社会和群众中的形象受损。一些医务工作者中存在不良思想倾向：拜金主义、享乐主义和极端个人主义思潮抬头，人生观、价值观扭曲，于是出现了医生没有职业道德，开大处方，拿回扣，见死不救的现象。

（3）医院内部缺乏团结融洽的工作氛围。一些医院没有将自己的发展目标与职工个人的目标统一起来，导致医院缺乏凝聚力。职工只关心自己的奖金、利益，不关心医院的发展；对医院抱怨的多，真正主动参与医院决策的少；对领导缺乏信任，没有集体荣誉感。医院陷入一种相对僵化的管理状态，职工工作效率不高，缺乏公平竞争、团结融洽的环境。

（三）创建学习型组织为何能促进医院文化塑造

学习型医院和医院文化的建设是并驾齐驱的。一所成功的医院必然具有良好的学习风气和环境，通过建立学习型的医院文化，以培养员工的创造性思维。医院文化是一个医院所特有的，与企业文化一样，其结构大致可分为 3 个层次，即精神层、制度层和物质层。学习本身就是一种文化，学习型组织的特有性质决定了学习型医院必须营造一种浓厚的、开放的、自觉的学习氛围，在这种氛围中每个人都有求知欲望和探索精神，通过学习和创造能够打造一种善于思考的医院文化和充满活力的新型组织，从而使医院获得持续发展的动力。

（1）创建学习型医院为医院文化塑造奠定物质基础。医院文化塑造是一项全院动员，共同参与的活动，医院每位职工的一举一动都在不知不觉得地代表医院的形象、体现医院的文化。作为医院的一员，塑造医院文化是一项不可推卸的责任。由于医院岗位多、层面复杂，每个员工的学习热情和领悟能力都不一样，为了让每个员工能投身到学习氛围中，提高自身素质，必须对学习进行物质奖励以及提供物质基础，如报销学费、购买书本、召开各类成果分享会等，让员工有更多的时间投入到学习中。

（2）创建学习型医院为医院文化塑造奠定精神基础。学无止境，学习的枯燥让很多人忘而却步，医院从上自下营造一种学习的文化氛围，并不是一件简单的事，需要通过各种形式的学习、各种渠道的学习、各种层面的学习，改变以往单一学习模式，营造一种互动学习氛围，通过领导、同行及病患的认可与赞扬，激发学习热情，增强员工对求知满足感，进一步推动医院文化的塑造。

（3）创建学习型医院为医院文化奠定制度基础。学习的根本在于创新，创新可以体现在知识、技术、服务、制度等方面；学习的目的在于发展，医院文化体现了医院的发展方向。随着社会的不断进步，科技的不断创新，学习已成为一个医院发展的主要手段，创新已成为改革的必经之路。医院的各方面都在创新，而制度的创新犹为重要，它必须适应发展需求，只有建立与进步不脱节，与发展不违背的各项制度，医院才有可能稳步地发展，医院文化才能顺利传延。

（4）创建学习型医院为医院文化奠定行为基础。医院文化是要引导员工行为顺着医院发展的方向转变。学习型医院的建立，可以组织医院员工有目的、有方向地按需学习，可以利用各种场合和各种机会学习，向员工有的放矢地进行教育培训，让员工的思想、思路朝着医院发展的方向延伸，使员工能团结一心为医院的发展出谋划策，使员工的行为能更好地展现医院文化，使医院的发展事半功倍。

（四）精益管理为何能促进医院文化塑造

医院在长期经营的过程中，医院的医疗服务质量及医护人员的专业水平，让人们所留下的对医院的整体认知是该医院所形成的医院文化。精益管理是在传统管理的基础上对企业或公司的产品质量、服务质量以及生产速度等进行更加精细的分化来实现最大化价值。在医院的文化管理过程中，为了实现全面发展，使该医院在所有的竞争者中脱颖而出，管理者总是要使内部的所有力量都集中在同一个目标上。

医院在长期发展过程中，不单要注重医院文化建设，更要将精益管理的思想融入医院文化建设。医院文化的长期发展需要在传统医院文化的基础上不断注入新的血液来适应飞速发展的社会。而医院文化与精益管理的交相融合就需要每一个工作人员时刻谨记精益思想的理念，把它贯穿在医院文化建设的方方面面。

1. 精益管理体现了“追求卓越”的医院文化　医院实行精益管理的过程，实际上就是追求更高医院文化的过程。在满足医药市场需求的情况下，医院应尽可能地将每一项花费支出进行更细致的区分，以此来达到减少浪费、提高产品质量、降低医疗成本的目标。

2. 精益管理体现了“以人为本”的医院文化　①以患者为中心：医院的存在就是为患者服务，在医院的运行过程中，要始终把患者的需求放在第一位，把患者作为生产过程中的切实参与者；②以员工为根本：医院正常运转的背后离不开每一位员工的辛勤付出。医院要实行人道主义关怀，把每一个员工都作为医院的参与者，为医院的发展出谋划策，最大限度地发挥员工的价值，提升医院的创造能力和创新能力。

3. 精益管理体现了发扬医院团队精神的文化　拉动式生产是由各个环节独立完成的，但是在医院的生产操作过程中，单一的能力较强并不能保证更高的生产质量，这种模式并不适用于医院的生产。医院的生产操作过程中需要上下级之间进行有效的沟通，互相合作，互帮互助。而精益管理不仅强调了一专多能更加强调合作精神，更加契合医院生产中所需要的团结合作。

4. 精益管理体现了质量持续改进的医院文化　在激烈的市场竞争中，医院要想持续发展就要不断完善精益管理的方法。患者是医院存在的根本，而在现代社会，患者越来越重视医院的医疗质量，所以医院可持续发展的根本就是要不断提高医疗质量。如何提高医疗质量是医院发展中的重中之重，精益管理的实施可以很好地解决这一问题。首先是要每一位工作人员意识到医疗质量的重要性，在医疗服务中严格要求自己；其次是在医院的每一个生产环节都要对质量进行严格地监督。在这种模式下，医院才能更好地实现可持续发展。

（五）医院文化诊断与评估系统构建原则

1. 制定精益医院文化建设愿景目标　共同愿景是指组织中所有成员共同的、发自内心的意愿，这种意愿不是一种抽象的东西，而是具体的能够激发所有成员为组织这一愿景而奉献的任务、事业或使命，它能够创造巨大的凝聚力。医院文化建设是一个长期的过程，要获得成功，必须有一个科学合理的医院文化建设愿景，是指那种应用于整个组织，为组织设定总目标，并根据环境对组织进行定位的计划。

2. 以“医患”为中心的精益医院形象建设为突破口　医院形象是医院文化的外在表现形式，是给社会公众的第一印象，而且这种印象是持久的，社会公众对医院的认识首先是通过医院的外在形象。在医院文化建设中，以医院的形象建设为突破口，来塑造医院文化，具有易操作性、易接受性、循序渐进的优点。医院文化是一种复合文化，它存在于两个层面上，在表层的是可以看见的表象和可以观察到的行为，如具有外在标志性特征的形象设计、建筑布局、精神面貌、服饰语言、标牌文字、花草树木、诊疗环境、设备条件、服务流程等，在里层的是组织深层次的价值观和信念等。医院文化的塑造不是一朝一夕的事，其深层次的文化要被组织成员接受和认同需要一个较漫长的过程。

医院员工形象是一个总体的概念，其内容极其丰富。医院员工少则几十人，多则上千人，这些员工言谈举止都会形成一定的形象，而社会公众从不同角度观察医院员工，从而形成各自的认识，综合起来便上升为医院员工的整体形象。也就是说，医院员工总体形象可以分解为一系列形象要素，具体包括员工的服务态度、职业道德、精神风貌、装束仪表等。在医院员工形象塑造的过程中，这四大要素作为一个整体，不可分割、缺一不可，任何一个医院厚此薄彼的做法，都会削弱自身形象，并给已形成的良好形象带来损害。

在现代社会和未来的知识经济时代，患者就是至高无上的地位，没有一所医院胆敢蔑视患者。蔑视患者，就是自毁长城，因此，现代所有成功医院都将患者的需求作为医院一切活动的中心和出发点，以赢得患者为己任。至于如何赢得患者，各个医院大都在提高医疗质量，提供优质完善服务，塑造良好形象上苦下功夫。而这几种途径都离不开人的因素，所以良好医院员工形象是为医院赢得患者的关键所在。

3. 通过群策群力员工参与建立精益医院的文化新理念　在精益管理理念的指导下，培养医务人员对医院的感情。加强员工责任心，充分发挥其主观能动性，使其进行系统性深层的思考，领悟新的认知、新的行为法则、新的价值观，通过实际的演练以及对原理的掌握，最终使我们能够从事物发展的整体观上了解事物的发展，并形成新的理念和文化。如今面对全国医改的发展趋势，医院着重职工的教育和引导，注重分析能力的提高。当“看病难、看病贵”引起广泛关注时，当医患关系成为医院发展的阻碍时，医院必须适时组织形势分析报告会，培训会等，组织院内学习、科室小组学习等方式引导全院干部职工面对新形势进行系统思考，建立每个人的一体感，深层挖掘事情背后的结构原因，努力避免思想上的盲从、认识上的混乱和行动上的飘浮，保证医院发展的稳定和持续，从而进一步建立起医院发展的新理念，加快医院文化的建设。

4. 加强医院管理者心智模式建设　医院文化建设意味着要确立符合医院发展的价值观念和行为方式并要获得医院员工的认同，这必然会同一些员工习惯的价值理念和行为方式产生冲突，这就是需要管理层通过综合运用管理和沟通等手段，以身作则，从而逐渐转变有悖于医院发展的价值理念和行为方式。更重要的是，医院文化建设战略的制定与实施，医院文化建设内容的确定，在一定程度上都离不开领导者的主导，医院领导者的文化思维也会在医院文化的内涵上打上一定的烙印，这些都需要医院管理者队伍具有战略、前瞻性的眼光，具有开拓创新的勇气，具备影响他人的魅力等。

医院精益管理是用人性、人文的思维及行为，感化及管理员工，注重尊重人、关心人、依靠人、理解人、凝聚人、培养人、激发人的热情、满足人的需求等人性管理模式来实现以人为本，唤起医院职工的主体意识和自我意识，让职工从内心上真正接受医院的价值理念和精神，并在这种理念和精神的引导下对自己的人生、思想、心理和行为表现进行自我规约和管理。医院管理者让医院职工不仅知道如何做、怎么做，更明确为什么这样做，以便不断调整思维模式和学习方式，在学习和实践中不断反思自己内心的理念和思维，形成对问题的本质分析，并最终加以解决，实现“创新性学习”。

（六）医院文化诊断与评估系统框架

笔者以企业文化评估框架为蓝本，加入医院精益管理理论、学习型医院建设理念，并参考国内诸多学者医院文化研究成果构建了医院文化诊断与评估系统框架，包含 5 个维度、32 个要素。见表 3-1。

表 3-1 医院文化诊断与评估系统框架

医院价值观与理念	• 质量 • 员工态度 • 市场和患者 • 医院形象 • 创新机制 • 物质导向 • 成就导向 • 医院综合状况
医院文化环境	• 用人体制 • 团队建设 • 人员任务导向 • 结果过程导向 • 工作氛围 • 同事关系
医院组织结构	• 部门职责 • 制度完备状况 • 制度执行 • 沟通现状 • 沟通障碍
医院管理团队心智模式	• 授权 • 领导行为 • 决策民主化 • 愿景设定和贯彻 • 员工行为表现 • 效忠、诚信
医院人力资源激励机制	• 培养和晋升 • 学习和培训 • 收入福利 • 工作条件 • 个人发展 • 激励形式 • 绩效考核、反馈

三、医院文化诊断与评估系统的应用

在医院管理的过程中，通过医院文化诊断与评估系统，首先，要了解医院当前的基本情况，并对其做出预判；其次，为便于与其他医院文化进行比较，结合自身进行目标改革；再次，明确医院短期与长期目标，同时领导者应加强个人对医院文化的认识并发挥作用；最后，医院文化与评估系统可以为个人和医院双方都提供可供使用的医院文化诊断评估报告，从而形成共同认可的医院文化建设思路，建设科学、合理的医院文化体系。

医院的经营战略诊断与评估，首先医院在经营上可从市场经营的角度着手，以诚信经营为核心，以为民服务为目标，打造优势长项。无论是公立医院还是民营医院，经营都是其最主要的管理内容，医院的经营状况好坏直接决定了其经济效益和社会效益。所以医院可以从医院管理各级部门管理者的角度做出有关医院经营运作的方向和决策。此外，医院可以通过是否诚信、高效经营的方式来对本医院的经营战略进行诊断。因为医院只有通过良好的经营理念和高效便捷的服务和运作，才能获取广大民众的信任和尊重；同时也是医院缓解医患关系、塑造良好口碑、赢得患者信任、取得可持续发展的根本发展之道。

医院还可从组织结构和制度体系两方面对医院管理进行诊断，以此来考察医院在组织机构上的设置是否合理，各部门的人员和权责分配是否能达到人尽其用的最大化；医院的分级问诊制度、科室会诊制度、人员考核制度、薪酬津贴制度、紧急情况抢救制度等制度体系是否完善，并且评估如果有工作人员不能十分有效地执行和实施医院管理中的各项制度，那么会不会带来非增值活动，从而造成医院浪费的后果。医院可以通过这一系列诊断来判断是否有必要精简医院组织结构、修改完善医院的规章制度，是否需要对医院员工进行组织培训或制度运作的深化学习。

医院通过流程诊断来判断员工之间是否有良好的沟通，上下级、科室之间是否在患者诊疗流程中做到有效沟通，从而提高患者的就医体验水平，达到高效的治疗水平。医院的管理者可通过业务流程诊断的方式来观察医院的管理流程是否科学合理，从而对医院管理进行评估。医院从本院的人文环境和文化角度入手来考察医护工作人员是否能在医院工作中获得幸福感和满足感，是否认同医院的核心文化。这主要可以从医院医护人员的工作动机、对医院的忠诚度、工作满意度、员工发展机会等角度来考察，从而创造出更加健康、科学、高效、凝聚的工作环境。

【本章小结】

医院文化是医院发展的领航者和护卫舰，对医院发展具有深刻而广泛的影响。从微观来看，医院文化的内涵影响医院短期发展目标的实现过程；从宏观来看，整个国家和民族的文化底蕴都会对医院管理的实践活动产生深刻影响。本章介绍文化管理的内涵是随着实践不断完善和发展的：坚持以人为本、“外圆内方”式管理、重视情感管理、工作价值观、文化竞争力、硬管理和软管理是对立统一的。医院文化管理与医院精益管理之间的联系：精益管理体现了“追求卓越”的医院文化、精益管理体现了“以人为本”的医院文化、精益管理体现了发扬医院团队精神的文化、精益管理体现了质量持续改进的医院文化。精益文化内涵：以客户为导向的文化 、以人为本的文化、团结协作的文化，体现了生产者的社会责任担当，精益求精，追求卓越。医院精益文化的内涵：医院精益文化是一种理念文化、医院精益文化是一种高效文化、医院精益文化是一种促进文化；医院精益文化的驱动作用：强化客户导向、运用群策群力、团队形式通力合作、引入新理念。介绍了学习型组织的含义、学习型组织的核心五要素、学习型组织的特点、学习型组织的起源与构建、学习型组织的模型构建、学习型组织的精益团队构建六步骤。学习型医院的含义是建设出围绕医院整体学习气氛，不断提升核心竞争力，持续发展，同时也符合人性、科学化和有机化的医院。构建学习型医院的意义、学习型医院与医院精益管理之间的关系。构建医院文化诊断与评估框架主要包括 5 个维度、32 个要素。

第四章　医院精益管理的流程改善

在做好前期基础准备工作后，医院精益管理开始进入具体实施阶段。精益管理的具体实施主要以项目形式围绕现实问题而展开，解决组织运行和管理过程中存在的各种现实问题，是开展精益管理项目的出发点和落脚点。医院精益管理的实施流程也就是围绕这些现实问题而开展的一系列现场调查、分析诊断及动态改进活动，通过运用精益管理的工具方法，循环不断地发现问题、分析问题和解决问题，促进医院工作质量和效率的持续提升。

第一节　标准化的操作

一、标准化操作定义及必要性

（一）标准化操作的定义

标准化操作是能够以最少的资源、最高的质量安全完成某项活动、产出正确结果的现有最佳方式。

所谓“现有的”是指标准化操作只能作为某段时期中的最佳方法。标准与标准化操作程序和试行条例一样，不是永久的或一成不变的。当有了更好的想法和改进方法时，标准化操作就可以（并且必须）得到改进。

所谓“正确结果和最高的质量”，是指借助高标准来保持和提高生产力，维持生产质量和安全的一种工具。医院在确保标准化的同时，更要保证其标准化操作是对医院、患者、医护人员和医师都是有利无害的。医院只有优先注重改善其标准化行为，才能获得更大的生产力，取得最大的利益，产生更多效益。（标准化操作是如何让员工受益，如何体现出精益对员工及患者的尊重）。影响到患者安全的标准化方法是一个很好的切入点，医院早就在以下几个方面为实现标准化做出了努力，如手部的清洗及卫生、心脏病手术的准备工作、患者化验样本的标签贴法、药物施用过程、门诊部及初级治疗的预定、病房的清理和消毒等。

“安全地完成”：这一点进一步强调，要把重心放在标准化操作带来的成果和收益上。标准化操作不是一种求速度不求质量的方法，不提倡仅注重速度和效率而忽视安全。在标准化操作中，无论是为了患者还是员工，安全条例都应该被无条件地执行。

“最佳方式”：在《丰田人才精益模式》一书中，将一些对安全性、质量或结果造成重大影响的工作称为“至关重要的”工作——即工作活动中需要达到高度一致的20%的部分。因为这部分工作的重要性，必须在标准化操作文档中详尽讲解这些工作的操作方法，并添加案例和图片。除此之外，还要号召员工积极进行培训和进修。另外，对于工作中存在的一部分对产品的质量、安全或结果不会造成重大影响的小事件，比如技术员在培养基上画线时用哪一只手，这类事件并不会造成严重的后果，所以不需要对这些标准化操作在文档中进行严格要求。如果标准化操作的工作对患者产生影响，那么标准化操作方法就应该是强制的，不能任由员工和管理者自由选择。但如果把所有任务都实现过度标准化同样会导致资源的浪费。所以其他的工作任务和方法或许并不这么要求。

所谓“最少的资源”是指在追求标准化工作的过程中，除了对质量和安全的追求，也要尽量节约资源，实现资源的合理配置。这里的资源包括很多方面：物品、器材、工作者及其时间、工作空间还有其他所有要花费资金的事项。进一步讲，我们也要尽量避免直接浪费医院的任何资源，比如病人的时间。以资源消耗最小化为目标是提高生产效率的一般方式。

（二）医院开展标准化操作的必要性

以持续改进工作与一定的质量为基础被称为标准化操作。如果作业流程并未实行标准化，每次作业都有所不同，也就没有“评估的基准”，即没有对比的参照点。许多企业在“改善”了一段时间之后，发现作业方式又回到了原来的“老路子”，改善不具备可持续性。只有当标准化操作平稳时，才能够进行创造性的持续改进。比如学习高尔夫，首先应该学习挥杆动作，而不是磨炼球技。

标准化操作是一种创造最稳定绩效的方式，是保证流程稳定的基础。但有些医院，包括部分已采用了标准化操作并颁布相应试行条例的医院，还存在着员工以不同方法做相同工作的现象，而这就更容易导致患者受到伤害，如在手术室工作的员工经常发现医院没有标准化的术前准备方法，导致发生完全可以避免的高感染率。这一现象的存在，错不在员工个人，而在于现有的工作环境及医院文化，医院及其管理者应该对其进行审视，不能任由员工使用不同的工作方法。

在医院这个特定的环境中，工作指令与政策的传递通常是非正式的，所以需要一种规范化的方法来管理和改善我们的工作方法及沟通方式。采取基于精益实践的标准化操作体系，我们就能更好地支持和实施患者的医疗、护理及相关工作。

二、标准化操作的制定

（一）标准化不是同一化

无论是从字面意思还是内在含义上，标准和标准化这两者都有着一定的差异。从字面意思上看，标准就是无法更改的、死板的、绝对的方法。它的意思与“同一的”有些接近，给员工产生一种机械一样的感觉。工作中的判断力和决策力是很多员工最重视的能力，正因如此，在错综复杂的工作和人际关系中，寻找一个平衡点是很重要的。在这种情况下，标准化操作便可以解决很多问题，员工不再需要在各种烦琐的小事之间纠结，极大减轻了员工的负担，保留体力和精力去做出更有分量的决策。

（二）由一线工作人员编写

标准化操作既不是一种命令，也不是管理者或专家对员工发号施令的控制方法，而是由员工自己编写的，并得到质控部门认可，由员工认真执行的“标准化程序”。标准化操作区别于其他模式下的操作的关键点在于，执行操作步骤的工作人员是精益管理标准化操作文档的撰写者。因为基层员工对自己的工作最为熟悉，而且能够比其他人写出质量更加精确的文档。所以标准通常由一线员工进行制定，而不只是自上而下的规定。

（三）以相关数据为基础分配员工

在大部分的医院中，经验法则、资金因素或习惯和基础数据共同决定了医院的人员配置。实际的工作量才是人员配置的基础，患者的需求和医院规定的工作速度也是影响人员配置的方面，这是在理想的情况下得出的结论。在保证工作质量，确保员工安全的情况下，正常员工的工作速度就是标准化操作规定的速度。

以医院的化验室举例，如果化验室每天上午大约要抽取 360 名患者的血样，这期间只开放四小时。通过标准化规范的操作，测得一般情况下护士抽取患者血样到走至下一位患者面前至少花费 2min。可是在具体安排工作时，还要考虑每个人的不同工作效率以及其他各种突发状况并作出灵活的应变，因此在实际工作中通常安排 5 或 6 人完成工作。控制好工作节奏，利用数据分析进行员工配置，满足患者需求，是对患者和员工最大的尊重。

（四）规范日常工作

标准化操作不仅注重制订方案的细节，在平时制订日常规划和规划时间时，也经常被运用，比如实验团队制订的规划性活动（比如定时的检查、维护机械的运转）。每个部门都会反复确认活动进行的时间，以此来避免时间规划上的冲突，更好地安排时间，提高工作效率。在实验室工作的早班的技术人员，早上 7 点无论是否是医院高峰期，都必须在此时对机械进行维护。而在之后的工作中，团队很快就意识到机械的维护在一天的任何时期都可以进行。经过商讨，调整机械的检查时间，避免医院高峰期，这就大大提高了工作效率，使日常工作能够更加有效地进行。

（五）明确角色与职责

在确定了完成工作的具体步骤和每天任务的合理安排的同时，标准化操作的制订同样也给医院方提供了条件，使医院管理者开始思考，应该如何将各种工作合理地分配给每一名员工。医院中的医学技术人员通常都很稀少，这些人都受过高等教育，拥有高超的专业技术和文化素养，所以医院一定要合理地安排这些专业人才的工作，而不是给他们安排简单的工作任务，浪费人力资源。按照每个员工的长处合理安排工作，既是对员工专业技能的认可，也是对他们自身能力的尊重。

药房负责人必须确定助理药剂师可以协助药剂师完成哪些简单的工作任务；住院部负责人则要确认什么任务应让工作人员或者护士助理来解决，而不是分配给正式护士。但在某些不得已的情况下，我们也可以将一些低于其能力水平的工作适当地安排给员工，以便精进工作流程，提高工作进程，进行团队合作。例如药剂师在检查过药剂之后，必须马上将药剂放到试管架上，这样的工作普通员工也可以轻松完成，但没有必要让其他员工经手。药剂师通常在极短的时间内就能完成，同时在执行的过程中，也能避免技术员给患者配药缓慢、取药时间长而造成的潜在错误。

三、如何执行标准化操作

（一）为什么使用标准化操作

在标准化操作中实行精确的生产方法是非常必要的，比如工作时运用某种方法的原因、一些重要步骤的必要性，都需要详尽地向员工解释说明，这也是标准化操作的创新点。我们运用精益的方式的目的，不是要让员工绝对服从上级的安排，而要培养员工的自主思想，按照正确的方式完成每一项任务，突出每一位员工的独特性。在一份详细的工作指令文档中，在操作步骤和时间列表的右侧通常会有额外的两列内容，第一列是用来强调对质量和安全具有影响的重要步骤，另一列则说明了为什么要执行这些重要的步骤。将执行这些步骤的原因告诉员工之后，员工就会更容易接受标准化操作的方式。如果使用强制性的措施，命令员工必须实施企业规定的操作方法，员工极有可能在无监督时放弃这一系列标准的操作。如果让员工了解到那些关键步骤背后的原因，那么他们就会容易接纳并采用标准化操作方式。

（二）标准化操作的贯彻：衡量和观察

标准化操作的概念极其简单，但实施和维持起来却十分困难。管理者不能想当然地认为标准化程序或操作会自动得到执行。我们必须对其实施过程进行检测、稽查或视察以确保它们自始至终被贯彻执行并产生良好效果。

在他人提出问题并向上级报告之前，领导者必须亲身检查标准化操作的执行情况，审视和观测工作流程。为了使领导者能够更加方便地检查每项工作的进度和完成情况，我们可以制订一套检查清单或者评估标准，严格对员工进行评定，考察员工的实际工作量。

这样的行为在非精益的文化中好像是对员工不信任和感到困扰的表现。但在面对不能够实施处理并鼓励员工实施标准化操作时，是问题的重点。同时，领导者要进行保证标准化操作的目的是给患者带来更大的利益，而不仅仅是为了满足管理者对员工的支配。

除了检查一线员工是否按照标准化操作进行工作，对一级监督层同样要进行标准化操作的监督，定时检查每个人负责的任务。而作为领导者，也会定期检查每个人负责任务的完成情况，检验每项工作的完成质量。因此，审查存在于企业的每一级中，每一位领导者都应该制订一套行为工作标准，以便于对标准化操作进行审查工作。

（三）标准化操作的审核

在注重消除浪费以便更好地服务客户的环境中，对标准化操作进行审核是维持流程稳定性的良好途径，它是管理层与员工之间的一种合作。受流程中出现的问题的影响，操作员经常会出现偏离标准化操作的情况（采取一种权变措施，以应对问题）。管理层对标准化操作的审核有助于发现问题的根源，以确保快速解决问题，重新建立标准化操作。

（四）当标准化操作未被执行时：询问原因

“为什么没有执行标准化操作？”这是领导发现员工没有进行标准化操作时最先要问的问题。在没有确定员工是否做错时询问员工原因是对员工的尊重，员工可能有合理的原因才没有执行标准化的操作，如某项流程出了问题使员工不得不放弃标准化操作。而作为领导者，首先要做的是给予员工把问题说出来的机会，从而改进流程中的各种缺陷。如果员工正在用其他的方案，领导也要积极诱导并鼓励员工去认识并改正问题。另外，员工也可能正在运用新的方法，如果这种新方法可以给原有的标准化操作带来改进。作为一名合格的领导，一定要及时提倡改进方案，善于进行生产变革，而不是一味地否定监督员工。

员工也可能为了测量管理层对此的重视程度和测试流程管理力度故而不去执行标准化操作。这种情况下，监督者可在自身接受培训后第一时间指导员工，消除员工的不满情绪，安抚员工。但如果员工多次经过指导都没有改观，可以对员工采取惩罚措施。

第二节　平准化工作

一、平准化工作的定义

精益房屋模型的基座由标准化操作、平准化及改善三大核心原则构成。标准化操作指的是开发最佳工作途径的操作方法；平准化指平衡工作量或服务需求量；改善指持续改进。这三大核心原则彼此相互关联、共同作用，一起支撑着消除浪费、尊重员工及尊重患者的理念，是精益管理体系日臻完善必不可少的组成部分。在整个医院流程中，平准化是减少浪费、平稳工作流和患者流的必不可少的核心原则。

（一）工业上的平准化

多品种混合流水线生产包含了生产平准化这一概念。追求生产平稳化、均衡化是平准的要求。平准化不仅意味着数量的均衡，还要保证品种、工时和生产负荷上的均衡，均衡生产的高级阶段就是生产平准化。

在丰田模式中，平准化有两方面意义：一是数量均衡，二是种类均衡或组合进行均衡。在丰田公司内部的“丰田模式”文件中提到必须杜绝“3M”，这 3 个“M”（日语拼音）分别代表的是：Muda，指浪费；Muri，指员工或设备的负荷过重；Mura 的意思是不均衡。上述两种“M”的结果也可以被看作是 Mura，出现人员或机器设备的数目与实际工作量不匹配的问题，也就是工作量超负荷或太少的情况都会在一般的生产制度中体现。不规则的生产流程会出现一系列不均衡的问题，企业内部问题（如零部件遗失、停工或有不合格品等）导致产量波动时，也会导致不均衡问题的产生，造成设备、材料及人员与最高产量所需的水平和数量不符，并且在实际情况下，设备、材料及人员的预备量大多高于平均水平，进而导致资源浪费。

达成均衡化是杜绝不均衡的基础，而去除不均衡是杜绝浪费与负荷过重的基础。精益作业流程的实质均衡，就是丰田公司的均衡化概念，即使工作进程均衡化。流程与生产的均衡化，生产量和产出组合可以平均化都是均衡化的表现。因为顾客订单数量每一个时期都会产生很大的变化，所以均衡化并不是依据顾客订单的数量生产产品，而是通过把一段时间内的总订单量平均，让每天的产量与产出组合协调相等。

在不同种类生产条件下通过适当安排使得不同产品生产次序达到最优化即生产平准化。当企业进行多品种产品生产时，如何实行有节奏、按比例地生产，如何科学地编排投产顺序等都是企业要解决的问题。而生产平准化问题正是编排多品种混合连续流水线生产投产顺序的基本原理。

实现生产平准化可以使企业获得最大的经济利益。该方法包含很多优点：能够缩减小批量，增加批次，使企业生产满足市场所需的各项要求，减少大量的在制品，从而使流水线的生产能力得到更加充分的运用，促进组织流水线生产飞速地发展；一条流水线可以同时生产多种产品，批量化生产产品，提高生产效率，更好地均衡企业品种、产量、工时各个要素。在产品品种和特殊要求较多、同时要达到生产平准化的情况下，计算机发挥着较大作用。

（二）医院工作的平准化

在批量生产的制造业进行工作时程的平准化，比起在服务业要容易得多。在服务业中，服务提供者总是随时根据顾客的需求而调整服务，服务工作的前置期也因个案不同而变化很大。如医院在面向顾客提供各种健康服务的过程中，每一位顾客的服务需求都是个性化且不可预知的，多数服务产品不能够提前加工生产。然而，其实服务业的均衡化和制造业使用的方法类似，主要包括以下几种。

1. 使顾客需求和均衡的进程表相配合　这种做法其实很普遍，为了解决传统上医院人流量不均的问题，现在多数医院都开通了各种预约诊疗和检查的渠道，再加上导诊台和护士站的合理分诊，医院的顾客流量基本可以同医院预设的时间安排相匹配，这样便有助于把工作量平均化。

2. 制定提供不同种类服务所花费的标准时间　也许每个人对服务花费时间的标准不一，需求不同，但是医生总是有办法指定不同的服务标准时间，他们还把诊断和疗程区分开来，在大多数情况下，他们能够预估你的疗程大约需要多少时间。如很多医院规定特需门诊不能低于 30min。

3. 使员工与工作量相匹配，解决工作量的不均衡　很多延误，对患者或产品来说，是由不均衡的工作量引起的。如果工作量不能自行均衡，一个好的选择就是确保员工数随需求不断变化。如医院可以根据每周和每天门诊患者流量的变化规律，来实时地调整挂号窗口的开放数量，以保证各个时间段挂号窗口工作人员的工作量均衡。

4. 突发卫生事件的应急处置的能力 2019 年 12 月以来，湖北武汉出现了新型冠状病毒肺炎疫情。某医院依据每日发热门诊量和隔离留观病房床位数，医院派出第 1 梯队共 40 名护士，支援预检分诊、发热门诊和隔离留观病房。为保证护理质量，发热门诊和隔离留观病房均采用 6 班制，每班 4h，每 2～3 周轮换 1 次，后期疫情升级，感染患者例数持续增加，发热门诊和隔离留观病房对人力需求不断增大，便调整为每月轮换 1 次，所有轮换下的护士休息 2 周，居家隔离，并且每次只更换一定数量护理人员，以保证病房的正常运转。

因此，作为典型服务业的医院，其内部可以在明确急诊、专科、会诊、住院、手术、转诊、随访等各种不同服务的工作量标准的基础上，通过弹性调控和分配干预，使得每位医务人员的工作量保持均衡和稳定，从而保障所提供服务的安全有效和患者满意。

而从整个区域医疗服务体系的角度来看，当前我国着力推行的分级诊疗制度，也正是一种对于各级各类医院工作的平准化。在科学编制区域卫生规划的基础上，通过对“基层首诊、双向转诊、上下联动、急慢分治”机制的设计，实现不同级别、不同类型医院的科学分工与协作，从而保证各个医院工作量的大致均衡和稳定。

二、平准化工作方法：节拍时间

节拍管理通常分为市场节拍和生产节拍，节拍时间为满足客户需求连续完成相同的两个或两批产品所需要的时间间隔。表示为市场节拍。在精益里，节拍时间是指顾客实际需求的速度。就是可用时间（通常以秒计）除以顾客的需求量。比如，一个小时有 200 位病人需要采血，那么节拍时间就是 3600 秒÷200 人=18 秒/人，平均每 18 秒，就有一个病人需要采血。那么如果按照这个节拍时间，病人就不会等待。

实际节拍时间（ATT-Actual Talk Time）指生产线连续完成相同的两个或两批产品所消耗的实际时间间隔，表示为生产节拍。在实际操作的过程中，节拍时间只是一个指导值。因为，护士也需要中途喝口水、上个洗手间，吃饭、休息一下，这时候，用 3600 秒去除以 200 人貌似就不合理了。每个公司对实际节拍时间都有不同的计算方法，一般是在节拍时间的基础上打 9 折或是 85 折来计算。以刚刚的例子，3600 秒×90%÷200 人=16.2 秒/人，也就是说，为了保证病人不等待，我们需要护士按照这个节奏去采血。

节拍时间管理主要面向的是生产节拍管理，在通常情况下，我们是不能任意更改生产节拍的。假设一个熟练的护士给病人采血的平均时间需要 30 秒/人。那么以这个速度完全不休息，1 小时最多能给 120 位病人采血。而 1 小时内如果有 200 位病人需要采血，这时就需要增加一个人手，将周期时间控制在实际节拍时间以内，以保持一定的节奏完成规定的任务。由此可见：如果在工作标准化的情况下，平均每人操作的时间与实际节拍时间越接近，那么人员的效能越高，病人的等待越少。

例如：深圳某医院社康中心，每周二、四、六都要接待儿保免疫注射。在这三个时间里，周六来注射疫苗的孩子最多，所有时段里，上午时段来的孩子比下午时段更多。为了减少排队，医院通过微信预约的方式来分流，减少了等待，增加了顾客满意度。这是通过分流顾客的方式来平衡节拍时间。

三、平准化工作在医院的应用

均衡的工作量是丰田体系的重要基础，科学、有效、合理地安排生产流程，会大幅度减少设备和人力资源的所需数量。从而势必会导致资源配置与生产所需资源之间的不均衡，这就要求员工谨慎作出每一项抉择。精益要求我们准确地找出不均衡工作量的具体来源，这样我们可以致力于完成均衡的工作量，而不是将不均衡视为理所当然。即使尽可能地把员工数量和工作量看作医院工作的基础，员工数与工作量也并不总是成正比的。前者可能更多地依据传统的规则、基准或硬性的财务目标，而不是由工作量决定的。管理者应该使员工与工作量相匹配，解决工作量的不均衡。

2019 年 12 月新冠肺炎疫情在湖北省武汉市发生以来，广东省中医院分批派出 88 名队员进驻湖北武汉和荆州，队员们围绕工作中碰到的实际问题，应用标准化、平准化等精益医疗原则和精益管理方法开展了多项精益改善，如公共区域的生物安全柜只有一个，检测前处理常常出现排队的情况，为提高工作效率，减少频繁更换工作人员带来的时间损耗，在符合医院感染管理标准的前提下，制定生物安全柜使用班，每人按照排班操作 1 个小时，在这 1 个小时内，手工操作和判读结果操作等均由该人负责，由另一位实验人员负责帮忙传递标本、实验试剂等，提高处理效率，每批标本处理的时间平均缩短 30～40min。

新冠疫情期间部分综合医院无流行病学跟踪调研，无法准确快速应对。根据文献研究，多数综合医院发热门诊的设置未常规化，位置偏远，布局结构及流程不符合管控要求，配套设施陈旧，专岗工作人员不足均为其存在的主要问题；部分医院发热门诊处于停滞状态或挪作他用，无法发挥预检分诊的关口作用，不能完全满足传染病隔离要求，无法第一时间承担对疑似传染病危重病人的有效救治工作。另外，不少医院发热门诊无固定医务人员，无固定开诊时间；对发热患者传染病筛查和隔离诊治的医务人员缺乏标准化的培训；预检分诊设置混乱，对于发热的病人不能第一时间做到正确分诊及分区候诊，发热门诊和消化道门诊等共用通道和诊室的现象普遍存在；白天开诊 8h 后，很多医院不开发热门诊，发热病人都在急诊就诊，且急诊多数没有任何防控措施，发热诊室不明确，候诊流程混乱。

医院化验室测量数及抽血量在早晨出现高峰，通过分析工作量，调整工作人员工作日程，安排抽血人员更早到岗，提前 1h 开始工作，就会很大程度降低浪费、提高生产率。

急诊科工作人员总是抱怨工作无法预测，因为不知道患者将会在什么时候到达。根据研究数据表明，患者到院的排列规律在每周每天的每个小时都连贯而可预测。通过对研究数据的分析使得部门决策何时增加自身能力，方法是增加小组数量或者增加员工数量。原先的早 7 时到晚 7 时这样 12 个小时的员工分配并不能最大限度的满足需求，更多的急诊科采取了交错的时间安排方式，医师和员工在不同的时间开始一天的工作，这样才能满足不同的患者需求。

利用工时进行人力配置是当前护理管理的热点，在医院根据卫生标准体系分配护理人员的基础上，通过医院信息管理系统统计护理工时，由于实际护理工时的差异以及需要对各病区间的护士数量进行最大化地科学合理配置，可根据实际情况对各病区间的护理人员进行月基础调配和日动态调配，保证病区间的护士人均工时均衡。尽可能禁止各病区间护理人力过剩与护理人力不足同时存在的矛盾状况出现，将可用的人力资源充分发挥其作用，保证其被合理利用。当各病区护士人力达到均衡，在一定程度上其承担的护理工作压力相对均衡，从而对工作状态、工作积极性、工作效率有所提升，患者的各项治疗护理更加有效。患者的需求在护理工时数达到最大化时将会得到最大满足。

医院在人力资源管理方面积极探索，弹性调配人力资源，满足医疗特殊需求。在科室患者量、病床周转率、科室各方面技术含量等指标下，采用“合理定编定岗，弹性调配使用”的医院人员分配办法，达到科室工作量与人员配备基本相匹配的效应。

在遇到医护人员请假、临床患者突发性增多、承担部分地区社会公益性体检等各种特殊情况时，为解决科室人员紧张问题，需启用人力调配紧急预案及相关人员有偿使用办法，医护人员主动增加工作时长，有效缓解人力不足等问题。医院针对科室间人员借调问题，将护理部作为试验区，进行护士有偿使用制度。各科室部门繁忙时借调护理部人员须遵守该制度。根据科室不同工作量，病人少的工作量较小的科室及实际情况来派人增援，同时作为补偿，支援方将会根据标准收取一定费用。剩余护士平分在其他科室专区的专项费用，这样是人力资源进行合理调配，同时又保证了医疗安全和质量。

第三节 观察工作流程

一、亲临现场，彻底了解情况

（一）现地现物

实际的地点和实际的零部件是现地现物（genchi genbutsu，日语拼音），这是在日语的表面意义。掌握实际信息，具体问题具体分析，是丰田管理的重要原则之一，也是丰田对“现地现物”的理解和应用。

不能简单地把丰田的现地和现物理解为一种解决问题的方法，它是一个体验生命的价值和意义的过程。我们可以通过丰田创始人丰田佐吉去了解该点。19 世纪 90 年代在日本名古屋郊外一个偏僻的农村，丰田佐吉出生了。他从小就跟着父亲学习木工，他的家人和朋友必须通过转动织布机进行纺织，这种单一且繁重的生产方式，既消耗物力又消耗人力。丰田佐吉有感而发，想要发明动力织布机用来解脱在纺织时的劳动力。由于那个年代科学技术水平低，研发部门少，其中电力供应是研发的最大难题，所以必须首先解决供电问题。蒸汽引擎代替电力这一构想源于他的实验发明。通过反复进行试验并不断进行改进，敢于尝试，直面错误，最终他成功了。因此，现地现物这种学习方法成为了“丰田模式”的基础之一。

曾担任过丰田总裁的张富士夫认为，现场主义是作为领导者应掌握的工作方法。

他在美国负责肯塔基州乔治敦工厂时，经常告诫该企业的管理人员，亲自到现场观看是真正了解工厂操作生产的唯一办法。工人是否按照生产要求进行生产？是否提前做好了生产准备？是否遵循规定的生产流程等问题，只有在现场观看才能直接得到答案，一味地坐在办公室是无法真正了解实际情况的。亲自观察生产线流程，查找操作员存在的操作问题，并在生产线出现问题时及时暂停生产线等，都是“现地现物”的内容和含义。

丰田的哲学“百见不如一行”与中国俗语“百闻不如一见”强调的是不同方面。如果有人寻问丰田模式和其他管理方法的不同之处，“现地现物”是最频繁出现的词汇。不管该企业是在生产、销售上或是在产品维修、售后服务上，这个词汇都体现得淋漓尽致。如果你不进行现场查看，你将无法真正了解有关企业问题的任何信息。不能存在理所当然的想法，也不能仅凭报告得出结论，这是丰田公司的原则之一。这也正如人民领袖毛泽东同志所讲，“没有调查，就没有发言权”。

（二）医院管理中“现地现物”的必要性

在丰田模式中，解决问题的流程、新产品的研发或者评估员工的表现，第一步就是了解实际情况，为了解实际情形，必须亲自到现场。现场（gemba，日语拼音）通常就是行动的场所。将现场方法和传统的方法做对比，现场方法是到行动的场所收集事实数据，而传统方法是在办公室里讨论观点。现场方法的精髓在于“四现原则”，即到现实的场所，查看现实的流程，观察现实发生的事情，收集现实的数据。

现场也是日常工作中的“学会观察”方法。在巡回走动的时候，就看到的问题进行提问。如是否有必要填写这些表格？是否可以事先准备？顾客或患者可以更舒适地等待吗？为什么他们必须排队等待？问题的根本原因是什么？不要仅做修修补补的工作，追根究底，看看能否将根本原因消除。坐在办公室的管理者是无法对所有的这些问题进行有效提问和回答的，只有在现场才可能培育出“提问题的文化”。

在任何组织内，包括医疗机构，所有的流程都存在 3 种形式：现实中的流程、我们印象中的流程、应该存在的流程。观察工作流程，必须要亲力亲为，深入现场开展调查研究，消除印象中的流程和现实中的流程，应使得“现场现物”成为每一位员工的自觉习惯。众人齐聚会议室中，探讨某些工作流程，试图找出浪费，仅仅是纸上谈兵，必须实地考察，去了解现实情况。

有时候你可能觉得到现场观察会耗费时间，想单纯依赖报告、数据或标准等方式来定位流程中的浪费，如“患者需要在急诊室里等多久才能接受医师诊治呢？”医院手头可能早就有一系列的措施和报告，然而资料只是情况的“指标”，真正应该做的是现场查清事实。实施改进流程的最有效方法还是亲自去现场看看，观察实际流程，找出浪费，进而降低浪费。当然，观察需要时间，但是不管对于自身还是企业而言，这些时间都是一笔最合算、最有价值的投资。

二、观看与自行思考——质疑、分析与评估

大野耐一的“粉笔圈”方法众所周知：在工厂的地面上画一个圆圈，让经理人员

站在里面几个小时，来观察作业，留心波动，发现浪费。深入观察的效能是要学会思考所看到的东西，然后进行质疑、分析与评估。任何观察分析中，我们都致力于找出增值活动、非增值活动发生的时刻，识别并描述浪费。

（一）增值活动及非增值活动

企业的两种增值活动和非增值活动是精益方法用 3 条标准划分的。必须同时满足以下 3 条标准才是增值活动。

标准 1：在活动时顾客自愿买单。

标准 2：改进产品或提升服务。

标准 3：活动要新颖，起步要正确。

增值活动即为顾客创造价值、提供所需的服务及产品的一项活动。若在某次活动中，上述任一标准未得到满足，则不能称之为增值活动，必要的非增值活动和不必要的非增值活动共同构成了非增值活动。

增值和非增值活动可以分别从产品、患者、员工及护理人员的角度来审视。例如，从产品角度来看医院流程，急诊室以患者为产品，检查或诊治过程为增值活动，而候诊为非增值活动；手术服务部以器械消毒为产品，器械消毒中为增值活动，而对未使用器械反复消毒为非增值活动。

（二）必要的非增值活动

很多活动是医院所需要的，但对患者来说没有价值。如挂号和划价等工作对于诊断和治疗没有直接关系，然而这些环节可以确保医院收款，也是付款者委托医院对患者进行护理所必需的环节。虽然这些活动必不可少，但却不能将其归类为“增值工作”，故我们将其划归到一个叫作必要的非增值活动的类别之中。

（三）不必要的非增值活动

除了必要的非增值活动，还有一些毫无生产力的非增值活动，如等待时间和用于处理错误和过程缺陷的时间等，我们将这类活动称为纯粹浪费。患者纯等待的时间就是非增值纯粹浪费的典型例子，最高效的流程有时也会产生短暂的等待时刻，因为任何等待的时间都是被有意识地设计到流程中，以便确保整个价值流的顺畅性，而我们的目标就是尽可能缩短这些等待时间。

除此之外，更正错误和返工所耗费的时间也算是纯粹浪费，它们会让我们将精力集中在防止未来问题的发生和减少返工上面。但这并不是促使员工为了避免引入非增值时间就不去修复问题，相反，当问题出现时，我们必须认识到返工是一种纯粹浪费，必须将精力集中在流程改进和问题预防上面，而不是将返工视为我们正常工作的一部分。

三、观 察 流 程

流程观察（process observation）即为找到异常问题的存在并尽力改善、解决，由精益团队成员亲自到生产车间观察生产状况。

流程观察不仅有助于精益团队成员掌握一手材料，保证了流程资料的真实性；而且有助于精益团队成员对现场有感性认知，保证了流程改善点的正确性。流程观察的步骤通常为：①理清观察目的；②指定观察者；③准备一份观察表并训练观察者；④工作现场人员做好准备；⑤整个流程走一遍，并落实你的观察计划；⑥将观察到的心得加以整理并向整个团队报告，讨论观察的结果。为定义浪费，进行改善，现场观察流程至关重要。对于医院流程管理，我们可以从两个角度展开对工序和工作的观察：①一般称之为“产品的活动”。我们提出如下问题，即价值流的每一步，产品（或患者）正进行什么样的活动（更多情况下，没有进行什么样的活动）。②我们换位思考从医师、护士、技师、药剂师或其他员工的角度审视整个工序流程，一般称之为“员工的活动”。这种直接的观察对员工和领导都大有裨益。通常情况下，员工可能深陷日常工作的细枝末节，导致本末倒置，忽略整个工序中的浪费。而退后一步，观察整个流程、观看其他人的工作可以大大改善这一问题。同样，领导也经常无法直接看到或及时了解员工每天面临的种种难题及浪费，因为领导们过于关注自己的工作或整天深陷在各种会议中。

（一）产品的活动

一个流程中的产品可以是患者、医嘱、化验样本等。当观察产品活动时，需要确认观察的起止点。根据要观察的价值流和待解决问题的不同，观察者可能会在不同的时刻开始或终止观察。如观察检验科化验的价值流可进行不同选择：医务人员下达化验医嘱→到达化验科；化验样本收集→开始化验→化验结果公布等。如患者门诊手术价值流可进行不同选择：患者到达门诊部→开始接受手术；手术预约电话→进入麻醉后恢复室；从全科医师处转诊至医院→离开恢复室等。

由于从头到尾的整体观察时间持续较长，观察者可以限制分析的范围。如患者需要住院治疗前，来电或来院进行预约，那么当患者身处病房时，即可终止观察时间。观察者应在确定的观察阶段密切注意并直接观察患者。

产品活动的分析使管理者关注到流程中的浪费（等待时间），从而帮助改进整个流程。传统的流程改进方法更强调如何更快、更有效地完成增值活动，然而精益方法要求首先注重浪费，因为比起减少增值活动占用的时间，减少大块的等待时间更易实现也更加现实。假如价值流中 90%的时间是等待时间，如果能将其减少 1/2，效果会比提高增值活动的速度翻番，即比缩短 1/2 的增值活动时间的效果还要好。然而现实中，使增值活动的速度增加一倍几乎是不可能的。

（二）员工的活动

观察者可以使用直接观察法观察员工的正常工作，找到其中的浪费及他们面临的问题等。当处于某个流程或价值流中，可以选择不同的对象进行观察。通过观察员工步行路线，可以找出布局改进的可能。根据员工实际工作的需要，绘制点对点图表（意粉图）揭示出可以挪动的设备和物资供应品。实际上，步行并非是仅有的浪费，观察者还可以看到返工或重复工作等常被管理者忽视的问题。通过直接对流程的观察，可以发现通常无谓的行走和浪费的动作并非由个人造成，而是由设施布局不善和系统设计不力所致。

观察时，需要记录新事件的开始和终止时间。可以通过一些工具来辅助这项工作，这些简单或复杂的工具包括：电子表和记事本；有日期/时间标志的数码相机和记事本；带日期/时间标志的摄像机；移动设备中的专业软件。

为提高医院服务的质量，直接观察必不可少，过程中对产品（或患者）和员工的观察至关重要。观察者必须观察患者的治疗过程，以便确认延误、返工及其他浪费的原因。观察者必须亲自去工作现场观察，以便更有效地确认浪费。一些数据显示，检验科、药剂科或其他支持部门的工作流程完全符合标准要求，但直接观察会揭示浪费的数量及进一步改善的可能。通过实施精益管理，要达到的目标并非超越同行，而只是精益求精，超越自我，做到最好，力求实现无浪费、最完美的工作流程。

第四节 价值流与价值流程图创建

一、价 值 流

任一产品经历的全部过程可称之为价值流，一个完整的价值流包括增值活动及非增值的活动，价值流为产品赋予价值，从原材料到产品的所有生产过程和从概念出发到投产结果的设计过程至关重要。从工业流程图中可看出一个流动的产品包括多道制作工序，其一定包括各种材料的收集、分析、概念及产品的设计、工程的研发与管理、生产转移、销售路径、后续顾客的服务等，在此过程中将会跨越多个地区与公司。狭义的价值流是在产品与顾客之间进行的，可将其认为是某个产品的销售过程。从广义的价值流角度来看，现阶段我们需要进行精益化管理，不能仅将目光局限于产品流程的某一道工序。从整体角度出发，同时进行局部优化，着眼于工艺流程整体。

沃麦克和琼斯将价值流定义为：“创造一个特定产品（产品可能是某个商品、服务或更多的是两者的结合）所需要的所有行动。所有企业在这些行动过程中都需要完成 3 项关键任务，即解决问题、信息管理及物理转化。”对于任何医院和患者而言，这个普遍的定义都是适用的。如当一位患者到达医院急诊科时，任何医院面临的任务都是解决问题（找出患者患病原因）、信息管理（收集、协助管理患者治疗的个人资料或诊断信息）和患者在院期间的整个治疗流程等。这个例子中的价值流就是患者从入院到出院这段时间内，在不同科室的所有治疗过程的总和。价值流还可能包括从医院为患者提供转诊服务到转诊完成后医院成功收取相应服务费用之间的所有时间和步骤。一个临床诊疗的价值流包括了向患者提供满足其需求的医疗服务所必要的所有活动或流程。

我们要站在价值流的角度看，要从整体着手，不是很简单的考虑单个工序。这就意味着我们要改进整体的效益，不仅仅要进行局部优化。我们要着眼于整体，就要考虑如何把原材料转变成顾客的产品。很多情况下，医院和医疗系统都是围绕专门性的职能机构或部门而设立的。每个部门都有自己独立的工作空间、预算、员工及管理机构。它们各司其职，在整个医疗护理的大流程中，起着至关重要的作用。通常情况下，部门与部门之间进行交流或交接工作的时候，由于缺乏对患者治疗程序或价值流整体的关注，浪费等问题便乘虚而入。

识别价值流是精益管理的需要。价值流就是发现或探索浪费等问题的工具，从宏观角度看，在 input-output 的流程上，审视业务及制程，能让我们更好地发现浪费源（例如过多的库存、工序的重复、时间的浪费、搬运和检测的冗余等），为企业更好地持续发展和进行系统改革提供依据。

二、价值流程图

价值流程图（value stream mapping，VSM）是一个结构图，起源于 20 世纪 80 年代丰田公司，当时被称作物料信息流图。价值流程图是一个简单的可视化工具，反映了一条价值流中的工作流动性、实物或服务的流转及信息流通的情况。它将价值流内部实际的运作情况清楚、明确地展示出来（现状图），并清晰地展示出对改善后价值流运作情况的期望（未来状态图）。现状价值流程图通过对现状的分析和判断，可以系统地发现问题，以形成规划未来状态图及实施精益改善计划的基础。而未来状态价值流程图可以用来展现组织的目标与绩效的实现。价值流程图直观地反映出工作和信息的流动状况，描述了它们是如何将产品或服务与顾客价值联系起来的。一直以来，价值流程图都能很好地帮助医院领导跨越部门界限，看清医院整体图景。

价值流程图不同于一般的流程图，价值流程图不仅记录下流程中的各个步骤，而且明确了完成各个步骤所需要的时间，更重要的是，它还记录了各步骤之间的等待时间。价值流程图可以反映出，在患者看来，治疗过程中的大部分时间都花在各步骤之间的等待上，都是浪费的时间。

价值流程图一般由一个跨部门的团队创建，团队成员绘图工作所需时间从两天（绘制范围较小，仅包含部分步骤的价值流程图）到两周（绘制患者治疗全程的价值流程图）不等。绘制流程图时，流程中的各个职能部门都必须派出代表参与绘图，如患者住院价值流程图的绘制者可能包括医师、护士、医疗人员、社工、患者运送人员及其他相关人员等。

价值流程图需要离开会议室，经实地考察之后方能创建。如果仅仅是经过讨论，而非实地考察，人们只会抓住“我们印象中的流程”，而非“现实中的流程”。经验再丰富的员工也可能会忘记某个步骤或低估返工等步骤实际发生的概率，人们还很容易低估或高估流程时间，更多情况是流程中各步骤之间的等待时间。价值流程图中记录的步骤和时间需要经过后期数据收集和实际流程观察等进行核实，以确保流程图能准确地反映出现阶段组织运行流程。

（一）现状价值流程图

“现状”这个词描述的就是现在的情况，运作的方式。现状价值流程图反映价值流目前是怎么运行的，针对团队间的共识（而不是针对过去的文件记录或某个人描述）。这就无形地要求了相关工作人员一起观察、一起行动、一起学习，齐心协力，认识并且解决问题，进一步改进目标。

（二）未来价值流程图

“未来状态”指的是对未来事物如何运作的期望——一个相对短期的期望（从现在起的一两年内）。确认需要改进的因素后，团队需要创建一个未来状态价值流程图，阐明在重新设计之后，流程应该如何运作。典型的一个未来价值流程图显示的流程步骤数应该显著减少（流程得以简化）或步骤间的等待时间明显缩短（流程得以改进）。有时，需要创建两个版本的未来状态价值流程图——理想状态（长远看来，流程该如何运行）和实际状态（短期改善可以达到的效果）。

（三）精益价值流

未来状态价值流程图提供了一种机制，可以让所有相关人员都达成一致意见从而认可同一个期望效果。在解决价值流问题并将其变得更精益之前，建立一个清晰的图景，描述真正精益的价值流的运作方式是非常有用的。一个精益的价值流会展现出下列特征。

（1）价值流准确地按照患者需求（价值）提供服务，并且，价值流中的每个流程精确地创造出下个流程所需的确切的投入。按照其需求时间，以其要求的方式，提供其要求的数量。

（2）工作在价值流中顺畅地流动，没有等待或重复劳动，工作所需的信息也按时到达相应环节。

（3）将工作标准化，让每个环节都运用当前最好的方法，按照最便利的流程顺序进行。这样一来，一旦出现问题就很容易被发现，然后才能被妥当地解决，从源头开始，在流程内每一个环节保证相应工作的质量（内建质量）。

（4）建立监测点，以监测评估价值流工作情况，并将获得的经验回馈给相应价值流程、部门乃至医院（管理的是流程，并不只是人员）。

精益价值流的特征是由流动—拉动—平准，然后进入不断持续改进循环的过程。精益价值流是充分满足顾客需求（时间、方式、数量）且只包含最小量的浪费（时间、资金、资源）的价值流，为组织建立精益管理体系奠定了基础，使得价值流的持续改进成为一种惯例，而不是应对危机的“灭火”行为。

三、创建价值流程图

（一）价值流程图的结构组成

价值流程图直观地反映出工作和信息的流动状况，描述了它们是如何将产品或服务与顾客价值联系起来。价值流程图的主要元素：顾客、供应商、流程、信息流、流程数据、时间表和价值流指标汇总统计。

1. 顾客　是指通过某个工业流程或价值而创造出的个人、群体等，由顾客确定了价值流所产生的价值。顾客基本要求即顾客要求，指顾客对价值流或流程产出的要求，主要包含数量、时间及质量等参数。要求在图中简单描绘出流程对于顾客的必要性。

2. 供应者 供应者位于整个流程的开端，只有通过向上一个流程提供“输入”（信息、材料或患者），才可向下引发整个价值流或流程的开始。

3. 流程 其由一系列活动组成，共同运作产生工作的成果与效果，紧接着向下一流程进行。以时间为顺序画出基本的流程图，需用流程框表示，并标出顺序。

4. 信息流 它可用于表示价值流以外的单元、部门或职能等方面的交流，拥有推动价值流工作进程、标示价值流各职能间的工作交流的作用。

5. 流程数据或指标 位于一个独立的数据框且处于流程框下面。流程指标一般包括：工作时间、延误时间、总流程时间、准确完成率等。可选指标包括返工/重复工作、工作人员、总工时、安全事件等。相对于医疗机构数据区间与平均值更具发挥空间，可有效找出改善方向。

6. 时间表和汇总统计 如果在流程框内填写的数据上运用数据区间，那么需要分别把低值和高值汇入总工作时间和总延误时间的统计中。

7. 其他信息 标题和时间需要被加入到价值流程图里，最好包括一个版本号。版本号可以避免一些观察结果的变化，保证所有人拿到的价值流程图都是最新版的。绘制价值流程图时，要特别注意“现在的情况”。其次，请准备一个随时可以交流看法和相关项目建议的“意见库”，以上所述可作为设计未来状态价值流的参考。

在价值流程图中，顾客、供应方、流程和其他价值流中的元素可以用图标表示（图 4-1A）。图标也可自行设计，但要与价值流程图里的其他图标保持一致，使包括没有参与过绘制价值流程图工作的所有人都能看懂这个图。

为了绘制未来状态图，你需要一些额外的图标，用以表示改善工作，或改善后的工作方法。这些标志（图 4-1B）的使用原因和方法，将在你浏览这些准则和问题时逐渐清晰地呈现。

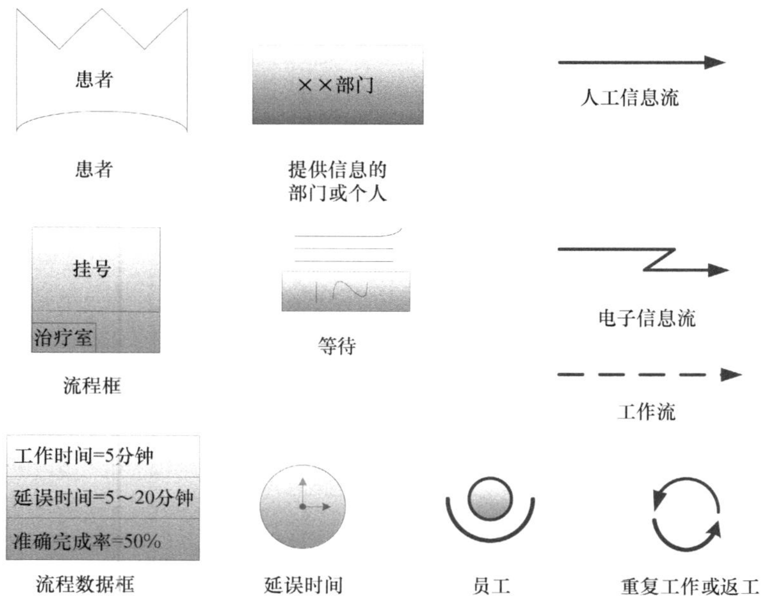

A. 现状价值流程图中的标志

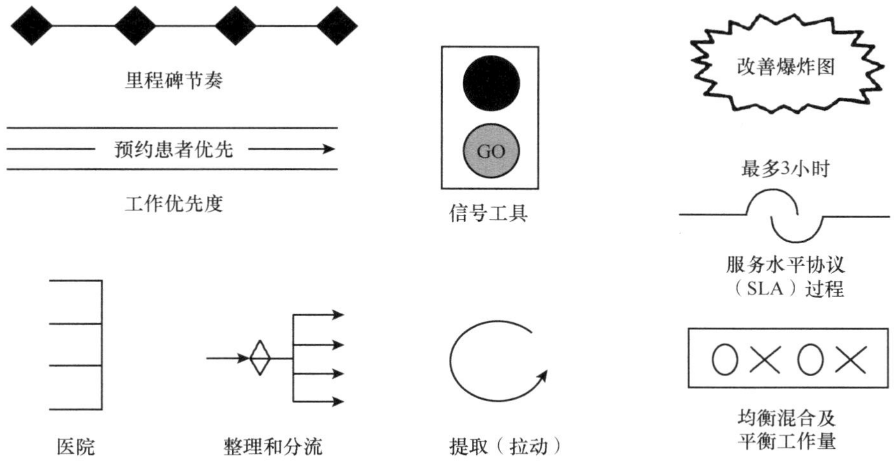

B. 未来状态价值流程图中的标志

图 4-1　价值流程图中的标志

（二）绘制现状价值流程图

1. 现状图的第一步　患者栏。

绘图从顾客栏开始，放置在全图的右上角，用一个“患者会诊完成”图标来表示，并简单描述患者对于流程的需求，注释在图中。医院急诊科患者治疗到出院的流程改善需求是总停留时间合理，得到有效诊疗。

患者栏放置在全图的左上角，用一个“患者会诊需求”图标来表示，要求描述对流程的投入，如每班组或每天在急诊科接诊的患者数量。医院急诊科患者治疗到出院的接诊患者为每日 175 名。

2. 现状图的第二步　画出流程步骤。

流程步骤放置在图的中间部分。按照时间顺序从左到右画出基本的流程，为每个流程画一个流程框，并标出流程中的所有活动，以及流程的产出是如何交付给下一个流程的。流程步骤一般用虚线来表示。某科室会诊由医生根据患者病情需要发起会诊需求、医生开具会诊单、递交会诊记录单、医务部接受会诊单、护工接收、护工运送、科室主管护士接受、通知医生会诊、科室医生前往会诊、现场会诊、书写会诊意见、患者会诊完成（如图 4-2）。

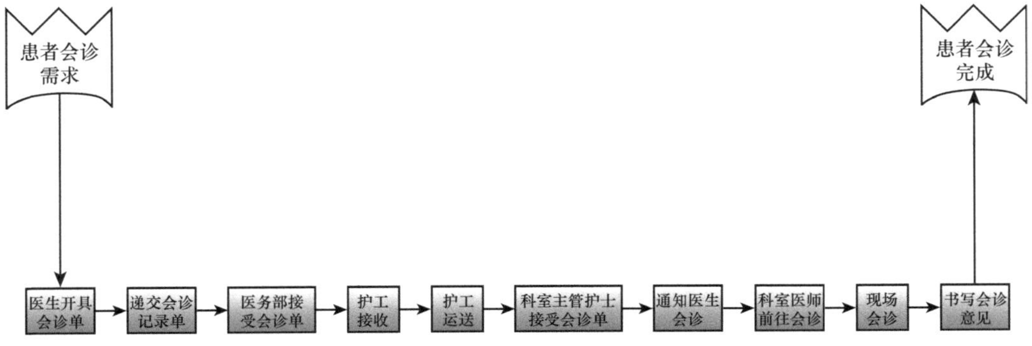

图 4-2　某科室会诊流程图

3. 现状图的第三步　画出信息流。

信息流放置在图的中间部分。直线箭头代表了需要人工传递的信息流，折线箭头代表的是电子化信息流。信息流展现了价值流与流程外的资源（人员或职能部门）之间的信息沟通过程，包括顾客、供应者、其他相关人员、管理层或数据来源。如果有与非顾客或供应者的其他人员及 IT 系统之间的信息流，需将信息的接收方用一个单独的框来代表，放在流程框的上面，并用箭头表示这些特殊的信息流。按照类别标示出每个信息流的路线，以便他人理解。本医院住院患者科间会诊的流程中，利用纸质会诊单进行登记传输，HIS 系统仅用于医生开具会诊单到医务部接受会诊单（如图 4-3）。

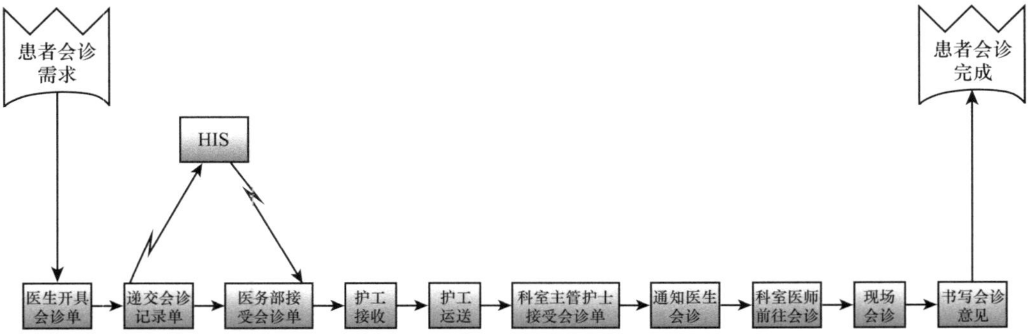

图 4-3　某科室会诊流程图及信息流

4. 现状图的第四步　流程数据或指标、时间表。

流程指标通常包括：工作时间、延误时间、总流程时间、准确完成率等。住院患者科间会诊的流程中，医生开具会诊单的工作时间为 3min，延误时间为 0min，准确完成率为 100%，递交会诊记录单工作时间为 1min，延误时间 10～480min。同样对应的，将流程的时间表进行书写。

绘制现状图时，常使用延误图标记录流程的延误，医院急诊科患者从治疗到出院的流程中，延误原因有很多，例如医务部存在先处理紧急事宜再处理会诊单、护工隔一个小时取一次会诊单等，流程中的纯粹延误，用时钟图标来表示（如图 4-4）。

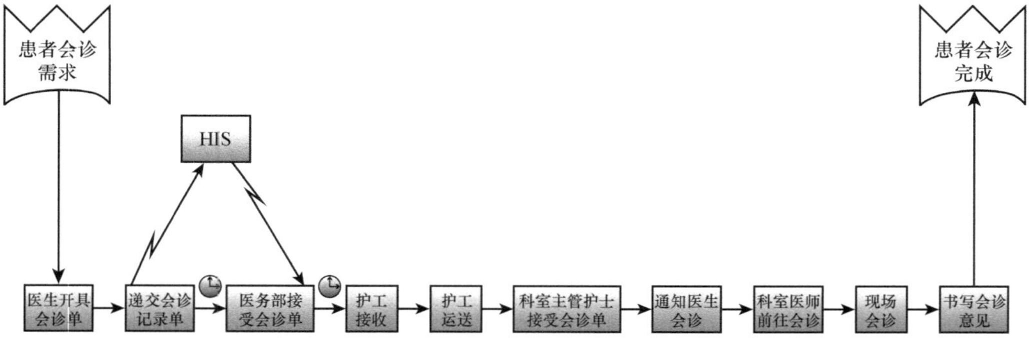

P/T(min)	3	1	1.5	1.5	5～15	1～5	5	10	10	5
D/T(min)	0	10～480	0～180	10～840	0～120	5～10	5～180	10～480	10～20	0
C/A(%)	100%		85%	95%	90%	95%	90%	60%	100%	100%

图 4-4　某科室会诊流程、信息流、流程数据、时间表图

5. 现状图的第五步　汇总统计及其他信息完善。最后，将价值流指标进行汇总统计并加入标题和时间。医院急诊科患者治疗到出院的流程中，价值流总结显示为工作时间区间为 42～64min，延误时间区间为 55～2310min，总流程时间区间为 97～2374min，准确完成率为 35%（如图 4-5）。

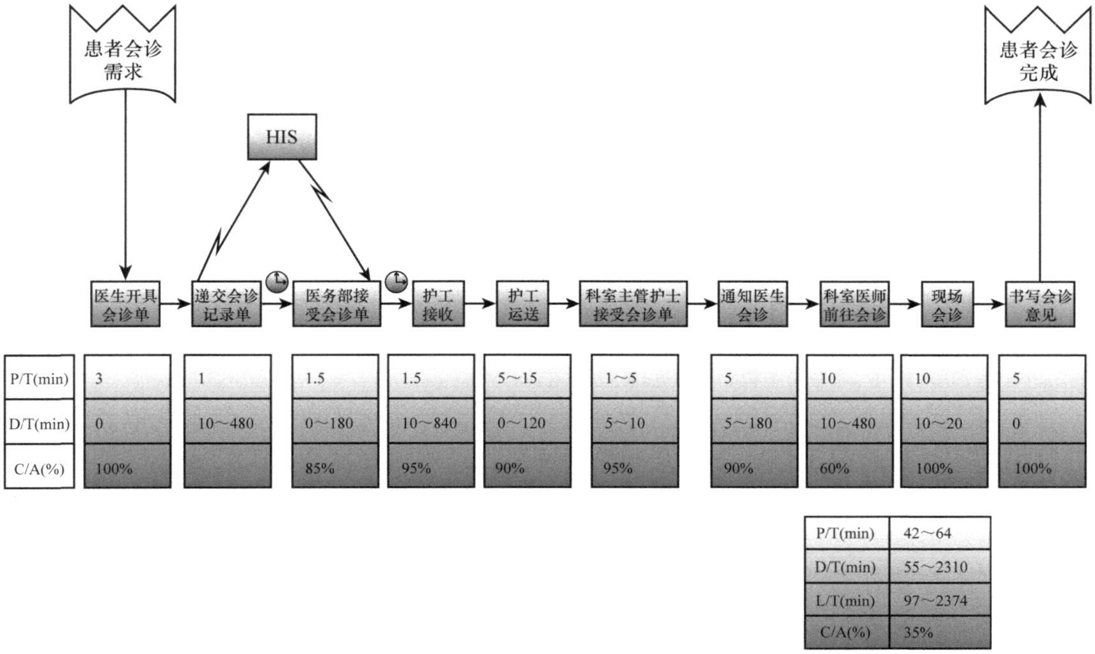

图 4-5　某科室会诊现状价值流程图

我们推荐价值流程图在一块大白板上进行手绘或是利用可擦性的塑料膜来绘制。塑料膜的可擦性使其易于修改，也易于转移位置，便于沟通交流。当你在现场的时候，用铅笔手工绘图无须等待，可以减少不必要的耽搁。手工绘图意味着将注意力集中在价值流上，而不是如何操作计算机。当绘图的时候，你会逐步发现需要的信息。

（三）绘制流程改善爆炸图

流程改善爆炸图是发现浪费、实现精益的蓝图。绘制流程改善爆炸图最有效的方法是识别出价值流中的浪费和问题，然后从“五个为什么”寻找到问题的根源，再按照顺序回答关键问题，就可以绘制出一幅流程改善爆炸图。

1. 识别价值流中的浪费　医疗机构中存在着“DOWNTIME”8 种类型的浪费即缺陷（D）、过量生产（O）、等待（W）、未加利用（N）、运输（T）、库存（I）、动作（M）、过度处理（E），在精益的机构中，发现流程中的浪费并识别出它们对质量和价值流效率是非常重要的。精益中有一个格言，“解决问题之前，必须先找出浪费。”开展针对浪费的现场观察是一个重新发现浪费的好办法。针对浪费的现场观察是一个针对工作实际发生地点而特别设计的巡访，去观察发生了什么，并记录下发现的浪费。

实际价值流中存在很多浪费，以下对常见浪费进行列举：①缺陷（D）：程序错误，重复抽血，错误账单，病历书写错误，误诊、产出后还需修正、辅助检查错误、患者或医务人员受伤。②过量生产（O）：在患者就诊前，注射器中已提前注满乙肝疫苗，向患者提供不必要的服务、信息和产品；在就医前，对患者提前做些测试和治疗，提前备药。③等待（W）：等待预约或床位的患者、患者或员工的“闲置”时间、等待辅助检查结果、医生等待清洁清毒。④未加利用（N）：未给工作人员处理纠纷的机会、员工未被利用的知识、技术和能力、不采用员工提供的可行建议。⑤运输（T）：影像报告的转运、患者、设备和器械用品等的运送、医疗设备的转运、患者转换病房。⑥库存（I）：等待中的患者、空置的病房、药房库存、等待分析的样本、过多的设备和器械以及过期应报废的备品没有报废还在库存中。⑦动作（M）：寻找病历、检查单、患者的药品、员工的动作、布局不当导致的额外走动、离开诊疗室寻找设备（如温度计）。⑧过度处理（E）：表格上用不到项目（时期）重复测试和反复登记，不必要的步骤、问题及文件、床位移动，过度检查或治疗，等。

2. 识别并回答关键问题 流程改善爆炸图的绘制需要遵循一些准则，以营造新型的价值理念、连续流运作、工作方式及管理途径。将这些准则转化成关键问题，逐一回答这些问题，并在现状图中标出改善想法之后，就可以画一张清晰的流程改善爆炸图，描绘出流程改善爆炸状态。

从“五个为什么”寻找存在问题的根源是什么，然后按照顺序回答关键问题，需要按照如下步骤进行。

（1）把握现状

步骤 1：识别问题。第 1 步中，你开始了解到的可能是一个模棱两可或错综复杂的问题。了解了部分信息，但没有把握问题的详尽事实。问：知道什么？如本例中，医院软镜清洗消毒平均时间长，泌尿外科每天只能开展 1 台择期软镜手术，导致患者不满意、医生对消毒供应中心投诉多。

步骤 2：澄清问题。接下来要做的就是澄清问题。为了得到更加清晰地事实，问：事实上发生了什么？本应发生什么？本例中输尿管软镜清洗消毒流转 33 次中，平均清洗消毒时间 11 小时 28 分钟，泌尿外科每天只能进行 1 场软镜手术，而软镜清洗时间应降低至 3 小时以内。

步骤 3：分解问题。这步中，如果需要，可以把问题分解为独立的小单元。问：我还了解什么？还有别的问题吗？针对流程分析发现，问题可分解为：呼叫转运工人出现等待、内镜中心清洗软镜不及时、CSSD 包装消菌不及时、软镜清洗消毒不及时等。

步骤 4：寻找原因。目前问题主要集中在查找问题的实际上，需要追问了解第一手的关键原因。问：我要知道什么？哪些人可能掌握问题的有关信息？要去哪里找到这些信息？

根据分解出的问题再进行原因分析得出：转运过程无人监管、没有与内镜中心、手术室达成共识、包装台灭菌装置放置不合理——来回折返、耗材没有进行 5S 管理、

CSSD 不具备软镜清洗消毒条件，没有软镜清洗池等。

步骤 5：把握问题倾向。想要掌握问题的走向，问：什么人？什么时候？频率多大？有多少？在问之前，知道这些问题很有必要。

（2）原因调查

步骤 6：识别、确定异常现象的直接原因。如果原因是显而易见的那就去验证；如果原因被隐藏起来，思考隐性原因并且核实可能性。依靠实际来确定直接原因。问：为什么会发生？能看到问题的直接原因吗？如果不可以，可能的隐性原因是什么呢？如何确定直接原因？

步骤 7：使用“5 个为什么”调查方法，建立一个通往根本原因的原因效果关系链。问：解决直接原因可以预防再次发生吗？若不能，能发现下级原因吗？若不能，下级原因可能是什么？怎样才能核实下一级的原因？能防止这一级再发生吗？如不能，继续追问“为什么”，直到找到根本原因为止。在必须处理并预防再次发生的原因处停止，问：找到根本原因了吗？处理这个问题能防止再发生吗？这个原因能通过以事实为根据的原因效果关系链联系起来吗？这个因果关系链通过检验了吗？再次问“为什么”“会怎么样”？确定已经使用 5 个为什么调查方法回答这些问题。为什么有这个问题？为什么问题会流传到顾客那里？为什么我们会有这样的问题？回答完后就可以绘出所需的流程改善爆炸图（如图 4-6）。

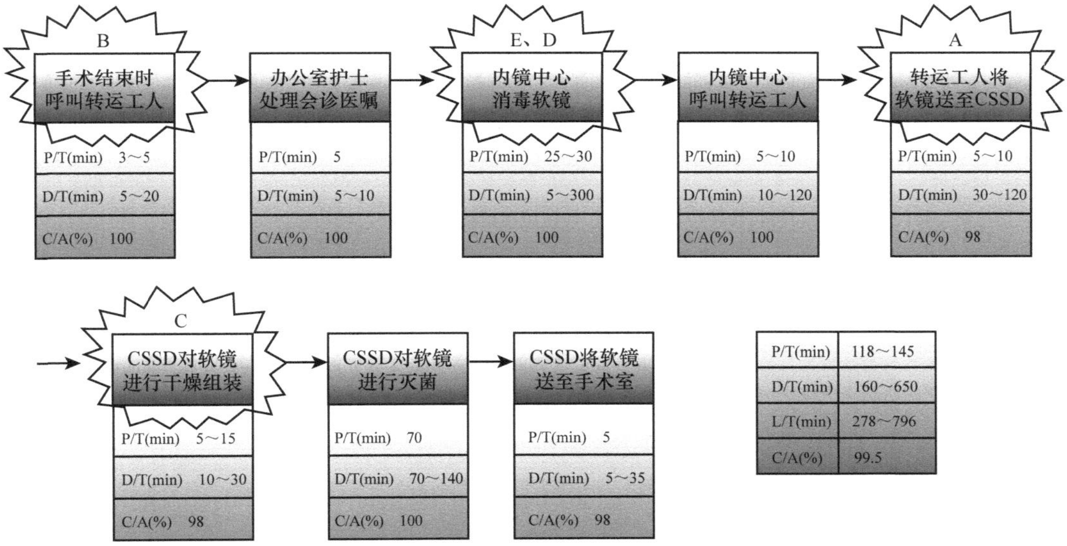

图 4-6　某医院内镜消毒流程改善爆炸图

（3）问题纠正：见表 4-1。

步骤 8：用明了的措施来处理问题。使用临时举措处理异常状况直到根本原因被处理。问：在问题被彻底解决之前，可一直遏制问题发生的临时举措能够被实施吗？防止再次发生需要实时纠正措施处理根本原因。问：纠正可以防止问题发生吗？追踪核实结果。问：解决方案生效吗？如何确定有效性？

表 4-1　某医院缩短软镜清洗时间问题、原因、改善措施表

序号	原因	改善行动	效果
A	转运过程无人监管	1.与物业协商安排两个人，专人负责内镜中心转运 2.与手术室沟通，由手术室转运工人负责手术室软镜转运 3.制定标准化转运流程，组织培训转运工人，并每周进行转运质量反馈	1.改善前：手术室转运至内镜中心需 5～20min；改善后：3～5min 2.改善前：内镜中心转运软镜至 CSSD 需要 30min～1h；改善后：5～10min
B	没有与内镜中心、手术室达成共识	1.与内镜中心护长沟通协商达成共识，优先处理输尿管软镜，清洗消毒时间控制在 20 分钟内 2.与手术室、内镜中心协商制定软镜消毒流程，制定软镜及配件交接单，建立电子联系工作群，点对点沟通	改善前：器械配件交换不清。漏送配件发生率为 20% 改善后：制定交接清单，拍摄操作视频，漏送配件发生降低至 0.5%
C	包装台灭菌装置放置不合理	更换灭菌器的放置地点，低温器械集中放置在一个房间包装灭菌	改善前：灭菌器放置不合理，折返为七次，距离为 55m 改善后：更换灭菌器放置地点，折返 2 次，距 21m
D	耗材没有进行 5S 管理	1.耗材进行 5S 管理，设置库存上下线，实现一周补货一次	改善前：包装材料堆积，没有分类放置，没有库存管理 改善后：耗材进行 5S 管理，设立库存上下线，实现一周补货一次
E	CSSD 不具备软镜清洗消毒条件	1.修改软镜处理流程 2.增加软镜清洗池与软镜清洗消毒机 3. CSSD 回收清洗消毒灭菌后发放给手术室 4.制定软镜急消牌，按急消等级处理	改善前：软镜要先送去内镜中心清洗然后转运至 CSSD 灭菌 改善后：由 CSSD 到手术室回收清洗并发放回手术室

四、价值流分析

（一）价值流分析的意义

价值流分析从它自身出发，能够用以分析和评估，从精益生产思想可以看出，价值流进行评判，其本质就是将耗损和不能够增值的过程找出来并将他们进行升级的思想。价值流分析就是精益管理中的一种技术核心方法，可以很好地帮助我们分析整个价值流。它可以让繁杂的价值流变成为便于分析和观察的价值流现状图，能够从价值流上明显地看出存在的问题，这样的话，就能够根据发现的情况来解决问题，用相关的技术手段对业务如何开展的过程进行优化、重组和配置。

精益改革的挑战之一就是如何有效地协调垂直部门组织架构和患者治疗横向流动的关系。常见的医院内垂直部门有急诊室、放射科、化验室、住院部、门诊部、手术室、药房、后勤处等，垂直的组织构架存在的原因很多（如专业技能的开发及员工职业发展等），这种职能性的条块分割带来了很多功能障碍。员工大多只认识自己部门的同事或工作流程，这将导致部门间的合作不力及患者交接时的耽搁延误等。通过精益管理，希望能在跨职能价值流程图或项目工作组的帮助下，促进部门间的合作和团队精神。为了更有效地实施改善，各部门要注重端对端流程（也就是价值流），而非简单地提高各个部门的效率。部门的独立改进是局部优化，仅仅有益于该部门的自身发展，对于整个机构的大发展却是弊大于利。而价值流分析改善是打破孤岛，减少局部优化，促进整体改进。

（二）价值流分析的流程

对于价值流分析的基本步骤，主要有四个：选取系列产品制作现在价值流程图、未来状态价值流程图、执行工作计划并持续改进，从根本上来说就是个 PDCA 循环过程。

1. 选择一个产品系列 首先，医疗服务进程被梳理、识别且确定医院的关键过程（如急诊门诊服务、住院医疗服务、医技服务过程等）。其次，医院按照关键流程及绩效指标，就关键医疗服务流程确定患者等有关方面的需求（安全性、个性化等），设立优化目标。比如，医技进行服务的流程，病人最看重的就是检查时间的长短。针对这种情况，医院采取了一系列的办法，当天进行检测，如果使用的是大型的器械，那么等待时间为当天完成率为 80%。在所有的等待中，超过四十八小时的比例则控制为 10%以内。此外，医院对重要业务流程能力进行评估，需要加以改进的重要业务过程，定时间对重要业务过程进行输出，也就是对关键的业务能力评比进行监督；对处在困难中并对患者有较大影响的关键医疗服务流程或支持流程进行改进。

2. 绘制现状价值流程图 项目团队从整体价值流出发，进行实地观察，按照需要优化的流程，从患者的需求出发，确定患者需求；阐述医疗卫生服务流程；描绘信息流；追溯价值流上游，收集记录每一个进程的流程数值；然后统计所有价值流，最后绘出一幅现状价值的流程图。

3. 分析和改进现状价值流程图，从而设计未来状态价值流程图 运用流程分析技术（取消、合并、重排、简化），精益实施原则，精益工具；使价值流“精益”，绘制出未来状态价值流程图。

4. 实施未来状态价值流程图并持续改进 如果价值流程图不能对图中的问题进行改善，就失去了其作为一个工具应有的价值。所以，根据发现的浪费，做出实际可操作的改进计划，并进行追踪落实，从而形成 PDCA 循环管理，进一步达到已设的流程目标。

案例：缩短急临（ST）医嘱用药等待时间

背景：

开展项目之前病区急临医嘱下送不及时，流程不顺畅，造成医生不满意，护士不满意，药师不满意，甚至患者不满意。

非急临医嘱占用急临通道，造成急临医嘱增多，真正的急临医嘱无法及时下送。急临医嘱下送，需要多个环节配合完成，医、护、药、信息、物流等共同完成，每个环节对接不顺畅。

选择神经内科为试点科室：项目范围——从神经内科医生开出医嘱到急临药品送达护士站。

现状（见图 4-7 急临（ST）医嘱用药现状价值流程图）：

非急临医嘱过多；护士过医嘱不及时，平均 15.8min；药房提取医嘱不及时，平均 17.7min；药品下送耗时长，平均 10.3min。

目标：

3 个月内平均送达时间减低到 15min。

原因分析

（1）非急临医嘱多，医生开具急临医嘱不规范，科室备药品中少。

（2）护士不知道有急临医嘱下达，没有可视化语音提示，忙于其他工作。

（3）药师不知道有急临医嘱，没有提示且忙于其他医嘱调配。

（4）药品下送路线安排不合理，等电梯耗时长。

改善行动（见图 4-8 急临（ST）医嘱用药价值流程爆炸图）：

（1）医生开医嘱不规范，改善措施是制定急临医嘱“黑名单”，要求急临医嘱达标、规范化。

（2）护士不知道有急临医嘱，改善措施是安装呼叫提示系统，要求护士过医嘱≤3min。

（3）系统没有提示急临医嘱，改善措施是安装语音提示设备。

（4）科室备用药品种类较少，改善措施是更新备用药品种类基数，要求药师从打单到发药≤8min。

（5）拿药、等电梯、签收延误，改善措施是制定下送计划，安排合理路线。

结果与持续改进

第一阶段：神经内科试点科室（目标值≤15min）

（1）神经内科急临医嘱数据分析：从 3 月至 5 月急临医嘱下降 81.9%。

（2）护士过医嘱数据分析：从改善前的最长 35.8min 缩短为 3min 以内。

（3）中心药房数据分析：药房从打医嘱单到医辅人员送达科室评价 12min

第二阶段：推广 10 个试点科室改善结果（参照神经内科之有效方法 1 个月内完成目标值≤15min）

（1）通过一个月数据分析：10 个科室非急临医嘱环比减少 47.8%。

（2）急临医嘱送达时间：10 个科室完成 15min 内送达。

第三阶段：推广全院改善结果

中心药房精益管理项目“缩短急临医嘱用药等待时间”以神经内科为试点科室形成规范化、标准化模式，并制定下发相关文件与通知，推广全院实施，结果 15min 内送药完成率 99.8%，从现状 47.9min 缩短为最快 5min，最慢 12.5min 完成急临医嘱用药送达病区。

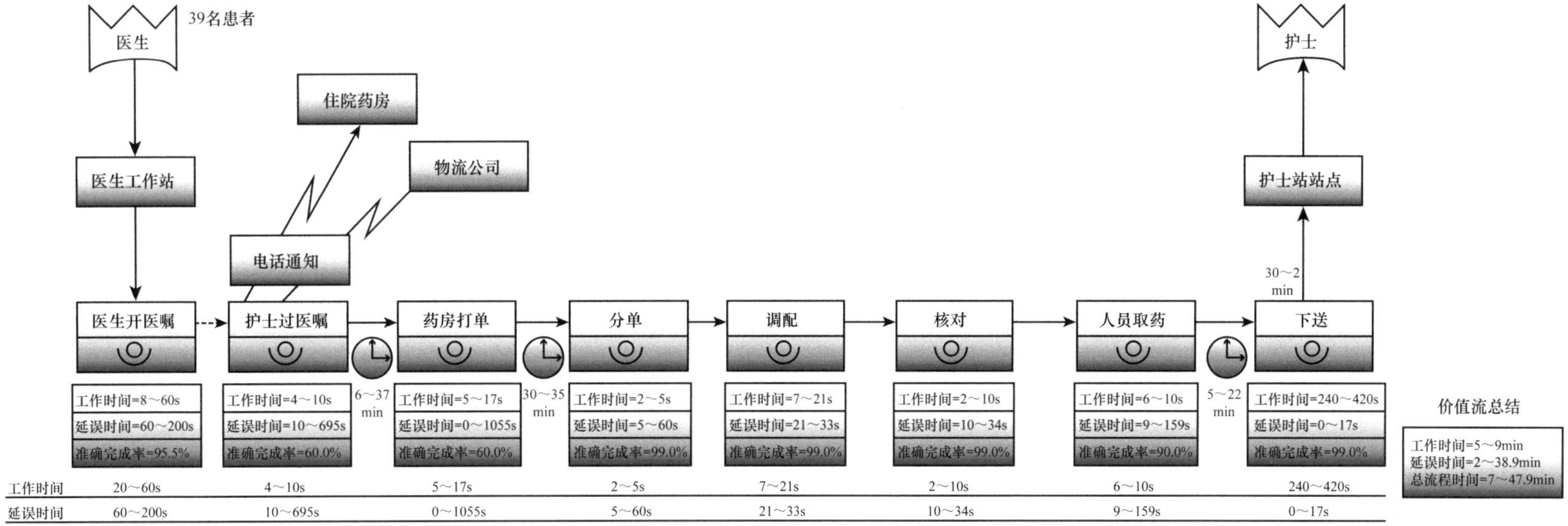

图4-7　急临（ST）医嘱用药现状价值流程图

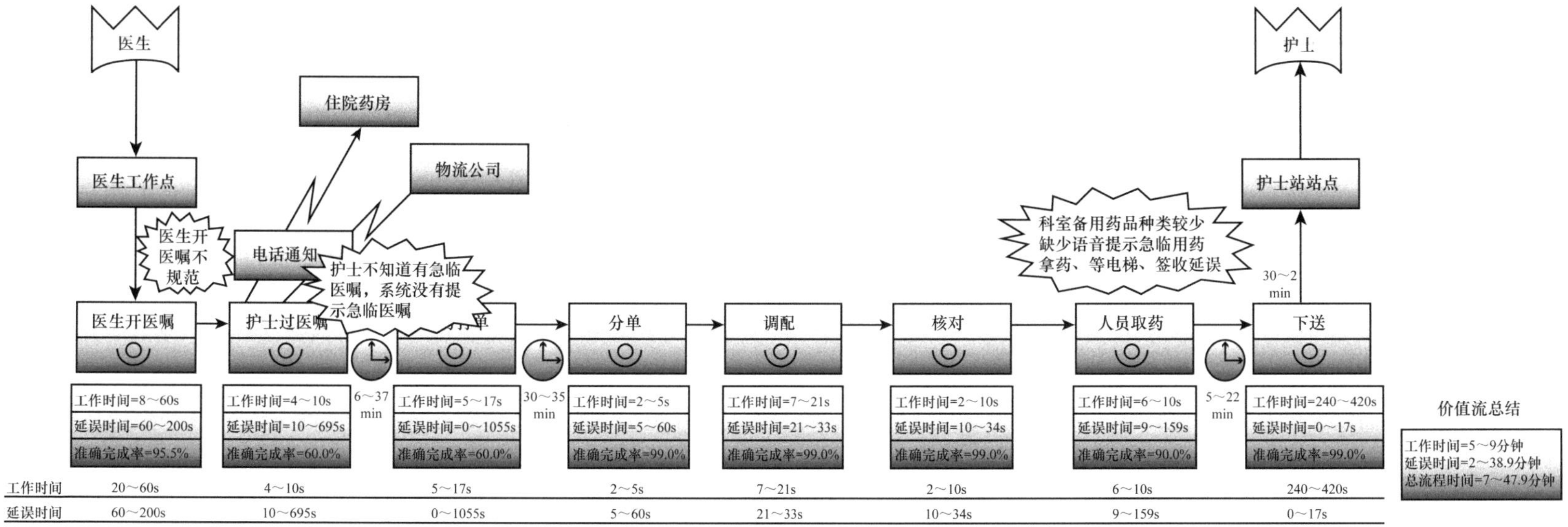

图4-8　急临（ST）医嘱用药价值流程爆炸图

第五节　流程改善与再造

一、流程改善的必要性

由于我国医疗体制改革不间断地深入全面地发展，医疗服务质量的优化、医疗服务效率的提高、医疗成本的降低都逐渐开展。现阶段医院中存在着门诊拥挤、病房杂乱、预约检查时间过长等与医疗过程相关的状况，医院在运营方面存在着很大的压力，要提升医院的竞争力需要从医院流程方面着手。

首先，医院属于服务型组织，但又与其他的服务型组织不同，使其不同的原因是医疗服务为完成许多无形的医疗行为的过程，病人在医疗服务过程中形成的心理感受和感觉决定了他们对医院服务评价如何，而影响他们心理感受的因素主要是患者在院就医时的等待时间、治疗时间还有医院医护人员的整体工作效率和服务态度。所以，提高医疗工作人员的工作效率，大幅减少患者在等候看病治疗时所花费的时间对于大幅度提高医院的综合竞争力至关重要。传统的医院管理系统未能从患者的角度出发来看待问题，而是让患者主动去适应医院的管理模式，这样不仅存在着诸多使病人就医不便利的因素，而且也导致医院浪费很多的资源。想要处理这些问题，必须从医院本身的流程出发，对其进行改进和重新制订。对医院原有的模式进行反思，发现不恰当的地方，对这些存在问题的地方进行完善或者使用新的方式替代，从而使医院的流程合理化，通过提高医务人员的办事效率和充分为患者考虑的手段，能够达到促使医院稳定发展的目的。

其次，医院管理思想创新的具体表现是实行流程改进与再造。管理是一种动态的且具有创新性的活动，通过管理可以实现资源的有效整合，管理的目的是实现组织的目标。从这个定义上说，管理创新应该是用全新的更有成效的办法来对组织资源进行整合，使组织能够完成自身的目标。以成本为导向的传统医院管理方法具有很多的缺点，医院各部门之间虽然职能分配清楚，但也分散，导致各种职能无法统一。流程改造升级把患者的感受作为关键点，打造出更加合理的排队时间和就诊治疗时间，完全彻底的打破各职能部门专一分散的状况，使整个流程统一，从而为患者提供完善的服务。

顺畅的流程作为一个强有力的支柱，同良好的质量一起，撑起了精益管理的运营活动。一家医院最基本的目标就是使价值在整个医疗系统流程中保持顺畅稳定。流程效率的改善并不是把事情快速地做好，而是要减少和消除等待、打扰及时间的延误。更快并不总是更好，这取决于顾客的需要。在流程受到干扰时，需要及时查明原因并处理导致堆积或其他延误的系统原因。做搬掉石头的改善，而不是放更多的水掩盖问题（权宜之计或等待队列）。

流程改善与再造是现代医院建设的一项必要举措，通过流程改善与再造将会大大提高医院为患者服务的水平和医务人员工作的效率，节约患者就诊等候时间，减少医患之间信息不对称，改善医患关系，增强员工的凝聚力，节约成本，提高医院的经济效益与社会效益。

二、流程改善和再造——不断改善、精益求精

（一）流程改善的分类

1. 改善患者就医流程　有关患者就医流程的问题是医院能够推行精益理念和方法的一个主要着力点。如改善急诊室的患者就医流程、改善门诊手术的患者就医流程等。

2. 改善患者护理和后勤方面的流程　除患者就医流程外，医院也可以将精益方法用于改善许多辅助或后勤功能科室的流程，包括化验室、药房、围手术期服务及营养服务部门。在这些科室里，工作对象不是患者，而是决策制定或持续护理需要的项目，如改善门诊化验室的流程、改善药房的流程等。

（二）流程改善的目标

为了实现有足够成效并能够持续的改善，每个参与到改善工作的人员都应该朝着共同的目标努力，针对与目标相关的问题实施改善工作。

确定共同的目标要从清晰定义医院或部门的需求开始，如降低患者停留时间（患者服务）、降低院内感染率（临床质量与患者安全）、增加营业额或市场份额（业务）。医院或部门的需求会出现在各个层面（如工作组、科室、院区、组织协会等），并且受到许多因素的影响，如外部的要求、媒体曝光了患者长时间候诊而导致诊疗延误的情况、竞争对手的卓越表现或政府的管理规定等。一旦确定了医院或部门的需求，接下来就是要根据需求来识别出具体的职能（如检验科、放射科、手术室等）或某价值流中发生的问题，进而设定改善目标。

（三）流程改善方法

流程改善的方法主要有价值流改善法和 PDCA 法。

价值流改善（VSI）方法，主要着重于对某个或某些存在绩效问题，需要提升的价值流进行改善，它是基于广泛应用于各种问题解决途径的科学方法而形成的，其最终的目的是要让整条价值流变得高效高质。以计划—执行—检查—处理循环（PDCA 循环）的形式出现的方法可以用来改善价值流。政策方针和目标的确定以及活动计划的制订属于计划的主要内容。计划的具体运作和实现属于执行。检查包含有总结计划的实验结果，分清楚对错，明确结果效果并从中找出问题所在。处理包括对上一步检查结果的整合处理分析，并对成功的经验加以认可并使其更加规范；同时也要高度重视总结教训。对于没有完全解决的问题，应该将其转移到下一个循环去改善处理。为了使医院员工的思想、态度、方法和工作细则步骤更加的有条不紊，而且更加系统、直观、科学，医院可以通过将该循环应用于整个医院各个项目，最好细分到每个科室、患者的每个治疗阶段、甚至是细分到个人。

价值流改善工作需要由现实状况决定，改善工作的步骤如下：详尽评估现状并找出改善需求，确定改善目标；设计一系列试验性改善计划；快速实施改善方案；核实改善结果；对改善方案和行动计划做出必要调整并决定未来的行动步骤。

三、医院流程改善：以改善药房流程为例

药房有一套不同于检验科的时间设置和过程要求，并不是药房结果出的越快越好。虽然对一些药物的处方来说，找到药物的速度是非常关键的。但是在更多时候，因为药物过早地到达病房可能会被退回，所以他们并不急着开药送药，否则，一旦药物被退回，护士等一系列医护人员工作量将会加重。

在药物处方送到药房之前可能会出现一些状况导致需要快速反应的药物处方送达延迟。因为患者或患者家属沟通错误或者交流不通畅，导致从医师有开药方的想法到药房收到这个处方的过程已经延迟。药师所开处方可能没有被病房的工作人员或者其他医护人员看到，但是员工却把这个错误的原因归结于组织纪律的缺乏或者说自己当时忙于其他事物无法顾及这边的工作。

因此，提高医师处方传递的效率可以有效地降低处方丢失率以及在传达过程中出现的延迟。其实在药房的内部，药师所开的处方也可能被各种可能的方式延误。其一可能就是因为药房的工作量太大而且药房工作人员又短缺。所以在某些高峰期发生的处方延误可能就是因为没有将工作量合理分配给药房的员工。由于在实行精益管理之前的药房里面堆积着各种等待药房工作人员将其送往相应的病房的各种处方，从而导致药房的工作人员基本上每天都需要超负荷的工作。但同时还有许多服务于医院所有部门的日常工作等待完成。糟糕的是，一般情况下，这种超载满负荷的工作一般都是集中在上午，因为在这个时间段里医师会开出大量的而且需要尽快完成新的首例处方。导致处方延误的另一个原因是工作量分配不合理导致医务人员的忙乱。正如某位药剂师所言，“由于压力太大，每时每刻都会有人为此疯狂抱怨。”然而在执行精益措施之后，药房开始合理分配工作量，避免了由于上午医师大量开处方导致的超负荷工作量的现象的出现。

然而由于药房空间布局的不合理还有医疗流程的不合理性也可能会延迟药房的回应时间。由于各个部门之间相距很远，护士每天可能要走很多路去提供各部门所需要的工具。而且对于一些经常使用的药物在药房内部也可能会到处乱放，这又再次增加了护士的走动并再次延误了处方的开具。除此之外，在药房布局极度不合理的情况下，员工会将工作堆积起来，为了减少自己走动的距离而将牺牲掉药物开具流程的流畅性作为代价。

在药剂师取到药物之后，又可能会因为药房布局还有开药流程等延迟药剂师对所开药品的仔细核对，从而再次造成药物的堆积。但是如果药剂师只是待在自己的区域，与药房外界技术人员分开并将自己排除在流程之外显然是不太现实的，而且这意味着又将会导致大量的工作被堆积到一起。如果护士将药物留放到药房等待药剂师的审核，那么在护士回来之前就可能已经导致了延误出现，进而药物发放给患者使用这一过程将会延迟。

除此之外，病房的药物并不是以逐个发放的形式传送的。在医院的急症室或者住院病房会有许多的药物存储柜，而且这些药物并不是专门为特定的患者所准备的。护士可以在不通过药剂师的处方检查的条件下，根据需要直接轻易地从储药柜里面取出这些药物。除此之外，也会有一部分药物作为药房之外药物的批量补给存储于病房里

面。为了减少员工的工作量、包装载量及医护人员送药的运送时间，医护人员会在病房里面存放大量的药物从而一次性完成送药任务。实际操作中员工并不是全天候地逐个地向病房递送常用药。在实行精益管理之前，这样一次性完成送药任务的频率通常是一天一次或者每星期几次。考虑到平衡工作量之后，确实使护士在医院走动的路程大幅度下降，但是由于这样需要护士更大量经常性地进行药物补给，在被要求更多走动的同时，可以使药房药品的可利用性大幅增高，并且减少了由于没有备好药时，药房接到突发需要的情况的发生。在实行精益管理后的短期间内，护士接收到病房突发呼叫的次数大幅降低，运送频率上升，对药房的工作人员来说该政策所带来的好处可能不是那么直观的，但实际上已大幅降低了员工的总的工作量。

位于美国佐治亚州萨凡纳市的摩莫瑞尔保健医院的药房便采用了精益管理这一方法。在这个医院内部专门成立了一个小组来对各自的流程进行分析，从而能够直观地检测到存在于整个价值流的浪费情况以及医疗人员所带来的没有效用的移动。该专职小组在 17 个星期的时间里对医院原来的管理系统做出了大量且有效的系统化改进，在减少药物浪费和员工来回无效移动所造成的浪费的基础上，将反应次数做出大幅调整，使得药物在被需要时的可能得到的概率大幅提高。为了使医师所开的首次用药处方能够拥有更快的反应速度，该专职小组对药房的布局进行了全新的设计改造，从而使得护士来回行走次数和来回拿取不同药物之间的距离缩减了 50%。而且在升级改造过后的药房全新布局中，药剂师被组合到整个医药流程中去了，从而可以通过逐个流程的方式使护士将药物交于药剂师进行确认。除此之外，药房的重新设计不仅能够提升整个药房布局的合理性，还能够促进药剂师更加规范化的工作。在实行精益管理政策之前，在药物等待审核的时候，每位药剂师还需要各自负责，从而会因为药剂师工作责任的重复带来药物发送的延误。每位药剂师都可能会放弃审核被其他药剂师已经审核过的某种药，或者更常发生的状况是药房基本所有药剂师都在忙于打电话或其他类型的询问业务。标准化的工作将会把每种角色比如药物配置、检查处方和电话咨询等分配给单个药剂师负责，而且在各自职位空闲的时候可以去帮助其他工作量较大的岗位，但是前提是不能耽误自己的本职工作。现在摩莫瑞尔保健医院采用的精益管理已进行到了最后的阶段，该院药房现已成果显著，为患者和医疗服务人员均提供了相当优质的服务。

【本章小结】

精益管理源于丰田公司的精益生产方式，这种生产方式曾经使丰田公司生产出高度标准化和高质量的汽车产品，并凭借强大的竞争力在汽车工业高度发达的美国市场占据一席之地。精益管理注重在细节上精益求精、追求卓越，强调全流程的标准化操作和全员工作量的平准化，并借助自动化的管理系统提升效率和保障质量；与此同时，精益管理也不只停留在“精细化”的操作层面，它同样关注环境和人的作用，注重与全体员工和事业伙伴构建成长共同体，谋求在长期发展过程中形成共生生态系统，实现系统价值的最大化。

医院是以提供医疗服务为主的服务性机构，医疗服务产品事关人的健康和生命，对质量有着永无止境的高度追求，因此在医疗活动中存在着大量的技术标准和诊疗规程，以保证提供服务产品的质和量统一；但与此同时，人作为服务对象的个性化和病情的复杂多变，又使得“即时加工”的医疗服务具有明显的个体差异性，给服务质量的控制增加了难度。医院实施精益管理，可以通过执行标准化操作、推行平准化工作和构建自动化的管理系统，来为服务质量和效率提供基础保障。面对医院运行和管理工作中存在的现实问题，精益管理有其独特的工具和方法来发现、分析和解决问题。围绕医院运行发展中存在的问题或薄弱环节，精益管理项目实施小组深入现场观察工作流程，发现潜在的浪费和非增值活动，通过创建价值流程图来分析价值流，对业务或管理流程进行不断完善和持续改进。与传统的管理实践活动相比，精益管理的目的任务虽然基本相同，但管理的思路理念和工具方法却有明显不同，展现出在解决问题过程中对于细节的全面了解、深度思考和持续优化，从而凸显出其管理的科学性和旺盛生命力。

第五章　医院精益管理的现场管理

精益管理注重对现场的管理与改善。现场有广义和狭义之分。广义上，凡是组织用来从事生产经营的场所都称为现场，如医院的诊疗区、药房、运输线路、病房、办公室等。生产系统布置的具体体现，即现场的狭义解释，是指组织内部辅助生产或者直接操作生产过程组织的结果。医院中则体现为直接用于患者服务与诊疗的场所和设施等，如病房和手术室等。

现场管理是组织中业务工作第一线的综合管理，在整个生产（服务）系统中扮演着非常重要的角色。现场管理作为组织中业务工作第一线的综合管理，为追求最大的效率并在整个工作过程保持高水准的精益质量，它的核心内容便是最大程度上的将人、物、设备等合理安排、灵活运用。现场管理的本质是在围绕品质（诊疗有无差错、并发症及服务态度），成本（单床的费用等），货期（住院和手术等待日），安全（患者、消防、人身和财务安全等）和士气（员工精神状态、积极性和主动性）等班组工作目标的基础上，将人员、设备、工程材料、方式方法、生态环境和数据测量六大要素进行灵活有效且高效率的管理运用，并将 PDCA 管理循环灵活运用以提升业绩量并大幅度改善，以确保该工程各项项目能够按时并保质保量地实现。现场管理的核心是持续的现场改善，而持续的现场改善主要有两大关键点，即标准化和现场管理方法。

现场管理方法主要有现地现物管理、可视化管理、看板管理和 5S 管理等，这些管理工具可以增加管理的透明度和精细度，有效进行现场改善，本章接下来的内容将对这些方法及其在医院中的应用进行详细介绍。

第一节　现地现物管理

一、现地现物管理概述

（一）现地现物管理的概念

现地现物（genchi genbutsu，日语拼音）常称为现场主义，源于日本丰田的精益制造管理，是丰田解决问题的原则，广义上讲，它是指“事件发生的地方”；狭义上讲，是指组织的“工作领域”或“工作位置”。所谓现地现物，就是指当发生问题的时候，管理者要快速到“现场”去，亲眼确认“现物”，认真探究“现实”，并据此提出和落实符合实际的解决办法。现地现物，就是要亲自前往“现场”查看以彻底了解情况，用自己的眼睛彻底确认事实。这是丰田管理模式理念中特别强调的眼球管理与走动式管理。

现地现物有时还指“穿上靴子”，与走动管理的思想也大同小异。走动管理是相同的道理、流行短暂的美国版本。现地现物和走动管理应该说是一种想法而不是行动计划，都认为组织内部在传播消息的时候，不可避免地要简单化和概括化。了解问题的唯一可靠途径是亲自到现场看。现地现物的思想代表了西方和日本管理方式上的根本差异；在西方，知识是在办公室或会议室里获得的；而在日本，则是在工厂里获得的。当要求解决问题时，日本管理人会到出问题的现场看，而美国管理人通常作远距离调查。

（二）现地现物管理的法则

向西方介绍持续改进思想的日本管理作家金井正秋写了名为《现场改善》（*Gemba Kaizen*，日语拼音）一书，将渐进改善（kaizen，日语拼音）和现场办公（gemba，日语拼音）联系在一起，即亲临现场找出改进的时机，发掘一切可以实现改进的微小机会。金井正秋说，现场管理有五条黄金法则：

（1）当问题出现时，先去现场——不要在电话线上做出诊断结论；

（2）检查现物——相关事物——因为“眼见为实”；

（3）现场采取暂时的对策解决问题；

（4）后续找到问题根源；

（5）使流程标准化避免问题复发。

（三）现地现物的意义

中国话说“百闻不如一见”，丰田的哲学是 “百见不如一行”。在丰田有这样一句话“在离问题发生地越远的地方做的决策越糟糕”，不论是在制造、研发、销售、配送或公关部门，当我们问到丰田模式和其他管理方法有何不同的时候，最常听到的一个词就是“现地现物”。除非你亲自实地查看，否则任何公司问题的任何部分，你都无法确实了解，丰田公司不容许任何“理所当然”的想法，也不容许只凭借他人提出的报告。

现地现物原则的主要作用和目的就是为了找到问题的本质。但是它的作用不仅局限于此，现地现物可以塑造一个人认真务实的职业习惯；可以促进问题的深入研究和团队的学习；可以提高产品和服务的质量，以及提高产品和服务输出的效率。

现地现物，体现的是一种认真、务实的态度。目前很多的国内医院都在进行“精益”理念的学习与推行，对于这些医院来说，要将“现地现物”作为一条行事准则，融入了医院文化，不管是职务多高的领导，都必须亲临现场去了解实际情况，尽一切可能去接近问题的本质，依据事实去发现问题、分析问题和解决问题。

二、现地现物管理的实施方法

现场就是离问题最近的地方，无论你想解决问题还是想学解决问题的方法，都要深入现场、确认现物、调查现实。现地现物管理的实施主要体现在坚持三现主义，三现即“现场、现物、现实”。

1. 现场 三现的第一手法是“现场”，就是让我们不要只坐在办公室决策，而是要立即赶到现场，奔赴第一线。来到现场如何观察呢？现场是生机勃勃的，每天都在变化，不是三现主义者，不具备正确的观察方法，你就没法感觉它的变化，尤其是异常情况、异常变化。

2. 现物 管理的最重要的概念是“总是以事实为基础而行动”，解决问题要求你找到事实真相。因为只有一个真理存在，最通用的方法是“到问题中去，并客观地观察其过程”。观察你看不到的地方，这时，事实将出现。要发现其变化的原因，仔细观察事实。当你这样做时，隐藏的原因将会出现，这样做，你可以提高发现真相的能力。

3. 现实 解决问题需要你面对现实，把握事实真相。我们需要用事实解决问题，而事实总是变化无常的，要抓住事实就要识别变化，理想与实际总是有很大的差距。很多问题如果我们不亲临现场，不调查事实和背景原因，就不能正确认识问题。但为什么会发生那样的问题呢？我们要多问几次“为什么”，对“现物”“现实”进行确认。

三、现地现物管理在医院管理中的应用

在某医疗集团新院区启用之际，院长与分管院长们更多的是深入到医院管理的一线，实施现地现物管理，通过现场协调，得到一一化解，并且明显取得进展和成效。

第一，现场。医院领导深入一线进行现地现物管理，坚持立即办理、马上处置的快速现地现物管理要求，并且跟踪一段时间的办理效果和落实情况，才能放手。如：对于新院区自助挂号收费发现的问题，克服一切困难，立即启动支付宝和微信支付程序，就收到了很好的效果。就诊患者反映使用新方式非常方便，短短几天支付宝就完成医疗支付 1500 多笔交易，微信就完成了 500 多笔医疗交易，大大地方便了患者。现地现物管理必须克服部门扯皮、推拉以及过分强调部门利益的突出问题。

第二，现物。医院领导首先明确现物，突出重点，狠抓关键，把握实施现地现物管理的关键所在。诸如：新院区医疗安全与患者安全状况的评估，突出医疗环节管理问题的解决等，都要放在优先位置上，首先思考，并且采取有力措施，加以解决。一个医院如果医疗安全得不到保障，则一切都无从说起！因此，院长深入医疗一线，实施现场管理，就要首先关注和解决上述问题。如：分管领导到新院区，首先检查电梯安全，消防安全，以及院长和职能部门首先协调解决供应室质量和安全问题。院长在新院区立即解决新院区住院患者病房服务中心建设和配备问题。

第三，现实。医院领导敢于担当，能面对现实，把握事实真相。现实医院管理运行上的问题，如同社会上情形类似，许许多多都是出自部门的利益格局和思考，出自自己的工作习惯和依赖性，出自部门之间的工作协调和有效沟通。许多主任想做的事，总是喜欢放大意义，不喜欢做的事则是放大困难和问题，主观臆断与个人主义、部门利益的影响比较大。

第二节　可视化管理

一、可视化管理概述

（一）可视化管理的定义

可视化管理，也称为目视管理，是利用互联网和计算机系统，在管理者掌握组织有效信息的前提下，实现管理上的透明可视化，可以将管理的效果渗入并体现在组织人力资源、货物供应链、客户信息管理等各个环节。

可视化管理的优点是能够让组织各个部门的工作流程均能够以视觉信息形式呈现，更加有效地传达组织内部的可视化信息。可视化管理体系主要采用透明化、可视化、一目了然的方式对组织需要管理的信息进行呈现。文字符号、图画符号，如国家食品安全标志等醒目的符号标志，用于警告、发出指令、提出引导等，均属于一目了然、显而易见的方式方法。因此，可视化管理除了称为目视管理，也叫作一目了然式管理、显而易见式管理等。

（二）可视化管理的意义

组织实施可视化管理其意义主要体现在以下几个方面：

首先，可视化管理可以将信号进行快速传递，将组织内潜在的问题和浪费情况通过直观形象的形式显现出来，可以轻而易举地找到管理者需要管理的地方，而且每个员工都可以很方便地观察到，使员工都能遵守准则，并能够轻易地纠正错误现象，让每个人都可以轻易地指出组织运行情况是否正常，并且对正常与异常情况的判定不需要到现场探测，就可远程辨别。

其次，可视化管理能使整个工作现场看起来更加明亮且整洁，有利于营造一个安全且舒适愉悦的工作氛围，有利于打造员工和客户都满意的环境，这种公平公开、谨慎客观以及透明化的方式，有利于齐心协力，鼓舞意志。

最后，可视化管理可以清楚地告知员工应该做什么，尽早识别异常情况，从而使检查有效果，避免人为造成的错误或疏漏，并一直保持正常状态。通过观察的方式，更容易暴露出有问题的地方以及滥用现象，进而提前消除各类隐患以及滥用。

（三）可视化管理的目标与规则

1. 目标　①清楚地告知员工需要做些什么，以尽早识别异常问题，从而使检查有效果。②避免人为造成的错误或疏漏，并一直保持正常状态。③通过观察的方式，可以轻易暴露出有问题的地方以及滥用现象，进而提前防止和消除各类隐患以及滥用。

2. 规则　①视觉化。无所保留地进行标注，实行颜色管理。②透明化。呈现出需要观察但又容易被隐藏的地方。③界限化。标明如何确定正常与异常，使之一清二楚。

二、可视化管理实施步骤

要保障可视化管理在组织中有效的推行，一般应按照以下步骤进行。

第一步，确定管理目标；所有员工都参与拟定和商议；设法满足自己的需要；试用期间，相关人员的行为应该完全遵从规定。

第二步，建立组织，建立一个以最高责任人为组长的领导小组；各工作组按部门或业务设置，部门负责人为组长；成立一个由技术高超的人员和外部专家组成的咨询小组。主要负责技术问题的解决和现场咨询。

第三步，促进教育和动员活动。开展专家讲座、员工讨论、发布鼓动人员的会议；使用基于标记点的摄影系统来发现不足之处。

第四步，对教育培训课堂进行讲解，阐述实行可视化管理的理由、作用及推广实行方法；在小组讨论和课堂讲解后，组织员工交流，发现适合本部门和科室的管理方法，让员工积极地参与进来。

第五步，现场咨询。辅导人员进入各部门、科室，同员工对可视化管理的相关内容进行回忆，将重新制定的改进计划呈报给上层管理者，并在得到管理者的许可之后开始实行。在开展计划期间，咨询师与员工一起评审，改善员工提出的不足之处，并记录改进过程。

在可视化管理的实施阶段中，我们需要从以下 10 个点出发进行检查。

（1）是否在远距离地方也能显得清晰明了。

（2）是否标明应该强化管理的方面。

（3）是否每个人都可以指出当前状态是好是坏。

（4）是否所有人都可以使用而且容易使用。

（5）是否每个人都能依照规定并且在出错时能及时更正。

（6）可视化道具的使用是否能使现场更加敞亮和干净。

（7）是否依照“（模拟）道具→设置→（模拟）使用”的顺序。

（8）是否在有短缺时进行改进，直到模拟物品达到指定位置

（9）是否在没有出现短缺时，制作、设置、使用可长久使用的材料。

（10）是否使可视化管理与医院的要求保持一致。

第六步，结果公布。在可视化管理活动进行一个阶段后，进行总结，显示改进结果，汇报经验。

第七步，将结果进行巩固。将促进活动的良好方法和良好措施形成可以作为准绳的文件，作为指导和培训标准。

三、可视化管理在医院中的应用——以急诊室护理管理为例

急诊室负责医院的应急诊断、应急抢救和重症监护，是医院各科室中任务最多最困难的科室。救援的成功率受急诊室管理模式的影响很大。

（一）可视化管理在医院急诊室护理管理中实施方法

1. 建立可视化管理团队 急诊室的可视化管理团队由医院的护理人员组成。急诊室对于如何实施可视化管理，需要结合所有科室成员的意见，并且由科室的护士长负责进行检查、监督和实施。

2. 开展可视化的管理培训　要面向急诊室的所有成员，把可视化管理中的实施办法、定义、实施目的和作用作为培训的主要内容，以期把可视化管理应用在急诊室管理工作中去，希望全体人员都能够积极参与，提升管理水平，改进管理水准。

3. 急诊室的环境布局

（1）抢救室的设置：抢救室每个房间要用不同的颜色分割成不同的医疗区。抢救室管理严密，双开门用“抢救室”和“家属止步”字样来警示非医务人员。在通道处用箭头进行指示并配以文字加以说明（图 5-1），使医护人员和病人进出更加便利。

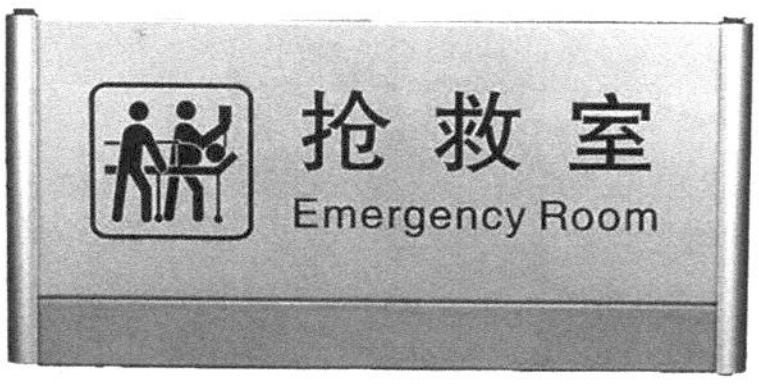

图 5-1　抢救室的标识设置

（2）抢救室可视化管理：抢救室设置两张床铺，用于抢救工作，并在每个床上粘贴醒目的床号。在抢救室的墙上粘贴配以文字的抢救流程图。为了使医护人员使用抢救车更加方便，需要在抢救车盖板一侧明显的地方粘贴救护车的标志。

（3）复苏室可视化管理：将急诊“复苏室”粘贴在复苏室的墙面上（图 5-2）；用鲜明的红色地位线画出复苏床所在的区域，并在四周用数字进行区域划分，可划分五个区域，并明确各个区域负责的项目。为了使紧急情况下能够及时准确地找到各自的位置，选用五种对比鲜明的颜色按照定位的要求贴在不同区域。

（4）护士站可视化管理：在护士站设置公示栏，将其分为每天值班人的名字、各种各样的通知消息、专业知识的学习、各个部门的急救电话以及急诊园地五部分。在对文件资料方面的可视化管理上，可以用玻璃柜将各种文件存储在一起，做好分类工作，以便查找（图 5-3）。

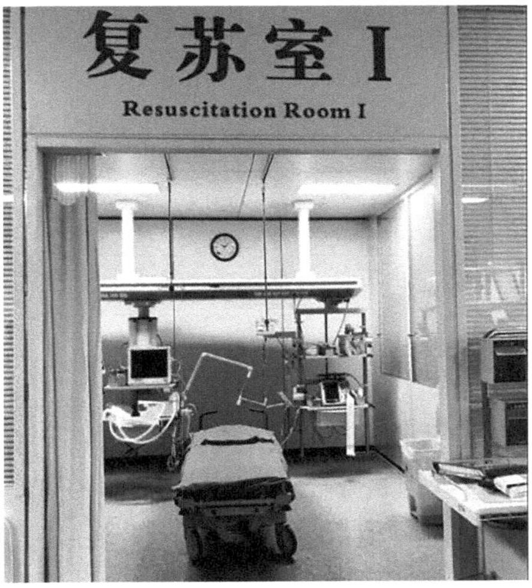

图 5-2　复苏室

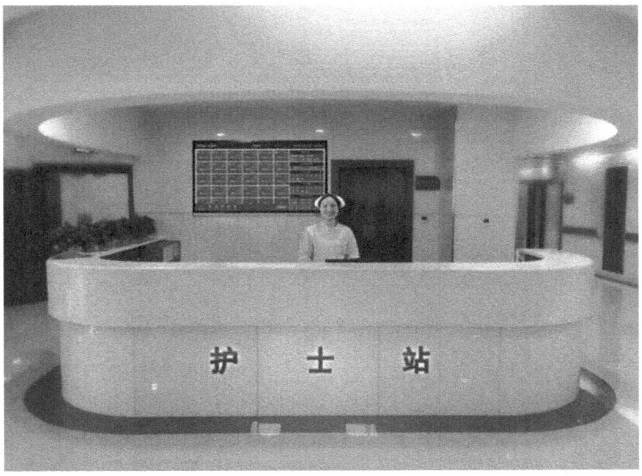

图 5-3　某医院儿科病房护士站

（5）应急药物的管理：对于常用药品，要进行标号、药的名字、基数的标注以及药的规格，并且按照编好的序号顺序垂直地摆放好；对于应急类药品，要求统一分类编号，按照一定位置、一定数量摆放，贴上醒目标签；对于高危药品，按照分区域、分级别进行相应的管理工作，贴上有关的警示标志，对于 A、B、C 类高危险的药品，要用不同的颜色进行区分，粘贴标签，并贴上“高危药品”标志；在相似药品上要粘

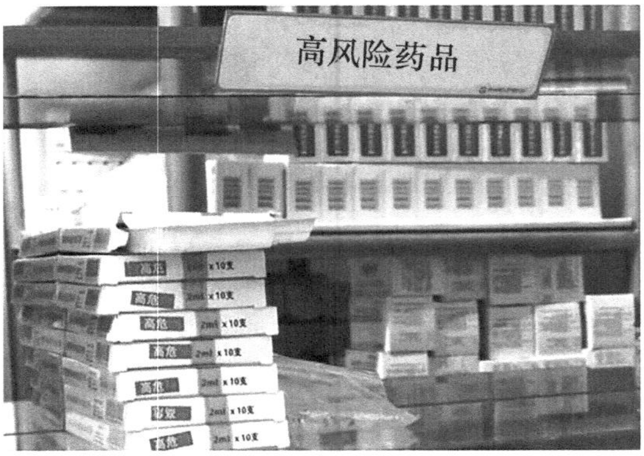

图 5-4　高风险药品标志

贴“听似”标志，规格不同的相同药品要粘贴“多种规格”标志，方便认识辨别，避免出现差错（图 5-4）。

（6）应急设备管理：将定位设备以及画有应急设备的图示粘贴在抢救室墙壁的显著区域（图 5-5）；设置划分区域的线，用红线标示仪器的“停放点”，并将仪器名称直接标在存储仪器位置上方的墙上，确定仪器放置的位置，使识别更加容易、使用便利，回位准确。根据急救设备的操作说明，将操作流程图粘贴到设备相应部位，达到准确使用急救设备的目的，同时也可以防止因使用不当造成设备的损坏进而影响救援工作。要将中文释义标注在设备功能的操作键上，这样更方便识别，使用也更加便捷。同时，不同设备的操作方法基本上不会一样，因此要注意它们的各自特征，制作并粘贴警示提示标志。

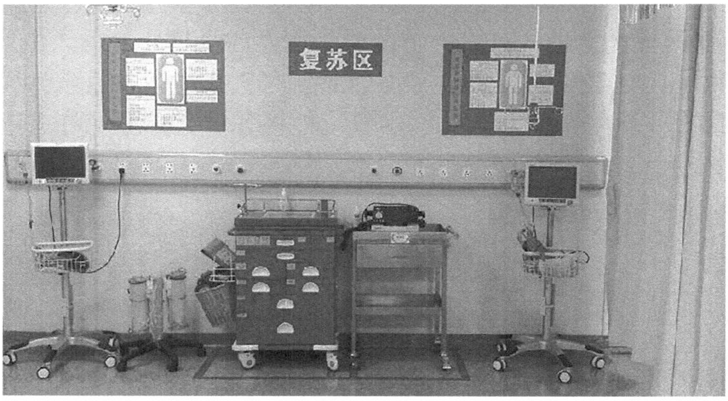

图 5-5　急救室的应急设备标志

（二）在急诊室护理管理中应用可视化管理的作用

1. 有利于提高急症室护理质量　由于使用清楚和合适的颜色信息，能够让护士记得更为牢固，警惕的意识更强，能够很有效地减少护理事故的发生，护士与患者之间的纠纷减少。在护理管理实行可视化管理之后，部分护理质量较之前有明显的提高。通过色彩标示，护士能够依据不同颜色所代表的不同意思，做出及时且准确的评价估量与观察，同时按照标准的流程实施急救操作，使急救工作有条不紊的实施，极大地增强了护理的功效和作用。

2. 有利于减少医疗伤害的发生　通过规范、显著的标记对护士的思想加以影响和警醒，使护士的操作符合模式，从而减少医疗伤害的发生。同时使用带有颜色的标签标记各种风险，使护士的视觉印象更加深刻，增强安全意识，进而最大限度地减少医疗伤害的出现。

3. 能够使患者更加满意护士的护理工作　护士需要提前对患者和家属普及各类标识的相关知识。这方面的工作要做好，把各种标识都给他们解释清楚，这样才能够使健康教育更有效，患者会更加注重安全问题，能很有效地降低患者的不满意度。护理安全标志的使用还可以增进护士与患者之间的交流，能够将更加有效的、符合患者需求的护理服务给予患者，从而使他们对医院的护理服务更满意。

因此，采用可视化管理的方法对急诊室的护理质量进行管理，可形成全员参与和自我管理模式，有效地改变护士视觉感知的各种外部因素，规范护理的步骤以及护理的过程，降低护理过程中的不确定危害因素发生的概率，极大地改善护理的质量，增强患者对医院护理服务的满意程度。总而言之，可视化管理被认为低风险且有效果的护理管理方法。

第三节　看板式管理

一、看板式管理概述

（一）看板式管理的概念

看板式管理是一种为实现准时生产方式操纵现场生产流程的工具。信息流程减少可以依靠准时生产方式中的拉式生产系统，生产过程中的物料流动顺畅可以通过拉式生产系统与确定数量且固定为盛放货物容器等方式的配合来实现。

准时生产方式的目的是减少生产过程中花费的成本，它在生产系统的每个部分全面实行，是一种不同于以往的、能使生产有效进行的新型生产方法。准时生产方式使用了看板式管理工具，看板联系着各个环节，发挥的作用尤为重要。

看板式管理方法是将物流或者信息流放在同一道工序或前后工序之间进行传送。准时生产方式作为一种拉动式的管理方式，它的作用就是借助信息流将信息从最后一道工序传递给上一道工序。看板是传送信息时需要的介体，可以说，没有看板，准时生产方式就不可能实行。所以，有时也将准时生产方式称为看板生产方式。

由于信息技术的快速发展，看板方法已逐渐被计算机替代。现在最流行的“物资需求计划系统”用计算机代替了准时生产方式使用的生产各环节之间的看板，并且每个过程都是联网的，指令的发布、工序之间的通信都是由计算机完成的。

现在物资需求计划系统被国内的很多企业施行，但大都没有成功，这是因为这些企业直接实行物资需求计划系统，而在之前并没有施行准时生产方式。物资需求计划系统仅仅是一种将烦琐的手工操作转变为电脑化的软件，这决定了它的作用只能是提高生产效率，而不能解决准时生产方式所提出的看法和主意。物资需求计划系统只是一个工具，只有在推行准时生产方式的条件下，医院才能推广实行物资需求计划系统，否则，只会浪费财力和精力。

（二）看板式管理的类型

1. 三角形看板　三角形看板主要为整理、整顿、清扫、清洁、素养这五个项目的管理服务。看板内容主要是将各种物品的名称标示出来，看板被放置在区域内特定的位置上，并且这些区域是现场划分好的。

2. 设备看板　设备看板可以附加在设备上并放置在设备上，不影响人员流动、物流和操作的正确位置。设备看板的内容包括设备的基本情况、检验情况、检验现场的原理图和主要故障、办理手续、管理职责等（图 5-6）。

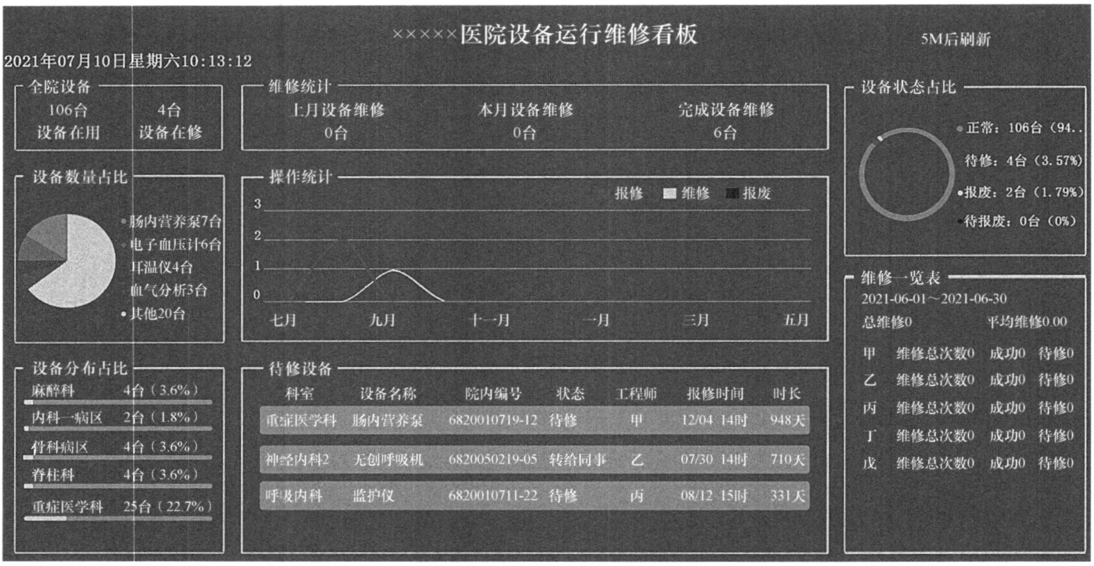

图 5-6　设备运行看板

3. 质量看板　质量看板的主要内容是生产现场的日、周、月质量状态分析和质量趋势、质量事故的数量及描述、员工的技能状况、部门的指导方针等。

4. 生产管理看板　生产管理看板的内容包括生产计划、计划完成程度、生产作业进度、设备运行以及保护情况、操作间的结构等。

5. 工序管理看板　工序管理看板是使用在操作间内各个程序之间的看板。比如取料看板、发货看板等。

（1）取料看板：取料看板在操作间的各个过程之间发挥作用，它的内容主要有生产活动的序号、名称、操作者及放入材料的时间、数量及完成工作的时间、首次的检验和检查等。

（2）发货情况管理看板：这类看板位于操作间，其内容主要包括生产活动的序号、生产小组的名称、产品的完成日期、发货时间、接收货物的客户等。

6. 在制品看板　包括工序内看板、信号看板。

7. 领取看板　包括工序之间看板、对外订货看板。

（三）看板式管理的原则

1. 只在必要时，后工序才向前工序索取必要数量的零件　它需要完全改变现有的程序和方式。为了填补被后工序所选走的零件，前工序必须生产足够的数量。通过这两条原则，生产系统自然形成一个输送带式系统，保证生产过程所需要的时间处于平衡的状态。

2. 不合格的产品不送到后工序　由于后工序只在前工序中领取必要数量的产品，所以没有多余的物资供它使用，因此一旦发现不合格的产品必须中断生产过程，找回不合格的产品，送回到前工序。

3. 尽量减少使用的看板数目　看板的数目代表医疗器械零件最大库存量。

4. 使用看板以便与需求变动的小幅度变化相适合　计划的改变是经过市场需求和生产紧急情况，并按照看板取下的数量自然产生的。

二、看板式管理实行流程

一般情况下，看板式管理的实行有八个步骤，在经过这些步骤之后产品由原材料加工成成品。看板以后道工序生产活动为出发点，遵循以下步骤使用。

1. 负责后道工序的搬运工把所需数目的空托盘和看板放在了叉车上面，进入了存放零件的前道工序的地方。这时候，看板会被领到看板箱里，直到存放数达到指定的数量时，才能领取看板；或者达到规定好的某一时间，定期领取看板。

2. 如果存储区中的零件被负责后道工序的搬运工取走，则将附在托盘中零件上的生产指令看板拿下。并在看板接收箱中储存这些看板。因为每个托盘中都只有一枚看板，所以被取走看板的那些看板托盘变成空托盘，搬运工必须将这些空托盘送到前道工序人员所指定的地点。

3. 搬运工拿下每个标有生产命令的看板的时候，还要再加另一枚“领取看板”。所以，将两种看板替换过程之中，必须核对领取的看板和相同产品的生产管理看板是否相互对应。

4. 在后道工序处理过程中，操作开始时，领取看板之后，必须将其放于看板箱。

5. 在前一道生产工序当中，在完成按照时间规定之内的生产工序或规定生产任务时，必须从接收箱中收集生产指令板，将其放入生产指令看板箱中，并且必须按照在存储区取下的顺序进行存放。

6. 生产零部件的顺序要依照生产管理看板被放进看板箱的顺序。

7. 在生产加工期间，生产活动中这些零部件要和它的看板作为一个整体，移动或变更位置。

8. 为了使负责后道工序的搬运工在任何时候都能方便地领取到零部件和生产指示看板，需要在本工序完成零部件的加工之后，将零部件和生产指示看板一同放到存放区。这两种看板的链式操作，必须在前面的各种工序中连续存在。这种做法的结果就是，每个流程在必要时只接收所需数量的必要物品，所有流程自然实现准时生产。这样的看板链式操作，使得每个工序在一个周期内生产一单位产品，从而实现生产线的同步。

三、看板式管理在医院管理中的应用——以手术室耗材管理为例

使用看板式管理的方式对手术室消耗材料作业流程进行系统分析和改造，根据耗材的大小及包装形态进行重新分类放置，选择适宜的“看板”，根据每种耗材消耗速

度、补货周期、安全库存数确定“采购点”和“最大库存数”，可以大大提高手术室耗材管理的效率和准确率。

（一）看板的设计思路

如何进行“看板”的设计，需要从五个方面来讲：①收集物品有关数据信息，还需要有物品如何使用，使用数目、如何进行添加。例如供应商、供应室、一级仓库等。②补充随耗用时长、使用时间或补充时间的改变而减小的变量。例如供应的商户随时都能补充一级库，每周有两天或者每天，一级仓库补充二级库。③确定哪一些物品是没有替代品要作为重点。④拟定一个符合要求的采购地方和库存数量下限，这是确保顺利进行流程的最低的要求。例如，每天都能补充一级库，库存量里面的下限是一天手术所需要的数量。⑤为不同的品种挑取相应的“看板”模式。“看板”信号可以是卡片、空闲的空间、电子信息等。电子信息“看板”必须基于二次入站和出站扫描条形码或射频识别代码。

看板式管理是一种“拉动系统”，它是避免缺货并保持较低库存水平的一种系统的消耗品供应方式。“看板拉动”添加耗材，以需要增添的物品为依据，保证最小的库存，不需要再查点仓库物品。看板拉动是一系列活动的组合，包括看板的集合、采购通知或者是医院仓库、从主仓库拿出使用的材料、将使用的材料运送到二级仓库（手术室）、进库和储存、出库和使用，避免包括过多库存和购买过程中花费大量等待时间等与推动相关问题的发生。

（二）看板管理的方法

1. 挑取“看板”应用于消耗材料的管理　选的材料要有使用数目少、供货稳定、体积或者质量上超过一般标准的特点。从一个测试区域开始，收集品种数据。

2. 决定符合要求的购买点　对各供应商和医院耗材仓库的补货频率、每种消耗材料的价格、尺寸、有效期以及全年用量平均耗费量做出评价估量。计算每种材料需要库存为多少以及需要的安全库存为多少，并且拟定出各种材料购买的地方。购买地方的库存并不一定就是确定和准确的，在需要增加货物的时候，材料的存储数量将低于购买点。根据“最大”库存来确定货物需要补充的数量。

3. 为每种“看板”选择常用的方式　空的容器、“看板”卡片、电子网络信息的提示等形式。我们列出下面两个方式。

（1）卡片“看板”：①使用于小尺寸、外包装为方形的材料，如缝针、敷贴、画线笔等。将物品放入仪器柜内，并在购买点的水平线处放置“看板”卡片，在卡片上标明物品的剩余量，将卡片制作成两份，并且将两张卡片放在一起，另一张在供补货物的时候使用。②使用于用量大、占用空间比较大的材料，例如负压的引流装置、留置针等。把采购地方的两张“看板”都贴在购买点的纸箱上面，当使用到粘贴有“看板”卡的纸箱时，立即发出增补货物指令。

（2）容器或者是多容器“看板”：将用以占据大量空间的物品，比如说一次性的手术包、螺纹管、输液器等。放置在货架系统中的塑料箱用于盛放这些物品，看板就是空的塑料箱子。按照收取货物的顺序对每个空箱子编号，并且标注清楚补货时空箱子应达到的数量。

4. 创建一个“看板”卡片　在看板上应包含物资订购的单位、规格、数目、订单点或者是物品的位置、库存量下线、订购单位这些信息，对于电子信息，除了要包含上述信息之外，还应该包括物品的图片。

5. 在相应的容器上对购买的地点做出标示　为了确保购买点的位置准确，需要清楚地标记出每种物品的取货方向。

6. 对全体成员开展培训　所有成员进行“看板”的学习，理解并且学会“看板”管理过程之中各个步骤需要达到的要求以及它的特点，制定统一的质量评测标准。

第四节　5S　管　理

一、5S 管理概述

5S 管理指的是整理、整顿、清扫、清洁、素养这五项。由于它们的日语拼音都是以 S 开头的，所以被称为 5S 管理。5S 管理起源于日本。通过规范现场，打造清晰的工作环境，培养良好的工作习惯达到提高人们的素质，养成良好的工作习惯的最终目标。

5S 管理是日本企业独特一种管理方式，它是指对生产现场中需要的生产要素进行管理。在 20 世纪 50 年代，日本的这种管理方式的宣传口号是，“安全从整理开始，到整顿结束”。在那个时期，日本只实行了五种项目中的前两个，即整理和整顿，它的目标是保证作业空间足够使用以及空间的安全性。到了 80 年代，日本特有的管理模式开始面向全世界，它的出现对整个当时的管理模式有很大的影响，并在全世界范围内受欢迎。

5S 管理是具有日本特色的企业管理日常工作的根本方法，管理品质随着时间不断变化，由于在二战之后，品质快速上升，成为经济强国。在丰田的倡导下，5S 管理模式对树立企业形象、按时交货、现场改进等方面都担当着重要的角色，并且慢慢地得到各国管理层的认可。随着世界经济的发展，5S 已经成为工厂管理的新趋势。这种管理模式，在制造业、服务业中应用广泛，改进了现场工作环境的质量以及工作人员的逻辑模式，从而使企业走向全方位的质量管理。为了满足企业向前发展的需要，有的企业新增了安全这一项目，5S 成为 6S，甚至在某些企业还出现了 12S，但它们都是由最初的 5S 发展过来的。

二、5S 管理实施过程

第一步：1S—整理

定义：一个工作场所里的所有物品均可分为必要和不必要两种，要能够明确地区分两者，对于不必要的东西要及时处理掉。树立正确的价值意识，一件东西的价值在于它的使用价值而不是最初的购买价值。

目的：将在生产过程中产生的无使用价值的东西及时清理。活用工作场所中的空间，避免用错、送错物品，营造干净整洁的工作环境。

实施要点：①全面检查自己能看到以及看不到的工作范围；②调查所需物品的使用频率，以确定物品日需求量和存放区域；③设置“是”和“不”的标准；④从工作场所移走不需要的物品；⑤拟定废弃物的处理方式；⑥每天进行自我检查。

第二步：2S—整顿

定义：对整理后留下的物品进行分类，并分别有序摆放。标明物品的数目。

目的：使工作场所整齐干净，有助于减少了寻找物品的时间，避免积压过多物品。

注意点：①整顿后能达到每个人都能立即找到需要的物品的程度；②从他人的角度出发考虑物品的摆放位置；③采用一定的措施使物品在需要时能立即取出；④使用后的物品能轻易归回原来的位置，是否出现差错，一目了然。

实施要点：①落实前期整理工作；②明确需要的物品所在地；③摆放整齐有规则；④地板划线定位；⑤标明场所、物品；⑥拟订处理废弃物的办法。

第三步：3S—清扫

定义：打扫工作场所，使其维持洁净的状态。

目的：除去污秽，维持洁净；保持品质；降低工业伤害发生率。

实施要点：清扫就是使工作现场干净整齐，不仅要能立刻取出还要能正常使用，清扫的第一目标就是达到这种状态，由于现在要求制造高品质、高附加值产品，所以更不能有垃圾或灰尘的污染，造成品质低下。①定期扫除，清除脏污。②杜绝、隔离污染源。③设立清扫的标准。④划分室内室外的清扫责任区。⑤对全医院进行一次大清扫，清理每个区域。

第四步：4S—清洁

定义：制度化、规范化整理、整顿、清扫操作过程，保持其成效。

目的：认真保持处于最佳状态的成果。

意义：坚持、深入整理、整顿、清扫，可以从根源上避免安全事故的发生，创造使职工愉快工作的优质工作环境。

实施要点：①通过保持诊治环境的整齐卫生，保证职工的健康，提高职工的工作热情；②对物品清洁的同时，对职工自身的清洁也不能忽略；③要使环境不受污染，避免职业病的发生。

第五步：5S—素养

定义：开展晨会，提高员工文明礼貌程度，增强团队意识，培养依照规则做事的工作习惯。

目标：培养职工认真工作的好习惯。

实施要点：①制订识别标准；②拟定医院相关的规章制度；③拟订礼仪准则；④教育训练；⑤开展提高精神素养的活动；⑥开展鼓励性的活动，遵循规则。

三、5S 管理在医院管理中的应用

5S 管理在医院现代化管理中具有积极的应用效果和价值，能有效减少医疗事故的发生，优化医院的整体环境，提高医护人员的整体素质，获得较高的满意度，树立良好的医院形象和口碑，故该管理模式值得在医院管理中大力推广和实践。

（一）拟定 5S 管理规范内容

1. 整理（1S）　这一步骤在整个管理工作中属于重要的步骤，将岗位上不必要的东西清除掉，只留下有用的物品，在必要的时候可以采用“红牌作战”的措施。对工作场所进行整理的目标是使场所中可用的空间更多、防止错误使用现象的发生，同时还可以打造干净整洁的工作场地。所以，必须要拟定整理分区的标准，在每个工作场地都要开展一次全方位的检验审查。

2. 整顿（2S）　易取、易放、易管理和定位、定量、定容是整顿（2S）中的三易、三定。通过将需要的物品加以分类定位放置的方式，时刻保持随用随取的状态。进行不定期清洁，保持规范、干净。文件资料整理标准：文件摆放要合理、整齐、美观，各类物品资料要编号，打上标签标记，保持文档柜整洁。工作椅标准：座椅无论人是否在工位，应时刻保持在原位放置。办公桌标准：办公桌应按规范摆放，桌面与墙面保持平行，办公桌上要将物品按类别分放。摆放经常使用的物品位置要体现方便、顺手、整齐、美观、有利于提高工作效率。而与工作无关的物品收集归放一起，桌面所有物品所放的位置前要用标签标好。桌面摆放要求：桌面上所有规则物品应放置于桌沿平行的位置；办公桌下的物品要摆放整齐、用标签注明名称；抽屉内的物品按类别分开摆放。设备标准：整齐、方便使用为实验室摆放的标准，在使用完之后要将设备贴墙整齐摆放，不同类别、位置用标签标示。为减少寻找物品浪费的时间，各科室应对设备每周清洁一次，并做好记录。

3. 清扫（3S）　清除掉不需要的物品，岗位保持无垃圾、无脏污的状态。清扫的目的是消除“脏污”，保持职场干净、明亮。办公室内与工作无关的物品一律清除，每周处理一次。

4. 清洁（4S）　清洁的规范内容是将整理、整顿、清扫进行到底，并且标准化、制度化。清洁的目的是通过制度化来维持成果。

5. 素养（5S）　是对于规定了的事情，大家都要按要求去执行并养成一种习惯，使人的素质上升。素养的目的是提升“人的品质”，塑造守纪律的工作场所，铸造团队精神。

（二）成立 5S 管理组织机构

成立 5S 管理推行小组及督查小组，高层领导的决心是活动成功的关键。为此医院特设兼职 5S 专员，由医院分管行政后勤的领导担任；部分职能部门负责人及临床、医技各科主任、护士长也要来担任 5S 专员；全面负责 5S 管理活动的组织、规划、实行、检查、测评等；对员工开展 5S 的培训和宣传；协调 5S 实施过程中所遇到的巡查和相关问题的处理；处理与 5S 相关的活动事务。

（三）全员培训

5S 管理需要由专人对全体员工培训和指导后才能正式进行，让大家明确什么是、为何做、怎么做。5S 管理，使全体员工充分认识开展 5S 活动，将给自己带来的益处，以此调动广大员工的积极性来投入工作。

（四）奖罚制度

推行小组每半月对 5S 进行一次检查，依据统计检查的结果，评选出先进科室，并通过表扬和物质奖励的方式对相关人员、部门进行激励。评选结果最差和不合格的科室，对其处以罚款，并对其不合理的地方提出改进的意见。

（五）应用效果

1. 医院管理水平的提升离不开 5S 管理的顺利开展　通过形成严谨的工作作风、安全的服务措施、规范化的管理、高品质的服务，从而增加了患者的安全感和信任感，增强了患者对医院的满意度，提高了医院在医疗市场中的竞争力。通过这项活动，建立了标准化、规范化行为，提高了员工的责任感和纪律性，使得人人都能自主管理。为了及时发现过程中的问题，并加以整改，5S 质量自查工作每月进行一次，这促使医院的管理水平上升了一个全新的台阶。

2. 5S 管理能快速高效地完成工作　这也是 5S 管理追求的关键，5S 管理的内容明确规定“三个定”，即定工作量、定时间点、定工作容积，还明确规定了三个基本要素，即场所、方法、标识，提供了优良的工作环境和氛围。①使物品摆放更加规律，便于在需要时的取出和使用过后的放回，从而提高了工作效率；②通过明确工作目标，优化工作流程的手段，打造更加省时、合理、高效的工作流程；③为了使医院工作有条不紊地开展，避免管理人员在监察时出现包庇现象，同时降低人为因素的出错率，应完善制度的建设工作，以保证各项工作的顺利进行。

3. 5S 管理使医务人员综合素质显著提高　为了达成通过细节管理，使员工养成严谨的个人工作作风和良好的职业素质的最终目的，应在提升工作效率和改善工作环境的同时开展一些活动，从而提升业务水平，增进员工之间的感情交流。从小事做起，建造优良的工作环境；倡导从一言一行着手，促使每位工作人员养成认真负责的习惯；做到服装整洁、言行文明、态度热情，改善全院医务人员的精神面貌，以此提高服务的质量，树立良好的形象。这就是“人造环境，环境育人”，这同时也是 5S 管理的真谛。

4. 5S 管理使患者满意度提高　患者的满意度作为现代的质量管理评价方法，作为最具说服力的质量评价标准，促使医院迫切提高服务质量。医院如若无法提供良好的服务，就会在激烈的竞争中被淘汰。通过推行 5S 管理，促使医院整体管理水平得到了提升，从而达到患者满意度提高的目标。

总之，5S 管理作为一种方法，理念、品质和精神，有利于提升医院的外在形象，提高员工的工作积极性，有利于组织的结构分化与再造，迅速高效地完成工作。医院管理通过引入企业的 5S 管理方法，促使工作更科学化、标准化和制度化，从而使工作的质量上一个新台阶；同时，减少了不必要的浪费，增加了医院运行的效益，5S 管理在医院管理中发挥着重大作用。

【本章小结】

对现场的管理和改善是精益管理的核心内容之一。由于医院的多场景、多设备特点，实施医院精益管理中，现场管理与改善尤为重要。本章系统阐述了医院现场管理与改善工作中所使用的精益管理的工具和方法，主要包含现地现物管理、可视化管理、看板式管理和 5S 管理。

现地现物管理是指当发生问题的时候，管理者要快速到“现场”去，亲眼确认“现物”，认真探究“现实”，并据此提出和落实符合实际的解决办法。现地现物管理主要体现在坚持“现场、现物、现实”的三现主义，体现的是一种认真、务实的态度。

可视化管理可归纳为“将需要管理的对象用一目了然的方式来体现”。一个医院若能实现可视化管理，将给医院带来更高的效益。可视化管理不仅能让医院的流程更加直观，使医院的信息更加有效地传达，从而实现管理的透明化；还使管理者更加有效地掌握医院信息，了解到医院各个环节的需求，更好地为医院服务。

看板式管理是控制现场生产流程的工具。运用“看板”管理的方法对手术室耗材作业流程进行系统分析和改造，根据耗材的大小及包装形态进行重新分类放置，选择适宜的“看板”，根据每种耗材消耗速度、补货周期、安全库存数确定“采购点”和“最大库存数”，可以大大提高手术室耗材管理的效率和准确率。

5S 管理指的是整顿、清扫、清洁、素养、整理，因为这 5 个词的日语拼音由 5 个 S 开头，简称为 5S 管理。5S 管理是指为了提升员工的个人素养，养成良好的工作习惯而营造一目了然的工作环境。5S 管理在医院现代化管理中具有积极的应用效果和价值，能有效减少医疗事故的发生、优化医院的整体环境、提高医护人员的整体素质、获得较高的满意度、树立良好的医院形象和口碑。

第六章　医院精益管理问题解决方法

第一节　问题根源分析

一、问题根源分析的必要性

医疗行业推行精益方法的最主要目的是提升医疗服务质量、提高患者安全性。可预防的医疗差错包括但不限于可以导致患者受到伤害、被感染或者死亡，这一问题在全球都具有普遍性。研究表明，提高质量的精益方法能够减少可预防的伤害、感染乃至死亡的数量。精益不是一种灵丹妙药，不能够立即消除所有的错误，但精益工具和思想能帮助医院和医护人员减少可预防的错误。

传统医院通常把许多错误的发生，简单地归咎于一个人。受责备的那个人是错误发生时出现在现场的人，但很多错误是由前阶段或其他步骤导致的。当一个护士把错误的药物拿给患者时，必须看到护士以外的价值流和错误可能进入系统的不同流程。当药剂师确实发现了药剂的错误，医院必须寻根溯源找到失误发生的根源，而不是简单地惩罚药房技术人员。

处理此类问题时，医院常常采用针对某一单一问题的解决方式，即所谓的权宜之计，但它只是对紧急问题的临时处理，并不能阻止问题的再次出现。例如 1 支温度计从检查室遗失，所以护士就去另一个检查室拿 1 支温度计来帮助他的患者，但这就为在那个检查室的下一位患者和护士制造了一个同样的问题。虽然他们看上去在短期内会有所帮助，但最终会损害质量和效率，因为它注定使护士在将来更正相同错误时会浪费更多的时间。然而实践中，迫于时间的压力，员工经常不能更深入地分析问题和解决问题。一个错误被发现时，在短期内应立即寻找一个及时的对策来解决出现的问题。在那时，或是一段恰当的时间之后，应使用解决问题的措施找出问题的根源，这样才可以防止那种特殊问题的再次发生。

当错误发生时，员工也习惯于推卸责任，精益方法与传统的对待错误的方式不同。传统方式下，通常会问“谁的错误？”管理和行政人员往往会推卸责任，并通过实施惩罚来表示他们对问题的解决方案，并严格要求员工，谨防犯错。相反，精益管理人员应首先假设，人们在努力地做好工作，并且问这样的问题：“尽管出发点很好，但怎么还发生错误呢？”接下来应当寻找根本原因，预防错误发生。

精益方法对传统问题处理方法做出了改变，提出具有建设性的解决问题的方法。当实验室试管上的标签被贴歪了，一些人会将责任推卸给试验助手，责怪助手从来没有正确地贴过标签，而不是思考解决问题的方法，询问“助手不知道正确贴标签的做法及对流程造成的影响吗？”药剂师在错误的药柜里找到药品，不应该仅仅想当然地认为其他人不小心将药品放错了地方，而应该思考为什么药品放进了邻近的错误的药柜。

医院中大多数错误是由管理体系造成的，而非个人疏忽。医院要克服一些长期存在的文化障碍，这样提高质量的精益方法才能见效。医院管理层必须改变“对犯错员工记名、责备、羞辱”这种模式，从而创造一种环境，即从错误中学习，利用已有知识预防将来的错误。医院应该在预防错误、预测可能发生的错误或者处理虚惊事件方面更加积极主动，而不只是在伤亡事件发生之后做出反应。依赖领导者文化以及创新思维可以提高医疗水平，但不是特殊技能或水平。“大多数医疗过失并不是因个人的粗心大意或是某特定群体的行为而产生的，这不是某一个人犯错的问题。更普遍的是，错误的系统、流程，还有导致人们犯错误或未能预防错误发生的条件导致了错误的发生。”

二、5 个为什么

（一）“5 个为什么”的概念

要想将问题彻底铲除，最重要的是找出问题的根本原因，而不是去找问题最终发生在哪，在问题源头的背后找到出现这个问题的根本原因。问 5 个“为什么”是一种由日本丰田公司研发的寻找问题根源的简单有效方法。这种方法需要追问“为什么”，来找到隐藏在表面症状下的根本原因。

大野耐一先生在解释为何这一做法为丰田系统提供了有效的科学依据时曾说道：“丰田生产方式是建立在对科学方法实践和发展基础上的”。通过问 5 次“为什么？”并予以一一解答，这样我们可以找到隐藏在表面症状下的根本原因。大野耐一先生提供了一个问 5 个为什么的例子。当面对机器停止工作时，重复的追问，就可以得到以下的发现：

一问：为什么机器停了？

答：因为超负荷，保险丝断了。

二问：为什么超负荷呢？

答：因为轴承的润滑剂不够。

三问：为什么润滑不够？

答：因为润滑泵吸不上油。

四问：为什么吸不上油？

答：因为油泵轴磨损松动了。

五问：为什么油泵轴磨损了？

答：因为没有安装过滤器，混进了杂质。

由此形成了清晰的逻辑关系，使团队的每个人都可以明确地去专注重要的事项，并在生产过程中进行研究讨论。为什么要问“为什么？”，大野耐一先生解释道，谁、什么、何时、何地、如何，这些因素姑且重要，但是“为什么”可以将其统统取代。大野耐一先生曾写道：“5 个‘为什么’等同于一个‘如何’。”有效进行 5 个为什么的探查，可以避免争辩谁负责的时间，避免浪费精力。大野耐一先生的忠告是，不要直接跳进问题的解决方案，要将精力集中于从中学到了什么，以及确定起因结果的过程中。不要将你头脑的创造力花费在一个错误问题解决方案上。首先大家要研讨问题的根本原因。

（二）“5 个为什么”分析的步骤

“5 个为什么”方法是一种建立在所有事实上，用不断问“为什么”寻找现象的根本原因的方法，一般追问的方式按照图 6-1 的链式结构展开。把握现状、原因调查、问题纠错以及通过“差错防止”过程进行预防这四个部分组成了“5 个为什么”分析方法。

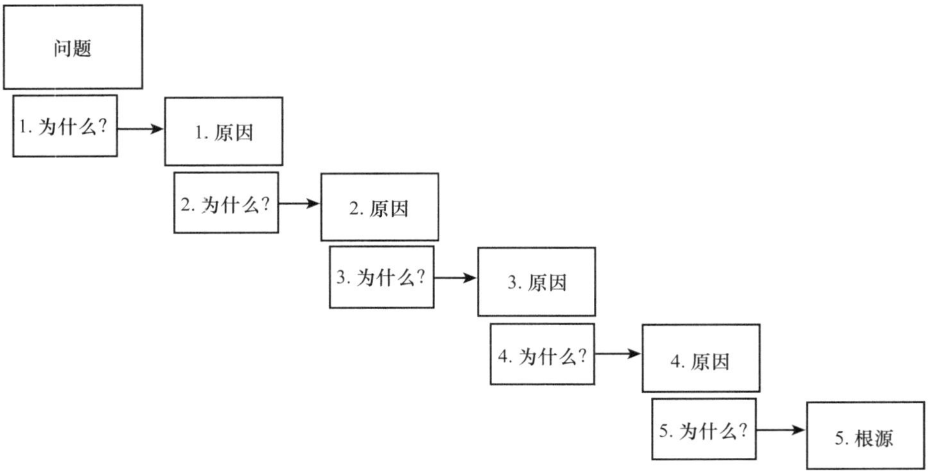

图 6-1　“5 个为什么”的链式结构

1. 把握现状

步骤 1：识别问题。第一步中，你开始了解到的可能是一个模棱两可或错综复杂的问题。了解了部分信息，但没有把握问题的详尽事实。问：知道什么？

步骤 2：澄清问题。接下来要做的就是澄清问题。为了得到更加清晰的事实，问：事实上发生了什么？本应发生什么？

步骤 3：分解问题。这一步中，如果需要，可以把问题分解为独立的小单元。问：我还了解什么？还有别的问题吗？

步骤 4：寻找原因。目前问题主要集中在查找问题的实际上，需要追问了解第一手的关键原因。问：我要知道什么？哪些人可能掌握问题的有关信息？要去哪里找到这些信息？

步骤 5：把握问题倾向。想要掌握问题的走向，问：什么人？什么时候？频率多大？有多少？在问之前，知道这些问题很有必要。

2. 原因调查

步骤 6：识别、确定异常现象的直接原因。如果原因是显而易见的那就去验证；如果原因隐藏起来，思考隐性原因并且核实可能性。依靠实际来确定直接原因。问：为什么会发生？能看到问题的直接原因吗？如果不可以，可能的隐性原因是什么呢？如何确定直接原因？

步骤 7：使用“5 个为什么”调查方法建立一个通往根本原因的“原因/效果”关系链。问：解决直接原因可以预防再次发生吗？若不能，能发现下一级原因吗？若不能，下一级原因可能是什么？怎样才能核实下一级有原因？能防止这一级再发生吗？如不能，继续追问“为什么”，直到找到根本原因为止。在必须处理并预防再次发生的原因处停止，问：找到根本原因了吗？处理这个问题能防止再发生吗？这个原因能通过以事实为根据的原因/效果关系链联系起来吗？这个因果关系链通过检验了吗？再问一次“为什么”“会怎么样”？确定已经使用“5 个为什么”调查方法回答这些问题。为什么有这个问题？为什么问题会流传到顾客那里？为什么我们的系统会有这样的问题？

3. 问题纠正

步骤 8：用清晰明确的措施来处理问题。使用临时举措处理异常状况直到根本原因被处理。问：在问题被彻底解决之前，可一直遏制问题发生的临时举措能够被实施吗？防止再次发生需要实施纠正措施处理根本原因。问：纠正可以防止问题再发生吗？追踪核实结果。问：解决方案生效吗？如何确定有效性？

4. 通过“差错防止”过程进行预防　“差错防止”过程是采取明确的措施以确保问题不会发生的典型措施，与此同时，要铭记教训。

（三）“5 个为什么”分析的原则

大多数情况下，人们常常试图将“5 个为什么”的流程纳入 5 个框，力求“找出”一条正确的因果链，其中包括 5 个问题的“答案”。这一流程并不适合预先制定的模板格式。因果链可以在任何层次分支，并在每个层次得出未知数量的答案。花些时间思考更简单、更明显的答案，从而发现所有的可能性。

有效的分析是发现并了解导致问题的许多潜在原因的关键。找出潜在原因后，则有必要缩小范围，重点关注最重要的原因。

1. 绝对不能让预先设想的问题原因蒙蔽分析工作。如果您想当然地认为问题原因，它会阻碍有用的分析，并可能带来坏的结果。

2. 一直遵循“现地现物”的原则来查明问题的来源。寻找问题原因时不能依靠他人或数据；利用手中的信息来指明需“亲自查看”的地点；必须通过亲自观察，找出导致问题发生的原因。

3. 分析工作应持续进行，直到确定发现了导致问题发生的根本原因或真正原因（使用“5 个为什么”的方法）。

4. 几乎在任何情况下问题发生的原因都不止一个，因此分析工作必须全面。

5. 由于可能的原因有很多，缩小范围很有必要，需要把重点放在一些重要的原因上。为取得更大的成果，可以通过缩小范围从而集中精力。

6. 在分析过程中，目标是找出导致问题的原因，以便将问题解决。这避免了将问题推给他人的倾向，迫使解决问题人员考虑如何去做才能将问题解决。

7. 通过深入、完善的分析，找到问题的根源，采取措施具体改进。从问题到原因再到解决方案，都有一条显而易见的路径。

8. 彻底而完善的分析能够提供事实数据，让人们能够对解决问题的潜在结果进行精确的预测。

三、鱼　骨　图

（一）鱼骨图分析法的概念

1953 年日本管理大师石川馨先生使用了一种极方便又有效的原因分析法，称为“鱼骨图”分析法，又叫“石川图”分析法。这是一种发现问题“根本原因”的方法，是一种透过现象看本质的分析方法，也可简称为“因果图”。因图案形状很像鱼骨，或称“鱼刺图”。鱼骨图分析法倡导头脑风暴，它是一种通过集思广益、发挥团体智慧，从各种不同角度找出问题所有原因或构成要素的问题分析方法。广泛应用于质量管理中。其基本形状如图 6-2 所示。

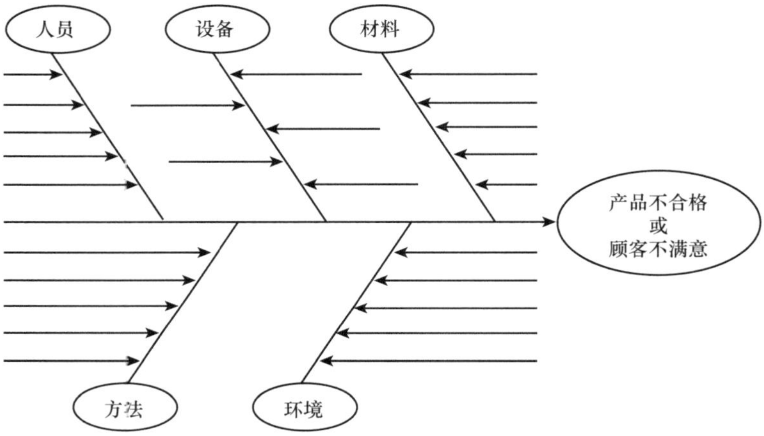

图 6-2　鱼骨图示例

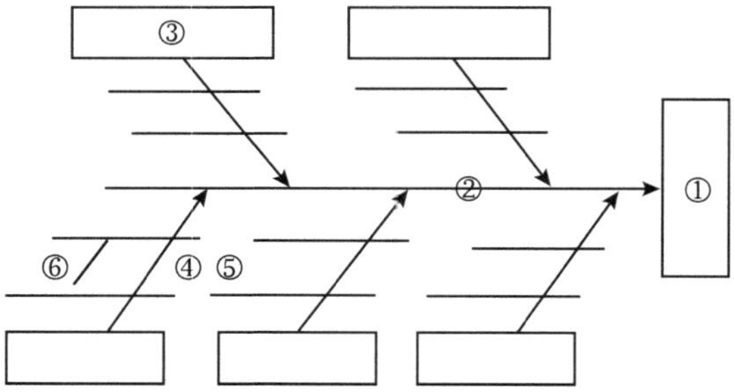

图 6-3　鱼骨图的组成部分

（二）鱼骨图的基本结构

鱼骨图的组成部分如图 6-3 所示：①特征，由于不同的问题会表现出不同的特征，我们可以直接将特征看为待解决的问题。②主骨，特性所对应的所有影响因素。③大骨和要因，最主要的影响因素。④～⑥为中骨、小骨和孙骨，是将主要因素分解成更加细致的影响因素组合。

（三）鱼骨图的类型

1. 整理问题型鱼骨图　各要素与特征值间不存在因果关系，而是结构构成关系。

2. 原因型鱼骨图　特征值通常是“为什么……”的答案，在鱼骨图中详细列出某个问题的基本原因和详细原因，通过该图可以很容易找出对应的解决方案。

3. 对策型鱼骨图　特征值通常以“如何提高/改善……”来写。

（四）鱼骨图制作

1. 确定特征　在未绘制之前，首先应决定问题的特征是什么？一般来说，特征可以体现为医院质量及其他改善管理中的各种问题，例如：交叉配血标本采集错误，分诊后退号原因，就餐职工需求不均衡等。

2. 绘制骨架　首先在纸张或白板右方划一方框，填上决定的特性，然后自左而右划出一条较粗的干线，并在线的右端与方框接合处划一向右的箭头（图 6-4）。

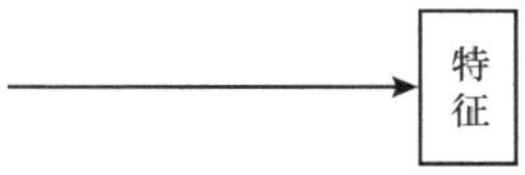

图 6-4　绘制特征及主骨

3. 大略记载各类原因　确定特征之后，就开始找出可能的原因，然后将各原因用简单的字句，分别记在大骨上的方框加上箭头分枝，以斜度约 60°画向干线，画时应留意较干线稍微细一些（图 6-5）。

4. 依据大要因，再分出中要因　细分出中要因的中骨线（同样为 60°画线）应比大骨线细，中要因的选定约 3～5 个为宜，绘制时应将有因果关系的要因归纳在同一骨线内（图 6-6）。

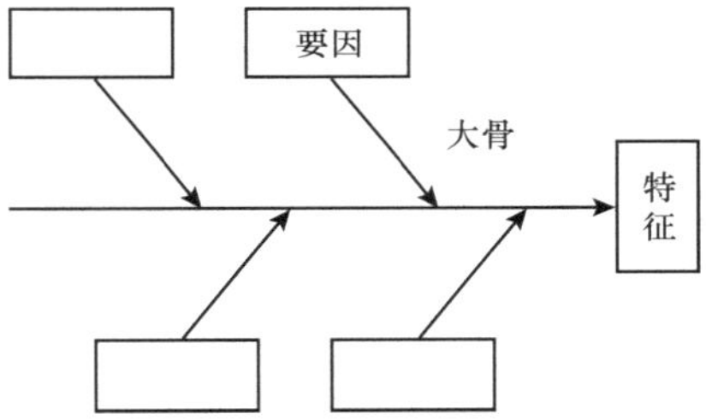

图 6-5　记载各类原因（大骨要因）

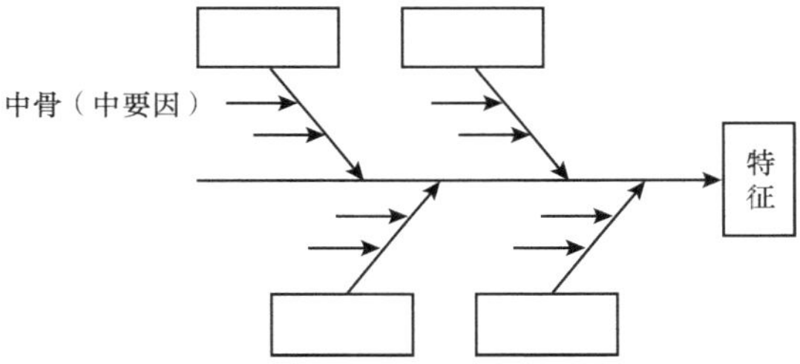

图 6-6　画出中要因

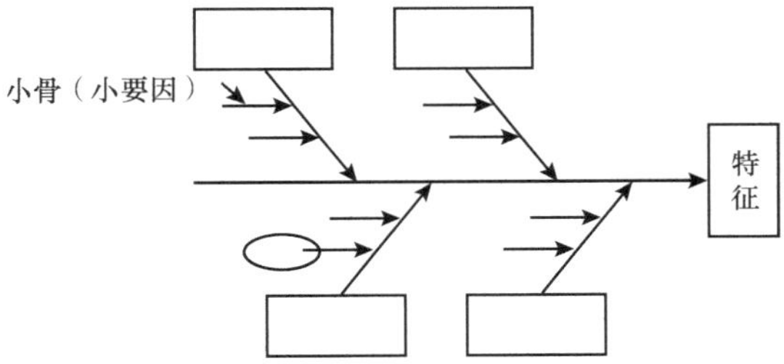

图 6-7　列出小要因，圈出重要原因

5. 更详细地列出小要因　运用中要因同样的绘制方式，可将更详细的小要因讨论出来（图 6-7）。

6. 圈出最重要的原因　造成一个结果的原因有很多，可以通过收集数据或自由讨论的方式，比较它对特征的影响程度，以圆圈选出来，以做进一步讨论或采取对策（图 6-7）。

7. 记载所依据的相关内容　当特征要因图绘制完成后，填写下列内容：制作目的、制作日期、制作者和参与人员。

（五）鱼骨图分析在降低 I 类切口手术抗生素预防使用率中的应用

1. 项目背景介绍　该案例来源于广东省中医院 2018 年精益医疗实践案例集。抗生素管理已纳入医院医疗质量管理的核心内容之一，也是医院管理的重点、难点所在。

抗生素预防使用不合理，会引起药物耐药性增加、医疗费用和药物不良反应增加，同时加大医疗安全隐患。国家卫计委明确指出：I 类切口手术患者预防使用抗菌药物比例不超过 30%，然而，全国医疗机构指标普遍不达标，甚至高达 75.68%。近年来，广东省中医院芳村医院该比例也高于国家规定标准。

2. 问题 2017 全年、2018 年 1～5 月份芳村医院 I 类切口手术抗生素预防使用率均高于国家规定的“不超过 30%”标准。其中，2017 年 I 类切口手术共 2816 例，预防用药 938 例，占 33.13%。2018 年 1～5 月芳村医院 I 类切口手术抗生素使用率平均达 40.36%。

3. 原因分析 应用鱼骨图分析法从人员、环境、法规、物资四个要因出发，进行原因分析，如图 6-8 所示。

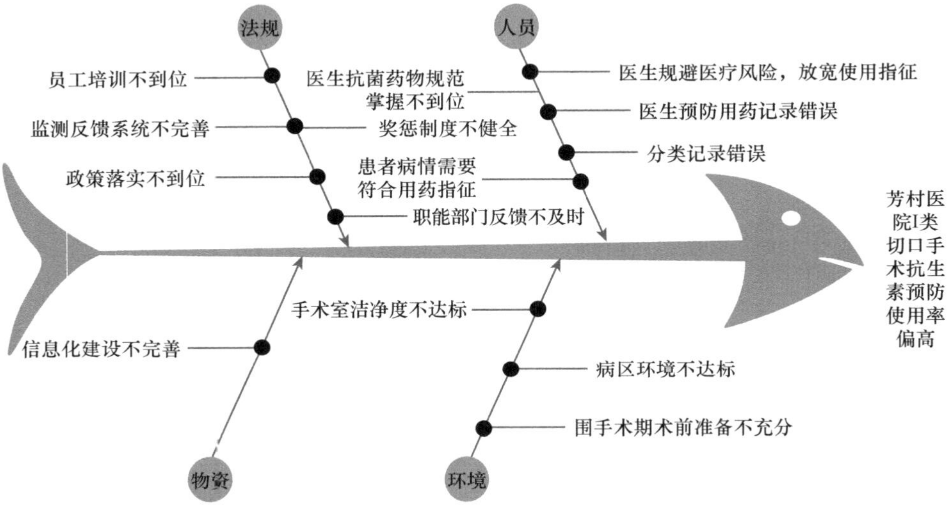

图 6-8 芳村医院 I 类切口手术抗生素预防使用率偏高鱼骨图分析

第二节 失效模式与影响分析及差错预防

一、失效模式与影响分析

（一）失效模式与影响分析的含义

“失效模式与影响分析”（failure mode and effects analysis，FMEA）是一种对检测系统故障难易程度以及故障发生频率进行分类的归纳分析方法，这种方法还可以用来分析探讨该系统中各种产品或各个流程中可能产生出现的所有故障模式以及该故障模式可能会对该系统造成的所有可能的影响。

“失效模式与影响分析”是根据美国军方 20 世纪 40 年代末开发出的用于预测汽车潜在差错的一种分析方法，1970 年之后在汽车行业开始使用。这种分析方法是由美国当时三大汽车制造企业制定的，并将其普遍应用于汽车零件组件生产等领域。该方法的工作原理分为四部分：①清楚并能够了解系统潜在的失效模式，并对该失效模式所可能产生的所有后果进行评分；②对各种可能出现的原因的可能性进行客观准确的评价，并且使企业能够在某种原因出现时预测出诱导该原因发生的可能因素；③对各种潜在的产品和流程失效情况进行有效排序；④将产品和流程的问题消除作为重点，帮助并预防该问题，以防止问题的再次发生。

由于“失效模式与影响分析”原理的关键内容是对失效模式可能产生问题的严重度、发生频率和探测进行风险方面的考核评估，所以可用量化指标的方式来确定风险较高的失效模式，并拟定相应的预防措施来达到对问题进行控制的目的，以此来把问题发生的风险做到尽量减少甚至完全消除的可接受的水平。所以“失效模式与影响分析”原理不仅仅适用于汽车零件配件生产公司的质量管理体系，而且也适用于其他相类似的管理体系。

失效模式与影响分析不仅是一种用来进行可靠性分析的关键方式，它实际上是一组具有系列化属性的活动。它用来对各种可能发生的风险进行分析、评估，它的目的是接受并评估产品生产过程中的可能存在的失效并包括失效后可能产生的后果，并将整个过程以文件的形式呈现出来。找出产品生产过程中潜在发生的故障模式是它所包括的主要内容。先把可能会出现问题的模式找出来，然后以相对应的评估系统为依据，将这些模式进行评估；把出现问题的可能原因列出来，再想办法预防问题的发生或者是如何对问题进行改进。

（二）失效模式与影响分析的应用

在医院精益管理中，为了创建“失效模式与影响分析”方法，医院群策群力，设法想出可能出现在不同领域、不同流程中的不同错误。对于每一种失效模式，团队成员要列出以下 3 个范畴：①错误出现的严重程度有多大？②错误发生频率有多高？③发生错误的难度有多大？每个范畴被赋予 1～10 级的概率值（由低到高），将这些数值相乘，就得到了每一种失效模式的风险优先级数。为了优先进行改进（假定不能立刻解决所有问题），参加流程的工作人员按照风险优先级数将失效模式进行分类。风险优先级数最大的失效模式应最先引起注意。如果某一种失效模式发生的可能性很大（10 级），不易被发现（10 级），还能导致患者死亡（10 级），那么风险优先级数便是 1000。

一个 FMEA 文件通常要创建一个工作表，团队协作，集思广益，设法找到流程中可能出现的错误。与标准化操作和改善一样，参与此流程工作的人员能更有效地完成失效模式与影响分析，尽管更了解 FMEA 方法论的人能使失效模式和影响分析的过程更容易。

使用“失效模式与影响分析”方法符合精益概念，即必须公开、坦率地讨论工作中的所有问题。为了患者的安全，防止错误的发生，领导必须负起责任，营造出一种开放的环境。

二、差 错 预 防

（一）差错预防的定义

差错预防是一种思考和评估错误的方法。运用差错预防技术可以帮助员工预防错误的发生。人们并非有意犯错或错误地执行工作，而是各种各样的原因造成错误发生。传统思想倾向于将错误归因于“人的失误”，而丰田模式则始终认为错误是由于用来执行工作的制度或方法存在问题造成的。简而言之，错误是由当前的工作方法造成的。思维方式的差异将错误的责任从人转移到了方法，同时也把错误的归咎对象从人转移到了系统。当员工不用担心遭受责备时，他们便可以将更大精力投入到制定更为有效的系统和解决问题中来，而不是忙于为自己辩解。

小心谨慎不足以避免出错。当管理者对个别犯错员工进行批评指责时，他们可能会想出一个不合实际的假设，就是说员工们特别小心就能够防止该错误的出现。人们通常都会认为是由于员工的粗心大意导致错误的出现。比如说在医院里比较常见的警告、注意、小心之类的警告牌就是上面所述思维方式的一种反映。而且每一块警告牌的存在都说明在活动的实践过程中存在该问题，而且在防止错误的体系中该问题并没有从根源上被完善地处理解决。在许多药房你都可能会看到过写有：“送药的时候，请不要忘记冷藏药品”字样的警告牌，这表明最少出现过一次类似的错误情况。在这里我们就需要问自己，为什么会将这些冷藏的药品遗忘？在这些药品没有被送出药房的时候，难道这个部门就没有一个非常标准的核实清单吗？是不是因为药房的冰箱位置放置对于使用者来说不太方便，从而导致员工在工作相对繁忙的时候非常容易忘记拿冷藏的药品？

制订有效预防错误的方法的关键在于，理解错误如何或为何发生。你是否理解导致错误的情形？错误是随机产生的还是反复出现？是人人都犯过此错误还是只是一个员工犯错？如果只是个别员工犯错，那么这种错误可以通过评估标准化作业，确保没有漏掉任何作业步骤来予以解决。如果人人都犯此错误，则可能是单一原因造成的，如缺少某项信息，或某一作业不清楚等。

（二）差错预防的原理

差错预防，日文称 POKA-YOKE，又称愚巧法、防呆法，意即在过程失误发生之前即加以防止，是一种在作业过程中采用自动作用、报警、标识、分类等手段，使作业人员不特别注意也不会失误的方法。常见的差错预防技术一般是基于以下十大原理。

1. 断根原理　找出产生差错的根本原因，并采取相应的预防措施。将会造成错误的原因从根本上排除掉，使其绝不发生错误。一般以不对称的形状、工具改善、排除等方法来防错。

2. 保险原理　通过保险装置，预防差错行为的产生。用两个以上的动作必需共同或依序执行才能完成工作。一般以共同、顺序、交互等动作来防错。

3. 自动原理　采用各种光学、电学、力学、机构学、化学等自动化的方式来限制某些动作的执行或不执行，在保证生产按既定的方式进行的同时，避免人为错误。目前这些自动开关非常普遍，也是非常简易的“自动化”应用。一般以浮力、重量、时间、方向等控制来防错。例如：检验检查设备异常时，检查室门关不上，警告钟鸣起等措施。

4. 顺序原理　对于有顺序要求的工序，设计相应的工序，保证工作顺序的准确完成，如果不按事先给定的顺序无法进行下去，这样可避免工作顺序或流程顺序发生错误，可以按照编号排列，从而减少或避免错误的发生。

5. 隔离原理　隔离原理也称为保护原理，指靠分隔不同区域等方式，达到保护某些区域、将不合格的物料从生产线中分离出去目的。例如：手术室或实验室的隔离设置等。

6. 相符原理　通过检查动作或结构的符合性来防止错误的发生，可以以形状、颜色、标记、数量等简易方式，来排除产生问题的可能。例如：不同颜色标签区分不同的医疗安全属性等级等。

7. 复制原理　同一件工作，如果需要多次发生，采用复制的方式来达成，这样既省时又不会产生错误。如：电子病历中不同模板中自动复制同一患者的个人信息。

8. 层别原理　为避免将不同的工作做错，而设法加以区别出来，并加以不同的标识。一般以线条之粗细、不同的颜色来代表不同的意义来防错。例：将不良品挂上“红色”标贴，将危险区域用“黄色”画上，将人行通道刷为“绿色”。

9. 警告原理　对于有的过程易出错且在未想出好的避免措施前，用警示的方式来进行提示，起到减少差错的可能。当存在不正常情况时，以警告的方式发出信号。例如：护士工作站绘制患者三测单时，对于超出常理范围的数据发出错误提示，杜绝护士输入性错误。

10. 缓和原理　降低过程的难度，用各种方法来减少错误发生后所造成的损害，虽然不能完全排除错误的发生，但是可降低其损害程度。例如：优化医生手术设备等。

（三）差错预防的应用

防错被定义为通过设备和管理方法来实现产品的零缺陷或用廉价、自动化的装置检测出产品质量。防错不是一项特定的技术，而是一种思维方式和方法，它要求人们创造性地设计仪器设备、规划工作流程、管理工作进程。

解决任何问题都有多种方法，预防差错的方法也不止一种。应该鼓励员工充分发挥创造力，寻求更有效、成本更低的解决方法。在实际工作中，差错预防技术和工具应非常简单有效且方便使用。不要误以为每一个错误都需要制订一项措施来防止其再度发生。如果实施的防错方法本身就存在问题或非常麻烦，人们就会设法绕其道而行之。如果你制订的对策比错误本身更糟糕，人们肯定不会执行你的对策。

差错预防技术是有等级之分的。最高级别是彻底地防止错误的发生，但是，彻底消除错误往往是不切实际的。只要人们动脑筋，任何制度或方法都有可能被人们设法绕过或穿越。如果无法彻底防止错误的发生（大多数情况下如此），那么，何不尝试在问题发生时将其发现？侦测设备和方法十分常见（自动化设备就是其中之一）。这种设备可以迅速侦测出错误的发生，从而让人们及时采取改进措施，以防止进一步的损失，并确保流程的正常运行。防错装置是一种简单的，通常也是低成本的防止错误产生的装置。防错装置的特征是100%自动检查（真正的防错装置不会依赖人的记忆或动作），当发生错误的时候，要么停止，要么发出警报。防错应该同时考虑短期治标行动（立即停机，或者发出警报）和长期治本行动（第一时间调查问题产生的原因）。

1. 让出错成为不可能事件　可以完全防止错误的例子我们可以在医院里找到。在医院中，可能出现将气体管线连接在病房墙上与其不对应的接头上，为了防止出现使用者发生将氧气错接成医用气体的错误，许多像调节器、气体管线等的医疗器材都会有管脚和确定的标定指数。每个接头的功能均不相同，而且绕开该系统以使其适用于其他气体管线的想法是不可能的。

2. 让出错的难度增加 我们要想在一整套工作流程中，一点的错误也不出现几乎是一件不可能发生的事情，所以我们可以把“让出错误的难度增加”作为目标。例如，针对人们在使用生成文字处理软件时在无意间点击关闭按钮或者突然间的断电导致数据丢失的问题，我们就可以应用保险原理来解决。在软件关闭之前自动弹出确认是否要关闭的对话框，与在软件运行之中就有相应的保险程序将你所生成的文字内容进行保存的方法相比，后者可导致发生此类失误的可能性更小，从而达到最小限度地出现数据损失的效果。

3. 突出显示已经发生过的错误 应用标识原理是目前的一个有效防止出错的途径，在一个系统自动核对或经人工手动检查的工作流程完成之后，就可以让已经发生过的错误显而易见。器械出现故障或者由于器械包装未能合理进行消毒就使用，是医院中可能存在的常见的器械消毒失误。有很多用来表示器械已经消过毒的方法，其中最常见的做法便是使用不同颜色的布袋包裹或者指定某种颜色的布条表示已经消过毒。运用这种指示标识则能够使发生的失误一目了然。

监测器和传感器等也是经常用来防御错误的手段，还有一些医疗器材可以自动检测到错误并向医护人员发出警示信号，从而在患者受到伤害之前把相应的问题进行解决。

4. 通过一套安全系统来承受错误 某家医院的实验室里面有这样一台测量仪，该设备不能防止出现患者化验抽样溢出而造成的差错，因为这台机器的设计根本没有达到预防错误的标准，而且这台仪器的内部系统并没有达到完备的程度。针对这一情况，实验室的员工也采取一系列的措施来解决问题，他们在测试仪器上粘贴警示标志，用来告诫员工：“千万不要使化验抽样溢出，如若溢出请尽快擦除。”但警示标志根本无法预防这种错误的发生，因为大多数员工都会尽可能地不使化验抽样溢出。事实上，该情况出现的根本原因是该仪器在样本装载的下面暴露着电路板。不同的医院都使用相同的设备，并贴上了一张便利贴告知员工在过去的几个星期里已经有三张电路板被他们用坏。便利贴上申明在电路板上不能有溢出的样本液和处理液是使工作标准化的一部分。要成为一种能从根源上避免失误的设备，要求其设计人员能够提前想到在设备使用过程中可能会在某一环节上发生患者的抽样样本溢出的状况，并使用相应的保护措施来达到保护相对脆弱的电路板的目的，从而较好地从根本上预防失误的发生。

医院利用从他们以往使用设备的经历中获取经验，在采购又一批新设备的时候不仅将该设备的设计和预防错误的措施纳入考虑范围之内，而且还采用失效模式与影响分析的办法来进行检查试验。医院也可以给制造商和供货商施压，达到让他们为设备添加设计结构防止错误发生的目的，从而给那些能够制造出具有避免可能性错误特性的设备的供应商提供更大的市场。

（四）检查防错措施

在医院中有很多应用预防措施来减少出错率的事例，并有不同程度的成效。其中很多事例的防错措施的实行都是通过将系统操作更加标准化来完成的，而且这种方法只是将错误发生的数量大幅下降，但并不能杜绝错误的发生。

我们在审视预防错误方法的同时，还需要考虑员工每天是否做了过多工作或已经做了很多浪费时间的琐事，这决定了他们是否会拒绝做多余的工作或者另寻方便的方法来节省时间。在这种情况下，员工可能会接受我们最初使用的预防错误措施所运用的思想方法，达到避开预防错误措施的目的，所以需要提前想到他们可能会怎么避开：如何阻止员工成功躲避预防错误的措施？为什么人们认为避免防错的方法是有必要的呢？如何使员工不能轻易躲避防错措施？如何让员工避开防错措施的这一行为变得显而易见，容易察觉呢？

作为领导者需要时刻观察员工是否正确且恰当的使用了防错措施，是否认真的按照了正确且规范的标准化系统流程进行操作，并且员工需要对他们的行为负责，同时我们还要问出理由，弄清楚为什么员工想尽办法要避开预防错误的措施，所以必须弄明白他们这样做到底是因为用于防错的时间不充足，还是方法太过于复杂不好操作执行。

三、基于自动化管理的差错预防

“自动化”一词可以粗略地翻译为“智能机器”，专指机器侦测问题并停止作业的能力。它可以让机器在不需要人员持续直接监控的情况下保持正常运转，并在发现问题时发出警报。自动化是丰田生产方式的重要内涵，强调人和机器的最佳组合，让设备和机器拥有人的智慧，当出现不良品时设备或系统可以即时判断并自动停止，防止不良品的产生，减少设备运行的监护，它不同于一般意义上单纯用机器代替人力的自动化。丰田公司的自动化是根据三个关键点推行的，分别为异常情况下的自动化检测、自动化停机以及自动化报警。

（一）异常情况下的自动化检测

该技术手段为自动化的首要环节。若将一个机器看作人体，检测装置的重要性就如同人的眼睛一样，可以察觉与发现被加工产品和生产过程等的突发状况，并由接收装置发出指令解决异常情况。

自动化检测技术与手段的广泛应用（如接触式检测装置及识别颜色的检测装置），对于产品质量和生产细节均达到良好效果，在一些方面是人工处理无法达到的，更具优越性，能够提高产品的合格率。

（二）异常情况下的自动化停机

当上述检测装置发现有异常情况发生时，将会自动停止机器的运行或者生产线的流动，管理与技术部门在第一时间赶往事发地点，与员工共同处理故障，采取紧急预案。当出现异常状况及产品问题时，生产线必须停产，立即彻查，以绝后患。长此以往，再次遇到异常状况，问题便会迅速暴露，人们集中注意力在异常问题上，改善活动自动开展。

（三）异常情况下的自动化报警

自动化的优越性在于自动发现异常状况且“报警”发出警告，并会自动停止生产。丰田公司在生产车间中应用“目视管理”，即用灯光显示的报警方法，该种方法便于管理、简单实用。通过我们的眼睛便可了解生产状况。

自动化包括三大要素：发现与停止、警报及解决根本问题。

1. 发现与停止　丰田公司认为发现异常状况及错误问题，经过实践最有效的解决方法是分工明确、责任到个人。负责相应流程的员工更了解顾客需求，对于生产流程各方面可接受的极限有很好地把握，把控产品与零件的生产标准。而且丰田使用的防错法及可视化标准对于帮助作业人员发现问题具有很好的效果。一旦发生错误，就应该尽可能立即让流程停止，可采用人工停机，或在发现流程与停止机制符合的情况下采用自动停机。在加工工业中，要停止流程并不一定总是可行，但尽快发现问题仍很重要，这样才能采取纠正行动。这类行业通常会使用统计流程控制来监控流程并发现错误。

2. 警报　一旦发现问题，流程或作业员就应该对小组长警报，可以利用显示板，发出文字警报，或是通过声音发出警报。

3. 解决根本问题　就算根本问题无法立刻纠正，也必须在流程重新启动前采取行动来控制问题，如对每个配件增加检查项目，直到流程上游间歇发生错误的根源被识别和解决为止。

要想使用自动化，必须了解流程中哪里存在浪费情形。流程中是否存在需要员工持续监控的机器？这是否造成了员工等待的浪费情形？为了弄清楚真实的情况，必须对流程进行仔细的观察。靠着自动化过程，员工能够快速发现产品的问题，并果断地加以解决。

（四）医院的自动化管理系统

当今许多医疗设备的制造商都将自我侦测功能融入机器中，减少了人为操作失误的机会，从而能够在较大程度上避免出现医疗差错。

与丰田的其他许多理念一样，“自动化”这一理念并不仅仅指自我侦测并中断作业的功能，更重要和关键的是要尊重员工及他们所提供的价值，充分激发员工的主人翁精神，充分授权和强化激励，提高他们防错、识错、纠错的动力和辨别能力。因为只有人，才可以思考和解决问题。机械的自动化只是用来减轻人类负担的一种手段，而不能成为人类的主宰。特别是在医院提供服务的过程中，健康服务的个性化特征，要求其中多数的服务流程需要由医务人员来判断和操作完成。如在医院药房，虽然已经有了单位剂量调配系统及自动发药机，在相当程度上提高了药品调剂的效率和质量，但从源头上来看，自动化设备的正常运作仍然依赖工作人员输入准确无误的指令，仍然需要整个服务流程中的每一位医务人员具有强烈的责任心。

医院的诊疗活动和服务流程是一个复杂的过程，要明确“生命至上、患者中心”的理念，充分发挥医务人员的积极性。在各个流程中，强化医务人员的“主人翁”责任感，不使差错流转到下一环节，及时发现问题、解决问题，充分保证医疗安全和医疗质量。

当然，自动化设备同样是医院自动化管理系统的重要组成部分。能够自我监测并自动中断作业的机器使人们免除了操作员持续不断地监控机器的负担，使得他们可以更好地利用他们的聪明才智，从事更有益的事情（如创造价值的活动）。

1. 临床实验室检验自动化 医院检验科引进的自动化分析工作站，实现了实验室自动化，达到增加医务人员工作效率，合理利用人力资源；提高工作质量，减少或避免错误的发生；提高时间利用率，缩短样本周转时间；最大化利用实验室空间；提升工作人员安全系数；灵活调整实验室各项配置等目的。

2. 医院器械库存自动化管理 设备库存的自动化管理可以实现各个业务流程环节的自动化。自动化功能可自觉完成数据整合与计算、降低人工干预度、提高工作完成效率。自动管理主要从五个方面实现：

（1）系统自动提醒将要到期的产品，工作人员可以及时退货、更换，降低各种损失；但它最初依赖于人脑的记忆。

（2）系统自动通知产品供应商更新有效证件，最初也是依靠手册检查证书是否已接近截止日期，并由相关工作人员通知相应的供应商替换证书。

（3）自动统计库存周转率，有效控制库存数量，减少库存积压，节约营运资金。

（4）能够准确预测下个月的计划及所需营运资金。

（5）从周转率上，可以准确判断哪些商品是热销的、有潜力的、哪些是即将退出市场被淘汰的，实现未雨绸缪，树立强大的风险意识。

3. 医院药房自动化管理平台构建 药品的调配、传送和使用导致的差错会影响医疗质量。传统的配药模式存在出错率高、患者等待时间长、内服药品的卫生安全不能保证、药学服务欠缺等问题。构建药学自动化管理平台，对提高药学服务质量和效率取得了一定的效果，提升了医院内部文化建设，并达到可持续发展的目的。

（1）自动送药系统：针对医院门诊日常工作量大、病人等待时间长等问题，设计了自动送药系统。医院引进了全自动投药系统。系统采取滑轨式储药、自由落药等全自动送药方式，送药速度平均将达 500 人次/小时；因为采用的储药方式为垂直模式，因此该送药机可进行盒装药以及特殊药品的配送。可解决门诊配送药物品种的 60%左右。该系统还具有加药品种识别、药物加入错误报警、药品投送进度监控、药品跟踪等功能。

（2）药品智能存取系统：是一种用于药品存取和管理的数控旋转设备。利用人性化设计，并将其与医院信息系统相匹配，进行模式的转变——“人找药”至“药找人”。将药品逐层放入药品储料斗中，药品储料斗铰接在旋转传动链的链节上。药品储料斗通过接收计算机管理系统发送的药品配送信息，自动根据工作人员需求调整药品高度，同时提示药品位置，极度缩短了工作时间。药品智能存取系统对药品具有较强兼容性，可存储易碎药品、软包装药品和其他不能由自动配药机配药的异型包装药品。

（3）自动摆药系统：是由自动充填机将同一剂量的片剂或胶囊自动装入一个药袋的装置。主要应用于住院病人及门诊药物包装。自动摆药机可覆盖将近 90% 的药物，但袋装药品和需要冷藏的药品除外。为连续方便的观察药物传送状态，设计人员为摆药机设计了一系列透明避光侧窗；自由竖直传送药物的设计，从根本上避免了“藏药”“跳药”等状况的发生；智能芯片的设计，有效追踪药物位置，避免了用错药物等危险操作发生。伴随机器配有药品条码监控系统，通过对药物外包装、药盒最终抵达位置条码的监控，实现对药品添加过程的实时监控，保证了药物添加的准确性，避免用药错误。通过配备相关的辅助设备，更大限度地保证了自动摆药系统的正常运行。智能剥离机，可自动剥离各种复合泡罩包装的药片；智能数片机，针对各种类型的片剂及胶囊进行计数；全自动切药机，可自动切各种形状的药丸并计数，满足特殊处方的摆药要求。

第三节　A3　管　理

一、A3 管理概述

（一）什么是 A3

由丰田公司开创的 A3 管理方法，就是将问题、分析、改正措施及执行计划用图形囊括在一张大的 A3 纸上。员工通过根据 A3 的纸上的固定格式研究确定问题的现状、最佳对策和实施计划，并对 PDCA 加以实践和优化。A3 管理方法，通过针对实际问题的对话，进行教育和学习，是在解决问题的同时培育学习型员工的流程，这种方法既属于学习型方法，又属于精益管理和领导方法。

表 6-1 描述了一个典型的 A3 报告包括的要素，包括标题、负责人/日期、背景、当前情况、目标、分析、建议和对策、计划和跟进 9 项内容。根据这些要素提示，一个 A3 报告需要由以下问题来引导：①问题是什么？②问题的负责人是谁？③问题的来源？④处理问题的方法有哪些？⑤应该选择哪一种解决办法？⑥面对同一问题如何才能和相关人员的看法达成一致？⑦这些对策执行的主体、对象、过程、时间分别是什么？⑧明确对策是否达到应有的成效？⑨有哪些事情需要进一步处理?预测实行过程中会出现哪些问题？⑩如何将学习到的经验与他人进行分享？

表 6-1　典型的 A3 报告包括的要素

A3 要素	解释
标题	指出问题、主旨（议题）或事件
负责人/日期	指出问题归哪个人负责及最新修改日期
背景	介绍业务背景和此问题的重要性
当前情况	描述当前所了解的情况
目标	确定期望获得的结果
分析	分析造成现状和期望结果之间的差距和潜在原因
建议和对策	提议处理问题、缩小差距或达到目标的一些整改措施或对策
计划	行动计划，包括谁来做，做什么，什么时间做
跟进	建立跟踪/学习的流程，并计划遗留问题的解决

（二）A3 的类别

1. 解决问题 A3　该类 A3 报告的主题形式和关注焦点集中于质量、成本、交付、安全、产能和其他方面的改进，报告的编写人员面向全体公司员工；报告的分析方式则强调通过定量或定性的分析找出问题的根本原因；报告的优点在于简明地阐述了问题的表现、原因、解决方案和改进成果。

2. 建议提案 A3　该类 A3 报告的主题形式和关注焦点集中于政策、决策、流程等管理方面的改进提案或需要大量人力财力投入的大型项目；报告的编写人员是主任、或具有一定经验的医护人员报告的分析方式则强调在进行了结合定量和定性的现状分析后提出的改进提案；报告的优点在于突出问题的原因分析及其对重要性和影响，需要有清晰的规划，解决问题的方法以及时间表。

3. 汇报成果 A3　该类 A3 报告的主题形式和关注焦点集中于总结汇报解决问题或建议提案的“A3 报告”提出并实施后的改进成果；报告的编写人员为新员工或资深经理。报告的分析方式更加关注验证假设和行动措施的效果；报告的优点在于，突出问题解决的成效及带来的效果。

二、A3 管理实施过程

（一）到现场发现关键问题

确定标题是 A3 报告的第一步，但又不仅仅是标题。描述真正的问题是明确表达正确的主题的关键所在。整个流程的目的在于能够看到正确的问题并且能够准确地定义。就像“创新之父”查尔斯·凯特灵所说：“把问题定义清楚了，那么问题的一半就解决了”。那么如何才能了解问题的关键所在呢？那便是通过“去现场”了解情况，发现问题的出现的根源，让员工意识到不管在什么情况下，都应努力缩小自己的工作期望，减小与真实表现之间的差距，如此才能化解问题，且真正的改善只能建立在对一线工作环境观察的基础之上。那么，深入到现实场地的关键性问题有：①处理该问题的主体是谁，基本过程又是怎样的？②下放到每一个人，与他人的工作关系如何，你将会怎么做？③你是通过什么渠道了解这些情况的，且了解多少？④除通过传来数据和传闻等渠道，是否收集并验证事实来清楚了解目前的情况？⑤是否与其他人一同参与？⑥是否能简洁地定义出当前面对的实际业务矛盾，即这个“暴露出来的问题”？⑦是否到达现场？

（二）寻找根本原因

在掌握真正的问题之后，对现状与目标差距的理解就是确定该问题发生根本原因的关键。那么必须深入挖掘事情当前和未来所处的状态。在该过程中，为了避免将症状、原因和解决方案搞混，必须花更多的时间查清事情发生的原因，而不能直接去解答问题。问 5 次“为什么”，并给予一一解答，从而找出问题的真正原因。找出根本原因的关键所在：①是否明确了问题的真正所在？②是否能察觉出现实离目标的距离？③在处理这项工作时是否深入到了现场去观察，是否在充分收集情报的基础上与他人充分沟通？④是否了解该业务真正所需要的部分？⑤能否找到可供支持分析的正确的信息？⑥是否找到了差距主要组成部分的关键所在？⑦能否简单明了地获取资料，弄明白真正的问题所在，并对问题进行分析并提出决策？

（三）提出对策

对问题的根本原因进行系统分析后，就要提出解决这个问题的对策。在这个过程中，首先应该提出一系列的潜在对策；其次应该要透过现象发现问题的根本，合理推测每个方案的内在含义。在征求多方意见和建议之后，达成统一的标准，然后据此来提出战略方案。如此一来，最终做出的方案便可以综合各个利益相关者的利益，达到多方的均衡，成为所有人关注的焦点，取得多方认同。这样做的结果是，A3 负责人本来需要调查问题，却变成了集众人之意见的提倡者，在每一方案中，负责人需选择提倡和坚持的对策方案。A3 负责人需要基于与员工的会话来制订应对策略，因此做决策的职权并不是由级别或头衔所决定的。所以，决策提出的关键问题包括：①你是否对每一个合理的备选决策进行了深入的了解与探究？②备选方案的制订是否通过了所有参与人员的共同商讨？③工作效益问题的根本原因将如何通过你所建议的行动展示出来？④你如何证明你所建议的活动的必要性？⑤你是否到达现场继续收集新的信息与应对策略？

（四）执行决策

在落实决策的过程中，PDCA 是 A3 流程背后的重要支撑。“PDCA”中不同字母代表着不同的含义，其中 PDCA 中的 P（plan）的含义是一种假定和猜想，D（do）则象征着敢于尝试新的内容，C（check）寓意着在不断尝试的过程中所学习到的经验，A（action）代表着实行改进和更加标准化。PDCA 是一个接连不断的循环过程。在这个过程中，要不断改进在循环的 PDCA 中涌现的错误并从中得到有效的提升。所以，落实决策的关键问题为：①根本原因的对策方案能否从问题解决的流程中进行转变？②当前的 A3 能否得到大家的支持并代表相关人员的意见？③你的 A3 能否与上下级同事的 A3 互相关联？④A3 能否基于最初的决策不断改进？⑤你能否在利用 PDCA 循环在执行计划过程中获取知识？

（五）持续改进

预测的目标在落实决策的过程中得到实现，但 A3 仍需执行与他人分享实际有效的工作方法、总结经验、吸取教训、达到工作标准的任务。处理问题时，A3 需首先掌握“看板民主”的真正含义，并运用到管理过程中。通过自身职能所具备的权力，联结他人，形成统一规则和平等的相互依赖的组织。化解问题修补漏洞是 A3 的首要目的，在此基础之上，也要求员工在问题中得到教训，进行自我提升。所以，持续改进的关键问题为：①你是否利用评审来与团队成员或其他人分享 A3 所获得的收获？②你是否抓住了关键细节并在团队学习中与人进行沟通与交流？③你是否能够广泛考虑到一些不易发现的可能性？是否考虑做出改变后所带来的后果，并根据改变来规划后续的行动来诠释这种可能性？④你的 A3 主题是否足够成熟？能否开展一轮完整的 PDCA 循环？你是否应该改变团队成员们的注意力？⑤A3 思考的能力是否拥有？团队的成员是否能够独立提出问题和想法？⑥是否存在重复发生的问题？如果存在则表明其没有从源头上得到解决。⑦在员工发现问题时能否直接将其解决？

三、A3 管理在医院中的应用

（一）项目背景

“等待”在精益思想中被认为是“医疗八大浪费”之一，也是最影响患者满意度的因素之一。在医院中往往因为各种原因，患者处于各种等待中，例如：等待挂号、等待缴费、等待转科，等待出院等。本案例来自深圳市宝安中医院（集团）产科，通过应用 A3 解决问题的流程，缩短产科出院办理时间，提高患者满意度。该改善项目由精益企业中国精益医疗项目经理冯枫指导，深圳市宝安中医院（集团）产科护士长易云霞编写。

（二）A3 应用的过程

1. 到现场发现关键问题　产科周转快，产妇有了宝宝本来是高高兴兴的一件事，却由于办理出院流程烦琐、耗时长，一家人心情受到很大影响。然而，办理出院过程中，医务人员工作量也很大，从医生开出院医嘱到产妇离开科室的整个流程，造成了产妇的长时间等待。该等待会严重影响到患者满意度与科室床位的运营效率。

为了缩短产妇出院办理时间，护士长组建了项目团队。通过 25 天（2017 年 11 月 17 日至 2017 年 12 月 11 日）对 100 位产妇的观察，记录结果显示在出院流程中，产妇需要经历 5 个环节：医生开医嘱、护士处理医嘱、医生系统点击结算、护士系统点击结算和孕妇结算。绘制了现状价值流程图（value stream mapping，VSM），进行了时间研究，发现产妇办理出院时间平均耗时长达 244min（4h）；最长耗时达 1315min（21.9h）。

得到现状之后的第一反应就是，患者为什么在确认出院到离开科室之间需要如此长的时间？按照科室临床路径的 5 个标准环节来说，并不烦琐，时间到底浪费在哪里了呢？

于是精益项目团队对最长的办理流程进行了节点的梳理，等到的结果是：5 个标准流程中，一共拥有了医嘱生成、护士核对、护士执行、医生结算、护士结算、产房助产士、麻醉师、手术室护士、产房助产士、病房护士、通知患者结算、收费处、患者、护士、医生、患者、收费处、出院等 17 个节点（其中产房助产士出现 2 次）。精益改善团队依据价值流程图，找出四个爆炸点：

（1）医生医嘱生成：医嘱不合格；等待报告；领药退药；分娩镇痛费用漏收；未使用备血未取消。

（2）护士医嘱处理：护士补收耗材费用；助产士医嘱未及时核对；护士未及时处

理出院医嘱。

（3）产妇结算：医保办理延迟；产妇结账不及时。

（4）离科：产妇治疗未完成；产妇收拾行李拖延；等待新生儿治疗；护士宣教不及时。

流程中的爆炸点找出来之后，项目组需要得到各个环节可量化的数据，才能进行定量分析。于是，团队成员进行了时间研究，记录了这 100 个产妇的实际出院总时长，得出了平均耗时 244min。对于以上现状调查的结果：产科产妇办理出院平均时长 244min——涉及 5 个环节，5 个科室，17 个节点。根据产妇及家属的需求以及可改善空间，项目组制定了该项目的目标是将出院办理平均时间从 244min 降低至 100min。

2. 寻找根本原因　项目团队采用“五个为什么”方法进行根本原因分析。对于流程中发现的爆炸点，需要运用科学的方法，定性、定量，或者定性与定量结合的方式进行分析，挖掘根本原因。在产妇出院流程这个案例中，项目团队运用了“五个为什么”分析法。如图所示，寻找出 9 个根本原因，并且后面根据这 9 个根本原因，制定了相对应的解决方案。这 9 个根本原因如下：

（1）无专人负责制作专科收费模板；

（2）无规范化培训资料；

（3）医生未及时停开用药医嘱；

（4）HIS 系统执行医嘱接收科室出错；

（5）出院医嘱积压，未有效分配任务；

（6）缺少医保办理宣教及医保办理提醒；

（7）护士执行出院医嘱时间安排不合理；

（8）缺少可视化尿标本留取提示；

（9）助产士缺少查对医嘱班次。

3. 提出对策　找到这 9 个原因之后，项目组成员找到了方向，明确了下一步应该从哪里入手，进行问题解决。于是项目就进入到了下个阶段，提出对策。

通常在寻找到根本原因之后，寻找解决方案就变得容易许多，因为对症下药是医务人员的拿手好戏。项目组成员第一步就是对 9 个根本原因进行了梳理，制定了一对一对策，进行了工作分配，制定了计划完成时间；第二步就是对那些需要进一步进行制定改善对策和计划的根本原因，进行深入的改进方案制定。第三、修订各班职责，协调各班工作将出院床位的各项治疗优先实施，消除因各班分工不合理导致的出院流程长的问题。

4. 执行决策与持续改进　通过上述解决过程，出院办理的平均时间由 244min 下降至 86min。产科床位运营效率增加。优化了总流程，产科产妇离院由原来的 5 个环节下降至 3 个环节。同时启用自动结算仪，进一步优化出院流程与减少等待时间。产科出院办理平均时间从 4h 缩短至 1.5h，住院患者满意度显著提升；由于优化了出院办理流程，护士们的工作更加顺畅，效率也得以提升；医护之间的沟通也更加通畅；出院更快，则能更顺利地收治新患者，床位周转率得以提升。项目结束，项目组根据 A3 报告的绘制方式，绘制了各个优化小组的 A3 报告和整体项目的 A3 报告，其中医生医嘱执行环节的优化 A3 报告如图 6-9 所示。

项目名称：消除产妇离科瓶颈，优化出院医嘱执行环节

创建日期：2018-06-10 更新日期：2018-08-07

项目团队：易云霞，张岚岚，张苑婷，嵇文燕，曾连英，林翠，王婷婷

项目负责人：张岚岚

问题

问题阐述：缩短孕产妇办理出院 结算时间此精益项目推进过程中，护士不合理的工作时间，阻碍项目进展。
范围：从新生儿开具出院医嘱始至新生儿治疗结束随母出院。

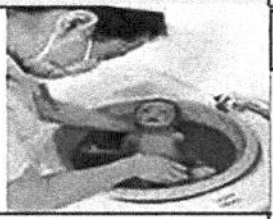

现状与目标

现状：在精益项目开展过程中，发现每天8:30～10:30是各种医嘱、护理、治疗高峰期，各班工作职责分工不均，影响办理出院时间，阻碍项目进展。

目标：调整各班职责后，缩短出院病人在院时间。

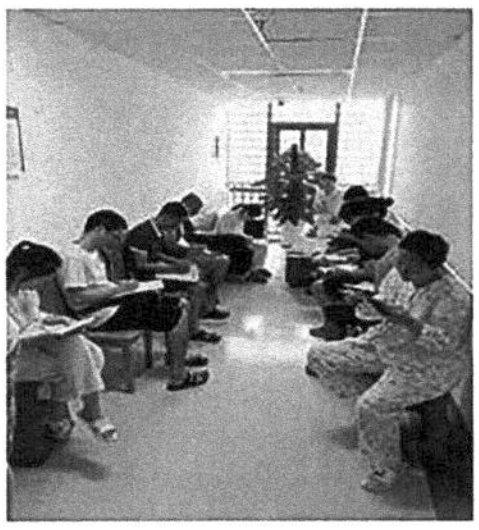

原因分析

各班工作室时间表

班次/时间	8:00～8:30	8:30～9:00	9:00～9:30	9:30～10:00	10:00～10:30	10:30～12:00
D班	清点物品等待医嘱	核对在院所有医嘱	核对入院、转院、手术、出院、治疗等医嘱，拿药。			
洗澡班	加药	新生儿沐浴			采血、听力、预防接种、录入信息	
A班（每日病例2～10份）	交班/查房	查房/看病历	看病历/协助病房管理			
助护班（2人）	产妇治疗					等待
责班（2人）	交班/查房	查房/新收病人，所管床位治疗、护理、宣教、病历书写。				

说明：
A班：工作性质灵活机动。
D班：工作量集中于8:30～10:30之间。
责班：工作繁琐，一对一出院宣教质量不能保证且费时费力。
助护班：协助性工作为主，助1助2双人值班。
洗澡班：须连续性工作，机动性差，治疗集中。早高峰期时间为8:30～10:30。

改善行动

改进措施：科内组织讨论，将各班岗位职责重新分配，修订如下：

各班工作室时间表

班次/时间	08:00～08:30	08:30～09:00	09:00～10:00	10:00～12:00
A班	交班查房	代替D班处理在院所有医嘱	行出院病人集体宣教	看病历协助病房管理
D班	加药	处理出院医嘱	处理所有医嘱	处理所有医嘱
洗澡班	药浴，抚触，采血，预防接种出院新生儿优先处理			录入信息
助理班	助1：协助洗澡班 助2：行产妇治疗，优先处理出院产妇			
责班	取消出院宣教外，工作职责不变			

结果与持续改进

登记号	医嘱日期	医嘱生成	结算时间	总时长
296245	2018-8-1	8:52:00	9:16:04	0:24:04
4430045	2018-8-1	8:53:00	9:16:55	0:23:55
1009321	2018-8-1	9:33:00	10:14:35	0:41:35
4315994	2018-8-2	8:09:00	8:58:39	0:49:39
43624	2018-8-2	8:32:00	9:50:28	1:18:28
813352	2018-8-2	8:34:00	9:26:32	0:52:32
1476115	2018-8-2	9:08:00	10:13:26	1:05:26
2098	2018-8-3	8:46:00	9:40:37	0:54:37
1573420	2018-8-3	8:48:00	9:15:03	0:27:03
1640675	2018-8-3	10:53:00	11:18:48	0:25:48
234224	2018-8-3	9:03:00	10:16:12	1:13:12

结果：修订各班职责，协调各班工作将出院床位的各项治疗优先消除。

图 6-9 项目子团队“优化出院医嘱执行环节”的 A3 报告

第四节 平衡计分卡

一、平衡计分卡的概述

（一）平衡计分卡的产生与发展

平衡计分卡（balanced score card，BSC）是由哈佛商学院发明的一种绩效管理和战略管理的工具，被誉为“75 年来最伟大的管理工具”，已广泛应用于西方国家。

构建“实施战略绩效管理系统，推动企业目标的实施与完成”是平衡记分卡的重要目的，也是作为一种新型的效绩管理体系提高企业战略执行力的有力手段。根据顾客、财务、内部运营、学习与成长这四个方面的区别，可把组织的战略描述为可操作性的衡量指标和可以实现的目标数据。平衡计分卡的体系可分为以下几类。

1. 平衡计分卡 罗伯特·卡普兰（Robert Kaplan）与大卫·诺顿（David Norton）研究的结论“平衡计分卡驱动绩效的量度”在 1992 年《哈佛商业评论》1 月与 2 月号上发表。传统的财务会计模式不能评估和预测企业的前瞻性投资（领先的驱动因素），只能衡量企业在过去经历和发生的事件（落后的结果因素）这是被平衡记分卡所强调

的，因此，评价组织绩效的关键是如何改用一个能把组织的愿景转变成为一组由 4 项观点组成的绩效指标架构。这 4 项指标分别是：顾客、财务、内部运营、学习与成长。

保留从前消极的衡量指标，用严谨可行的方法解释其策略，促进并完成财务目标–绩效因素的衡量是组织凭借这四项指标所获益的。除了提高组织业绩，追求远大目标，也要进行学思结合，在学习中成长，在成长中学习。只有通过分析大量的因果关系，才能使组织连接绩效驱动因素和产出，将衡量指标和其量度作为标准，把组织的策略和任务向前后呼应的系统的绩效评核量度靠拢，把繁杂且虚无的概念转为可实施的具体目标，寻找长、短期目标之间、落后与领先的指标之间、财务和非财务之间及外部与内部绩效之间的平衡。

2. 战略地图和平衡计分卡　罗伯特·卡普兰（Robert Kaplan）与大卫·诺顿（David Norton）研究结论中的战略地图的主要功能是平衡计分卡考核的扩展，然后使用战略地图来实现描述和策划集团的战略，这样就比较好地解决了面对多层次、大范围、多领域带来的管理挑战，直观展现集团的人员管理和调控之间出现的问题。战略地图的主要构成“图、卡、表”。“图、卡、表”就是指《战略地图》《平衡计分卡》《单项战略行动计划表》，它们就是在运用战略地图的实例时三个必备的构成文件。

首先，《战略地图》仅仅用几张表就能简洁地把职能战略、SBU 战略、集团战略这些通常需要几百页表达的战略规划文件清楚地描画出来。《战略地图》是企业集团进行战略描述的一个集合平台；但它不同的一点是，《平衡计分卡》就是对《战略地图》描绘出更加深度剖析的表格，其中包含有核心衡量指标、战略目标与主题、未来三到五年的战略指标值、单独战略行动计划表。最终，《平衡计分卡》中的每个单独战略行动计划演化成《单项战略行动计划表》，它把那些空心的战略真正落实到每一个阶段都可以被监控操作的、同时具有明确时间节点、资源安排、责任归属的行动计划。

3. 战略中心组织+平衡计分卡+战略地图　这是第三代平衡计分卡体系当中的重要思想，大卫·诺顿与罗伯特·卡普兰认为战略在如今的商业背景中显得非常重要。但是通过研究，战略仍不能被大多数企业所成功实施。复杂的记录背后隐藏着一个事实：专门为传统组织设计的管理流程仍然被大多数企业所沿用。

能系统地描述、衡量和管理战略是第三代平衡计分卡体系“战略中心组织”区别于其他一般组织的体现。

（二）平衡计分卡的基本理论

1. 顾客、财务、内部运营、学习与成长　这四个维度是平衡计分卡在维度方面根据不同阶段的发展状况和战略愿景所转化的并将评价指标与维度相互对应，从而形成一套完整的业绩评价体系。

（1）顾客维度：顾客满意度与企业效益密切相关。因此把顾客当作核心，满足顾客的爱好才能使企业在竞争中处于有利地位，从而获取更多的效益。顾客维度通过从服务、成本、性能、质量、时间这几个角度共同树立目标来完成需求、创造价值、提高满意度、获取信任。

（2）财务维度：不论是社会效益还是经济效益，创造效益是企业持续经营的唯一动力。尽管企业在经营战略和长短期效益方面存在着很大的差异，但效益始终是企业所共同追逐的最终目标。重视企业的效益，使效益最大化就是财务维度作为平衡计分卡的关键之所在。

（3）内部运营维度：内部运营要同时兼顾短期与长期目标。把握有效信息设立短期目标是企业在知识经济高速发展下所做的正确决定。同时一个个短期目标的组合与实现为长期目标奠定了坚实的基础，战略计划制订的关键在于在短期目标实现的过程中可以保证长期目标不受影响。

（4）学习与成长维度：企业的发展和企业的人员素质、研发能力、企业文化密切联系，不断地学习与成长在企业的可持续发展中发挥着不容小觑的重大作用。这个维度通过侧重对员工的能力与素质培养来推动前三个维度的实现，从而养成一种鼓励学习与成长的文化良好气氛，推动企业文化发展。

2. 平衡计分卡的平衡理念　领导管理者的管理通常是综合各个方面的，需要对生产或服务流程、竞争对手的动态和手段、业务增长带来的回报效益、市场客户需求和相关问题事件处理、资金资源是否得到了充分利用及过程中出现的问题、新工艺和新技术的研发、人力资源队伍建设等进行综合考虑。而管理的关键所在是能够在实现目标的过程中，有效地掌控和平衡项目的进展，高效处理解决各项问题。事业项目进程和企业的长期发展中一直贯穿着平衡和管理。在能力和技巧等方面尤其考验领导者。实践体系以及计分卡管理理论的平衡运行应用，为企业的发展提供了一种新的模式——平衡模式，这对实现企业的多方面掌控，使管理者和被管理者能更方便地实现目标提供了便利，做到财务维度和其他维度的平衡并且相互兼顾。

（1）一些指标如产值、利润和利润率、资产增值、成本消耗的表达都属于财务维度，这体现了企业生存发展的状况。但是经营管理中的企业，随着社会发展和科技的进步，想要评价企业的经营，仅仅用财务维度作为唯一指标已经不能达到企业发展的要求。平衡计分卡从战略制订开始，其计划目标设置就考虑到财务上一些指标的实现和与其相关因素的支撑、驱动、逻辑关系，并在各种如市场、效率、质量、竞争、人力资源、客户、发展等多方面的体现，使企业得以较为全面的发展进步。

（2）兼顾财务指标与非财务指标并做到两者之间平衡的方法：因为财务指标是结果性的指标，所以它一般在管理方面具有滞后性，我们在管理时，要把握好有利于推动财务指标完成的一些非财务指标。有利于管理者进行驱动性指标分析并减少工作失误，加大对财务的控制力度，兼顾其平衡是四个维度在平衡计分卡管理体系中，相互作用于指标体系的设定。

（3）实现既追求短期又兼顾长期目标的方法：科技高速发展时代，企业应当及时把握住有用的信息，正确追求短期目标。长期目标是依赖多个短期目标相结合，一步一步实现来构成的。怎样在短期目标的实现中，保障利益，制订计划就显得至关重要。四个维度在平衡计分卡管理体系中，促进了短期与长期目标不同资源需求的有机结合，为实现阶段性战略计划和长期效益的共赢创造了有利条件。

（4）建立平衡共有价值观的方法：岗位平台和相对有效的绩效考核方法之一是企业内部共有价值观形成的主要基础。马斯洛在他的理论中指出，较高层面的需求就是完成自我实现。把员工追求个人目标的实现与企业最终目标相结合是实现共有价值观的最佳途径。根据企业战略而制订的平衡计分卡，促进员工自我价值的实现、统一员工与企业的价值观是四个维度在平衡计分卡管理体系中的重要作用。客户与企业之间良好关系的形成，离不开企业价值观的实现，也离不开客户、市场维度的兼顾。一线员工能够通过在兼顾效率与效益、流程改造的这种概念下的绩效考核考评和岗位平台设置，并实现兼顾员工之间的利益，以达到使之平衡的效果，最终促使价值观趋于一致。

二、平衡计分卡的核心要义及创建过程

平衡计分卡的核心要义可以由 4 个方面组成（图 6-10）。

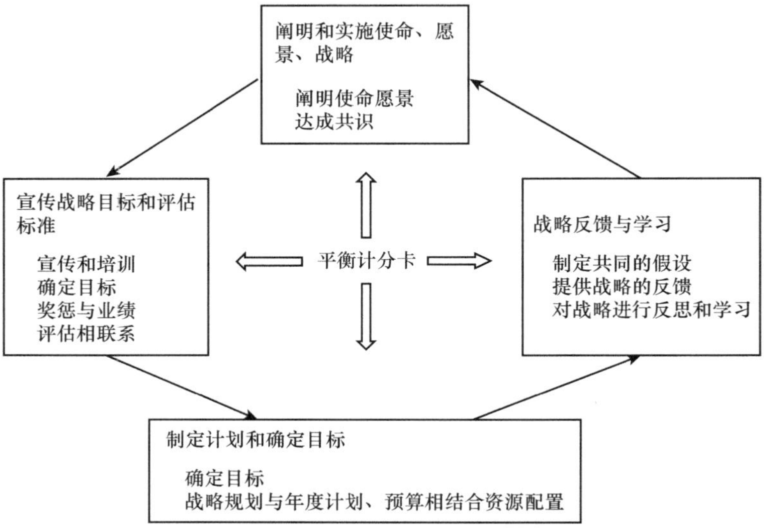

图 6-10　平衡记分卡的核心要义

（一）阐明和实施使命、愿景、战略

对使命、愿景和战略加以阐明和实施是平衡计分卡的第一核心要义，也是实施平衡计分卡的出发点。在组织内部对使命和愿景进行清晰凝练的表达是确定组织战略定位的首要条件，在此基础上，组织中的各层级人员达成共识，明确自身使命，以积极主动的心态完成组织愿景。

（二）宣传战略目标和评估标准

明确组织使命和愿景及战略后，确保组织中的各位成员认知其含义是实施平衡计分卡的第二项核心要义。首先，要进行全员的宣传与培训，确保员工熟知组织使命和愿景，并能理解其中要义；其次，确定组织中的各层级在实施平衡计分卡中要完成的目标和任务；最后，明确奖惩和评估细节，确保评估标准与业绩相关联。

（三）制订计划和确定目标

本要义侧重于具体实施中的计划制订和目标确定，确保年度计划、预算和战略规

划相结合。在此基础上与资源配置和人员配置相衔接。

（四）战略反馈与学习

平衡计分卡实施后，应建立正规的反馈机制，对战略进行反思与学习。

7 个步骤（表 6-2）构成了平衡计分卡的创建过程。①组织的愿景定义，一开始就要确立组织的未来，组织最终要去哪里？三年或五年后组织会变成什么样子？②组织战略的确定，确定了战略，就能知道组织怎样实现愿景。③关键维度和因素需要定义，组织需要在相应的方面做好定义。④确立绩效衡量标准，也就是关键因素的考核标准。⑤评估方法的定义，明确使用正确的方式进行评估。⑥制订执行计划。⑦管理和执行，就是写出计分报告并且进行管理、运行。同时，应该确定谁得到哪种报告。创立并实行平衡计分卡需要符合 5 大核心原则：①战略转变成可操作性用语；②明确实施有效战略；③战略深入人心；④确保可持续性战略的实施；⑤首先从领导开始变革。

表 6-2 平衡记分卡的创建过程

步骤序号	步骤名称	内涵及解释
步骤 1	愿景	定义组织的愿景
步骤 2	战略	定义组织战略
步骤 3	成功因素与维度	定义关键成功因素和维度
步骤 4	评估指标	如何评价关键成功因素和维度
步骤 5	评估	如何评估记分卡
步骤 6	制定行动计划	为了实现目标应该采取哪些行动
步骤 7	执行与管理	如何实施、更新与维护记分卡

三、平衡计分卡在医院管理中的应用

现在以原河南省平煤医疗集团（现平煤神马医疗集团）为例，来阐述平衡计分卡在医院管理中的实际应用。

平煤医疗集团以原平煤总医院（三级甲等医院）为中心，包括 11 家二级甲等医院，34 家一级医院及社区服务中心。拥有 4000 余员工，5000 多张开放床位。拥有先进的大型医疗设备。平煤医疗集团完成了几起活体肾移植、全肝移植等高精尖技术的手术。

平煤医疗集团在战略管理中以平衡计分卡为导向，集团的使命愿景和目标基于平衡计分卡的四个维度来进行制订。集团将从平衡计分卡的 4 个维度来分析的战略确定之后，依次展开集团、医院、部室及员工等每个层级的平衡记分卡，促进具有共同战略导向的体系性的平衡计分卡的形成，取得良好的效果。

（一）实施步骤

1. 制定医疗集团目标 规划明确医疗集团的目标是建设豫西南地区人民支持放心的集学习性与科研性于一体的医疗集团，集团、医院、科室、员工自上而下组成了四个等级的共同目标责任体系。加强员工培训教育工作，确立集团发展目标，以“安全救护”和“医疗保健”这两个中心，构建了从集团总部到区域中心再到社区服务“三个层次”。

2. 确定医疗集团的发展战略　制定《平煤医疗集团 2007—2011 年发展规划》，明确发展路线，在各个方面比如业务、人才等都制定了具体详细的战略布局，将计划详细的分解到各个年份，例如 2008 年为“规范优化年”，2009 年为“创新提升年”。“安全医疗救护线”和“基本医疗保健线”，是在发展战略中确定的两条发展主线。安全医疗救护线从井口安全救护为起点，线路通过区域医疗安全救护分中心，最终抵达集团总部安全医疗救护中心；基本医疗保障线以社区医疗保健服务站为起点，经过区域医疗保健中心，到集团总部医疗保健中心结束。

3. 构建并形成一种有关平衡计分卡战略的管理体系

（1）明确平衡计分卡 4 个维度之间的区别与关系：学习成长面是最基本的，对学习成长面进行考核，加快提升内部的运营指标，如果内部运营的各项指标都有所进步，顾客的满意度将会提升，医院影响力和效益也得以提升，进而促进平衡计分卡的螺旋式健康发展。

（2）改良集团的组织构成：建立综合部、财务部、人事部、管理监督部、发展策划部、提供部和后勤保障部 7 个部门。科学合理规划进行卫生分区，设有 1 家三级医院、11 家二级医院及 34 家一级医院和社区服务中心。

（3）确立平衡计分卡目标管理层次能级：在调整组织结构的基础之上，把发展目标划分为详细具体的四个过程，形成集团、医院、科室、员工四个等级的平衡计分卡管理层次。

这种目标分解有利于信息传递，保证了层级间的平衡计分卡与集团发展目标具有极高的统一性。

其次，构建集团 BSC：以目标战略作为出发点，确立集团的前进路线，明确目标与核心业务的服务流程，总结工作过程时，一般从医疗、护理、医技、药品、机械、后勤、行政等方面的管理进行综合评估，对顾客、财务、内部运营、学习成长这四个维度用带有描述性的战略简略概括。依据这些指标，寻找恰当的管理方式，并相应地制作适合的平衡计分卡（balanced score card，BSC）。（以平煤医疗集团为例，表 6-3）。

表 6-3　平煤医疗集团 BSC

构面	关键区域	关键指标
顾客面	患者满意	患者满意度调查、患者保持、患者的投诉与表扬
	综合服务质量	患者评价（诊疗结果评价、员工服务态度评价、膳食与环境评价、相关配套服务评价等）、患者忠诚度
	服务及时性	急诊反应时间、办理出入院手续时间、时间安排灵活性
	社会形象	社区满意度调查、新闻报道的覆盖率、接受捐赠的金额
	员工满意	员工满意度、员工保持率、员工缺勤率、优秀人才的保留率、员工流失等

续表

构面	关键区域	关键指标
财务面	营利性	业务收入、就诊人数、经济增加值
	流动性	现金流充足度、资产周转率
	效率性	固定资产折旧、存贷周转率、成本利润率
内部运营面	医疗质量	患者反馈、员工职业化程度、新型诊疗技术的运用、诊断符合率、辅助检查正确率、住院日、就诊等待时间、危重患者死亡率、申诉处理过程正确性等
	费用控制	单病种费用、住院患者的每日费用、门诊患者平均费用、管理费用、成本利润率、资源利用率、床位使用率等
	效率	平均住院日、门诊循环时间、流程改进状况、设备利用率等
	安全性	医疗事故发生率、医疗纠纷发生率、院内感染率等
学习成长面	技术创新	医疗技术项目的创新数量、新服务项目的数量、创新的市场反应
	新技术状态	自动化程度、新技术的时效性、成本效益比
	员工的学习能力	出版物的数量、专业论文的数量、继续教育的学时
	与其他机构的合作	合办活动的数量、参加活动的员工数量

再次，建立科室 BSC：根据不同科室、专业、岗位的特点和目标的要求，建立了科室（部门）BSC（以平煤医疗集团为例，表 6-4）。

表 6-4　平煤医疗集团科室 BSC

科室性质	层面	考核的主要指标
临床一线	顾客面	客户满意度、相关科室满意度、员工满意度、服务响应及时性等
	财务面	百元成本、经营指标、利润、床位利用率等
	内部运营面	病历达标率、感染控制率、医疗安全、合理用药、诊断符合率、医疗纠纷、平均住院日等
	学习成长面	论文科研、科室制度建设、新技术新项目、合理化建议、培训等
医技系统	顾客面	客户满意度、相关科室满意度、员工满意度、服务响应及时性等
	财务面	材料清耗比、经营指标、利润等
	内部流程面	报告准确度、感染控制率、设备完好率、设备利用率等
	学习成长面	论文科研、科室制度建设、新技术新项目、合理化建议、培训等
药械系统	顾客面	客户满意度、相关科室满意度、员工满意度、服务响应及时性等
	财务面	百元成本、经营指标、利润、药品损耗等
	内部流程面	工作准确性、供应及时性、药品完好率等
	学习成长面	论文科研、制度建设、合理化建议、培训等

以平煤总医院 2008 年普外二区平衡计分卡的建立为例(表 6-5)。首先要研究科室：建设重点专科，提升诊治技术，如普外科常见病、多发病、微创等疾病。再要明确科室的规划愿景：根据平煤总医院的战略目标，三年内完成省级重点专科，把腹腔镜诊

技术在全省打造成一流水平。其中主要参考因素包括：平煤总医院战略目标、平煤总医院 2008 年工作目标、平煤总医院 BSC。

表 6-5　平煤医疗集团 BSC 案例

层面	主要指标	指标值	层面	主要指标	指标值
顾客	患者满意度	≥99.3%	学习成长	论文科研	论文省级以上大于 5 篇；科研结果市级以上大于一项
	相关科室满意度	≥99.5%		新技术新项目	5 项
	员工满意度	≥99.6%		合理化建议	每月不少于 3 条
内部运营	病历达标率	甲级病历≥95%		培训	员工培训率
	感染控制率	≤5%	财务	百元成本	较上年度下降 10%
	医疗事故	0		经营指标	较上年度增加 20%
	出入院诊断符合率	≥98.8%		床位利用率	≥90%
	三日确诊率	≥96.5%		住院患者	较上年度下降 10%
	医疗纠纷	≤2 起		手术患者	较上年度下降 25%
	平均住院日	≤12d			

个人 BSC 的建立：通过分解科室（部门）平衡计分卡，结合岗位说明书、职业生涯设计，形成个人 BSC（表 6-6）。

表 6-6　平煤医疗集团个人 BSC

科室性质	层面	考核的主要指标
医技	顾客面	落实首问负责制、做好宣教工作、“七声服务”、患者满意度等
	财务面	财务制度、百元成本、严格收费等
	内部运营面	医疗和护理文书达标率、各项操作规程符合率、病房管理、感染控制率、医疗安全、合理用药、诊断符合率、医疗纠纷、平均住院日等
	学习成长面	论文科研、新技术新项目、合理化建议、培训
药械系统	顾客面	客户满意度、相关科室满意度、内部员工满意度、服务响应及时性、核对制度落实情况等
	财务面	百元成本、药品损耗、财务制度、严格收费等
	内部流程面	工作准确性、药品完好率、供应及时性等
	学习成长面	论文科研、合理化建议、新技术新项目、培训和学历教育等

4. 利用平衡计分卡对医院进行管理　一般通过以下几个步骤实现管理。

（1）制定考核标准：实事求是；关心过程，重视效果；不偏不倚；进行分类；重视交流，不断提升。建立考评流程。

（2）建立组织来对平煤医疗集团进行考评：针对平衡计分卡 4 个维度，建立考核委员会，并将其分为六个小组，分别执行医疗、护理、行政、后勤、综合以及督导方面的任务，在每周的最后一个工作日对小组进行评定，并由相关部门公布各小组的成绩，对结果进行分析，找出不足之处并制订改善措施，然后双方签字确定，周末采取行动解决问题，在接下来的一天观察整改效果，进行周清周结的考核制度。

（3）考评结果的沟通：①在医院方面，考核委员会以平衡计分卡的4个维度为依据，对计划执行的效果进行评估，并将实施计划的效果报告给上级，然后管理者根据结果对工作目标、评定标准和发展策略重新进行修正。②在科室方面，针对平衡计分卡在工作中产生的缺陷和不完善的地方，上级要仔细研究并制订解决方案。根据实际效果，调整工作方案，进行严格监督，改善服务质量。③在职员方面，根据P-F（S，O，M，E）模型，从技能（skill）、机会（opportunity）、激励（motivation）、环境（environment）这四个方面对职员进行评定，管理者依次与每位员工交流沟通，告诉其问题所在，帮助员工进行自我完善，明确工作目的。

5. 平衡记分卡的应用　在对员工进行综合评定时，根据平衡计分法可以将员工划分为不同的等级，根据员工所在的位置，调整职员职级的升降和资金福利。激发员工的工作积极性，提高员工之间的竞争力，使员工得到相对公平的待遇。

6. 评价及改进　根据“戴明链”中连续循环的四个环节，即计划（plan）、执行（do）、核查（check）、处理（action），不断完善平衡记分卡。平煤集团总医院已运用平衡记分卡对自身考评体系进行两次重大调整，使得集团战略管理体系愈加科学合理。

7. 创建平衡记分卡应用于战略管理的文化体系　平衡记分卡的实施主要形成了“一个愿景”“一个体系”“一个理念”“五大文化”，分别是集团愿景、薪酬体系、人才理念、执行力文化、学习力文化、管理文化、服务文化、营销文化。其中，集团愿景以战略为导向，薪酬体系以绩效为导向，人才理念以加快人才成长为目的，执行力文化以提高执行力为目的，学习力文化以提高学习力为目的，管理文化以求实创新为目的，服务文化以亲善大使为主要内容，营销文化以提高辐射范围为目的。

（二）平衡计分卡应用于战略管理的实施效果

1. 发展质量显著提高　发展态势良好，进一步优化了组织结构，在促进医疗主业地位得以巩固的同时，使得其他行业迅速发展，初步形成和建立了以三级医院引领社区卫生服务的“服务新模式”、以平衡计分卡为导向的医疗集团战略管理构架。

2. 资源占有和配置力度进一步加大　科技进步促进了企业的发展，学习型企业文化建设增强了企业文化软实力。在门诊量、出院患者、手术次数及平均住院日等方面取得新成就。

3. 经济总量不断提升　医院经营额度得到大幅度提升。

4. 内部改革稳步推进　积极推进内部改革和组织结构调整，在二、三级医院开展首席专家负责制，建立全面精细的质控体系及平衡计分卡主导的绩效管理体系。

5. 科研水平显著提高　开展160多项新技术新项目研究；填补多项省市技术空白；获得多项省市级、国家级研究成果；提高了员工参与企业管理的积极性，积极提出多项合理化建议，产生了巨大的经济效益和社会效益。

6. 医院知名度不断提升　医院知名度的上升使外界的就诊人数有了显著的增加，医院的辐射囊括范围也不断扩大。外界就诊人数的增加主要来源于南阳、许昌等省内患者，但是内蒙古等省外的患者也通过电话、网络进行线上咨询，在平顶山的份额也不断上升。

7. 和谐医院建设加速推进 医院为了实现平稳、健康发展，努力推进和谐医院的建设，全面展开了和谐平安医院的建设。就当时情况来看，对患者来说，其对医院的满意度已经达到了 98.8%，对医院的投诉率也有显著的下降；对于医务工作者来说，对医院及工作的满意度高达 99.3%；对医院本身来说，医院的优秀人才流失率降为了零。

【本章小结】

面对医院运行和管理工作中存在的现实问题，精益管理有其独特的工具和方法来发现、分析和解决问题。围绕医院运行发展中存在的问题或薄弱环节，精益管理通过“5 个为什么”、鱼骨图等来追溯问题根源，进而通过失效模式与影响分析来建立差错预防体系，通过 A3 管理方法对业务或管理流程进行不断完善和持续改进。使用平衡记分卡能够提高组织的工作效率，加速企业的发展进程。

医院精益管理的问题解决方法是医院进行精益管理实践的基础，精益问题解决方法的应用、拓展和创新将进一步提高医院精益管理的水平。本章系统阐述了医院精益管理的工具和方法，分别说明了根本原因分析、5 个为什么、鱼骨图和 A3 管理、差错预防和自动化体系以及平衡计分卡及其应用，并结合实例分析了实践应用方案。

第七章　医院精益管理的组织实施

作为从管理实践中提炼发展出来的一套成熟的、系统的管理体系，精益管理同其他管理理论一样，是一个包含了管理理念、模式、方法和工具的集合。要在医院管理实践中成功引入和顺利实施精益管理，需要的不仅是理念思路的转变、工具方法的运用和实践经验的积累，更重要的是应当遵循精益管理自身的发展规律，按照实施步骤有计划地分步推进（图 7-1）。在此过程中，领导支持与全员参与、精益小组的组建、事业伙伴的共同发展等，都是医院实施精益管理的重要环节，它们能够为医院顺利有效地推进实施精益管理奠定坚实基础、提供有利条件和营造良好环境。

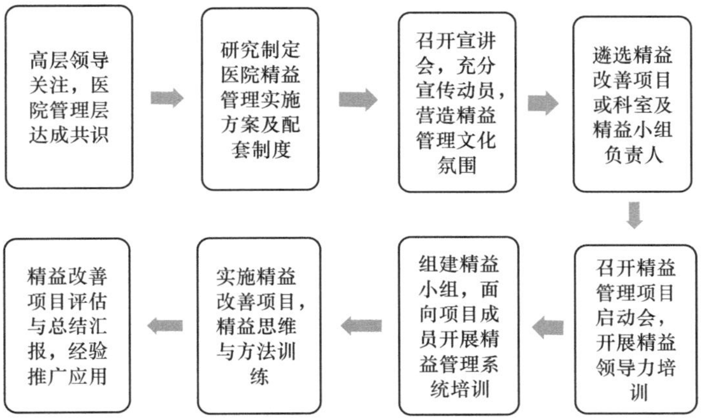

图 7-1　精益管理的实施流程图

第一节　领导支持与全员参与

一、高层管理者的支持与推动

精益改进若想在整个医院范围内取得成功，医院的决策者和管理层必须做到强力支持、广泛参与和坚实领导。如果高层不愿意去解决改进活动或变革项目中出现的跨职能问题，或者不理解精益的原则，将精益管理误解为部门的精简优化或效率提高，从而进行裁员，那么精益工作也不大可能充分发挥其效能。

首先，医院高层应当是精益管理的忠实学习者。高层在医院的改革发展和日常管理中都起着把方向、管大局的重要作用，推行精益管理是一项涉及医院所有部门和全体人员的系统持续变革，医院高层自身必须首先通过系统学习，对于精益管理的理念、工具和流程，具有十分准确、透彻和系统的理解和掌控，这样才能坚定变革方向和工作信心，系统把握医院精益变革进程，更好地参与和指导项目推进，给予精益项目必要的资源支持。

其次，医院高层应当是精益管理的坚强领导者。由于流程的改变会给人们以挑战，使很多人感到不适，因此，医院高层需要坚定地支持部门领导和精益改革，在回答“为何要实施精益”的问题时要雄辩有力并斩钉截铁。理解“必须变革”非常重要，高层必须在向医院中其他部门传达精益思想方面起到重要作用。在推行精益的过程中，医院高层也一定要发挥带头作用，这是一场由上级到下级的理念推广，高层直接参与是比支持和理解更好的方式。管理者只说自己支持精益是不够的，必须站在前线，掌控命令、进行沟通并采取可见的行动，必须不断阐释自己对于精益的设想，并不断解释为何精益对于医院是一项重要的战略。

再次，医院高层应当是精益管理的强力组织者。任何一个精益改善的项目，都有可能涉及医院多个部门，需要医院高层给予总体协调并给予资源支持。高层的组织领导力，集中体现在组织各阶层人员的能力。在推行精益管理的过程中，医院高层需要着力发现、重用和培养有精益变革动力和发展潜力的员工，将打造精益的学习型医院作为一个愿景目标，并积极致力于推动此目标的实现。同时，医院高层需要通过丰田模式中现地现物的方式，亲自观察、亲自体验，从而真正了解精益进展情况。现场视察应当是下马看花，而不是走马观花，亲自对流程进行观察可以发现员工每天都要应对的浪费和问题所在，观察并听取员工的谈话可以全面了解精益的现实需求。

另外，医院高层还应当是精益管理的有效管理者。高层管理者必须考虑到医院员工可能对精益怀有恐惧感。如果员工认为精益不好，他们就不大会有激情。一个普遍性的担忧就是，精益及其带来的效率提高会导致削减人员，管理者必须立场鲜明、掷地有声地承诺，精益不会导致裁员，否则谣言和恐惧将会四处扩散从而阻碍精益改进。即使领导没有裁员的意图，也要进行公开宣讲，否则会导致谣言散播、士气受挫。同时，虽然在推行精益管理的过程中，医院会给员工更多授权，员工通过参与管理能够获得更多的成就感和集体荣誉，但也有员工可能会认为精益改善是其在本职工作之外的贡献活动，尤其在推行精益的早期，这种想法可能会比较普遍。因此，为了更有效地激发员工参与精益管理，必须将精益改善活动纳入工作绩效或设立专项奖励，这样员工才会重视和积极参与。

二、中层管理者的精益领导

在任何一个组织中，中层管理者都承受着来自高层、基层和其他中层的多方压力。他们的主要工作就是将大量来自上层领导的想法转变为具体行动和成果，这就意味着他们要不仅要准确全面地理解高层意图，还需要设计制度、制订方案，设法动员基层员工，并积极协调其他部门配合。因此，中层管理者虽然没有高层领导者的正式权力，但是他们有完成事务或者设置障碍的潜在力量，而这足以影响精益改善活动的成败，中层管理者在精益变革过程中发挥着最为重要的杠杆作用。精益行动能得到高层领导的支持固然很好，但是他们不可能时刻关注每一个项目进展，中层管理者才是精益改善实际行动的领导者。对于作为医院中层的科室主任们而言尤其如此，虽然医院的精益改善项目多数是跨部门、跨科室的，但科室主任在其管辖下的部门和科室中仍具有普遍较强的权威。只有医院中层自觉践行精益思想，熟练掌握精益管理的各项原则，才能将其转化为有效的执行力和领导力，推动医院实践精益变革。

在医院推行精益管理的过程中，中层的主要职责是上传下达。上传的是精益改善项目的实时进展、存在问题和所需支持，另外也包括基层员工的合理化建议和精益改善项目的总结汇报和经验提炼；下达的是学习贯彻高层领导对于精益改善项目的指示精神，并据此制定工作制度和方案，激发员工的积极性和创造力，提升精益改善实效。

三、一线员工的广泛参与

在服务行业中，一线员工是指直接与服务对象接触的员工，他们属跨界协调者，是连接组织内外部的桥梁，他们的工作不仅要保证服务质量，还要注重工作效率和开展服务营销。医疗服务中的诊断和治疗都需要医院一线医务人员和患者进行大量接触和充分沟通。由于医疗服务充满了风险和不确定性，一线医务人员在临床工作中一方面要绝对保证医疗服务质量，另一方面又要兼顾服务效率，完成既定繁重的工作任务。因此，一线医务人员是最了解医院实际运行状况和患者评价的群体，最容易发现医院存在的各种现实问题，并最了解问题产生的原因，并具有最广泛的解决问题的群众智慧。

一线医务人员应当是医院推行精益管理的战略执行单位，负责精益改善项目的具体执行实施。若仅将精益的战略改善与计划实施作为医院中高层管理层的任务而没有基层员工的广泛加入，这样无实施者的战略与计划不过是空谈。医院管理者是否率先垂范决定着医院精益管理推行的走向，高层领导者是否重视更起着决定作用，但只有领导重视还不能使精益管理广泛、深入、扎实地开展，一线员工的广泛参与才是推进医院精益管理的关键。医院要加大宣传力度，在整个医院营造实施精益管理的浓厚氛围。各级管理人员要正确认识、全面理解、正确把握精益管理，做到上传下达，一线员工都要充分认同，积极参与，使精益管理由少数人推动变为全体员工的自觉行动。

一线医务人员是医院服务质量管理和持续改进的具体执行者。在医院严格的质量管理体系中，可借鉴精益生产线建立“按灯”系统，通过授权一线员工可充分发挥安全管理员的职责，及时地发现和制止医疗安全不良事件发生。同时，由于一线员工掌握着一手信息，知道医院的问题和原因所在，依靠一线医务人员的力量，能够从他们那里得到许多管理的智慧和创新方法。现在许多医院组建了“品管圈”，这是医院加强精益管理的手段之一，旨在鼓励全体员工尤其是一线员工参与医院管理，为提高医疗服务质量建言献策。而从实践来看，诸多创新而有价值的改善思路往往源于基层员工，因为员工最了解哪里需要活动、哪些流程是无效的。把精益改善的核心工作放在基层员工身上，不仅能够更加准确及时地发现问题，得到更有效的建议，还能将基层员工的思想观念由被动改善转变为主动改善，这对提高工作参与度也是有重要意义的。而管理层的作用就在于为一线员工的精益改善提供指导与资源支持。

精益管理的核心是尊重员工，使员工具有归属感。全员参与精益管理不仅是医院对员工实施有效激励与约束的重要手段，也是解决医院管理过程中存在的信息不对称、体现医院“以人为本、尊重员工”的管理理念以及提高医院管理效率的重要途径。

第二节 精益小组的组建

一、精益小组的定义

实现医院精益管理，不能只靠单一学科或部门，而是需要跨学科或多部门合作，所以创建的精益小组应当是跨部门的、多样化的，以保证流程改造能够全面地进行。精益小组是精益知识的储存库和精益人才的集中地。精益系统让有潜力的领导者在精益小组进行轮岗，让团队成员接受精益的技术培训，然后在整个医院范围内引领或协助改善项目。通过这种方式，每名领导者最终都会拥有扎实的精益理论知识，也有在医院各部门的实践经历。因此，精益小组可以比作组织的血液循环系统，组员在团队里边轮岗边学习，就像血液在流动中获取氧气，然后这些新的精益思想者便会四散到组织各处，并将一种特别的能量带到一线。

医院精益管理通过精益小组实施精益改善，该小组通常直接向上级汇报工作。精益小组的表现形式虽各不相同，但它们有着非常重要的共同点，即精益小组需要设立专职工作人员，他们能向上级直接汇报工作，同时精益小组也应当成为培养未来领导者的摇篮。精益小组是每个人接受并最终传播精益培训的场所，是精益火种的守护者。至于其他细节，诸如小组员工规模，选择“轮训”法还是“内部专家”法，都需要具体问题具体分析。

二、组建精益小组的意义

精益小组通常能够从不同视角观察并且能够发现新鲜事物，善于总结工作并且能够发现流程改善中所需要解决的问题，同时，需要决断改进工作何时进行、进行何等程度，从而使流程改善趋于完善。精益小组作为精益思想的重要宣传者，其流程改善活动能够使项目、团队受益，这对精益思想的传播起着至关重要作用。

成立精益小组主要有三大目的：促进实施精益活动、培训精益理念及培养医疗系统中的未来领导者。在泰德康，有 100 名高管、中层管理者和一线管理者曾任职中心改善小组的精益辅导员。这一任职经历让我们意识到，在管理中牢牢树立精益思想，能够更快地使医院管理文化朝着正确的方向实现转变。有了精益小组，整个医院的各项精益改善工作任务，一个价值流接着一个价值流地都能加速进行。

医院领导和精益小组共同评价改善活动的效果，并决定在什么时候进行什么类型的改善活动或突破性改善活动。精益小组除了筹划和协调改善活动外，还要让每个人了解精益思想的原则（认识价值流、流动、拉动和对尽善尽美的无限追求）和精益技术（标准化操作、节约时间、可视化控制、拉动计划，特别是“单件流”），并且定期反复给员工上课，正如弗兰克·詹纳塔西奥所说：“这是一个巨大而严峻的挑战，尤其是对中层管理者的挑战。他们会由于精益转换和去除所有安全网而感觉受到威胁。当你动摇的时候，他们会立刻把你带回到改善前的模式去，除非你通过不断的教育，并结合不断进行的亲身改善活动来强调这些思想。”

三、如何组建精益小组

精益小组规模占全职员工总数的 1%就已足够。如果远低于该比例，小组便有可能因运行缓慢而面临被边缘化的风险。成功的小组通常由 4～6 个员工组成，他们主要选调自项目改进部门本身。新老员工结合，传统与创新观念融合，团队会更加高效。团队中有 1～2 位本部门外的成员也是很有帮助的，这些外来人士会带来审视流程的新看法。如住院部的一位护士可能被选中去参加药房的项目团队，这位护士带来的是与药房打交道的内部顾客的观点，她可能会了解哪些问题会导致住院部的浪费和返工。成立一个由内部人士和外部人员共同组成的团队能够跨越医院不同部门的鸿沟，使成员能共同处理问题，并减少相互指责、推诿责任。

精益小组成员都应该是全职工作，而不应有其他兼职。如果同时兼任多个职位，其他职责的优先级总会高于改善工作。此外，应鼓励整个医院（包括财务和人力资源等职能部门）内有潜力的管理者也加入到精益改善小组。毕竟，医院各部门都需使用同样的运营系统，因此，拥有共同的语言和目标就显得尤为重要。

大多数医疗机构都正在着手进行一两项或更多的改善工作。可能一些人还在学习 GE 公司（美国通用电气公司）的 90 天训练法，有的部门还在为赢得鲍德里奇国家质量奖（Baldrige National Quality Award）而努力，这是一个表彰美国卓越绩效组织的奖项，还有的部门正投入大量精力到六西格玛（一种改善企业质量流程管理的技术）中。现在，所有这些项目都必须纳入到精益小组办公室进行统一管理并得到领导者的高度重视。如果领导对一些改善项目不予重视，任其自生自灭，那么曾经致力于这些改善项目的人就会不满，员工的积极性就会受到极大打击，不利于精益改善项目的顺利推进。精益小组办公室的领导者应认识到精益医疗与其他精益活动的共同点，即都专注于核心原则，然后制订计划，使大家的工作取得成功。

四、精益技术培训

如何让精益小组领导大大小小的改善项目，真正的让精益思想贯穿医院内部的运行流程，这有两条行之有效的可选路径，我们称之为“轮训”法与“内部专家”法。

（一）“轮训”法

“轮训”法是指寻找合适的精益顾问团队，他们向精益小组培训精益技能并快速引领精益小组在医院实施精益改善活动。顾问团队要经常到工作现场培训和带领不同项目，使精益小组成员不断熟练地掌握精益技能，直到小组成员慢慢能够独当一面，并能在全院各部门中传授精益技能时便停止轮训。大多机构会在轮训结束后几年内继续保留一位外部顾问，帮助领导查找医院存在的隐患，但是我们要明白这项工作将由精益小组来承担，精益小组成员要掌握精益技能并为此提前做好准备。

海伦·麦克菲领导纪念医疗集团运用“轮训”成功实施了精益改善。首先，他们从诸如西雅图儿童医院、弗吉尼亚·梅森医疗中心以及波音公司等成功实施精益管理的一些企业身上学习到了精益思想，意识到成功实施医院精益管理会全面提升医院的整体效能，并创造出更大的价值。他们计划实施医院精益管理，而医院精益改善工作需要借助外力。他们开始寻找合适的精益顾问团队，于是海伦·麦克菲和她的精益团队开始接洽各种咨询公司，听取不同咨询师的培训方案，以及对于项目的切入点和启动方式所提出的建议，考虑精益团队能够真正地学到精益专业知识和技能，以及咨询费用等因素，选择了一个适合他们的顾问团队进行合作，然后真正地开启了精益之旅。

海伦 · 麦克菲的精益团队在外部顾问指导下开始开展医院精益改善活动，第一年开展 17 项精益改善活动。随着改善活动的成功进行和精益团队信心的不断增强，他们开始逐步扩展实施精益项目，例如为设计出更好的路线图而启动的“快速流程设计”项目。精益改善活动最初要选择能够产生较大影响力的改善项目进行。其中在长滩纪念医疗中心和米勒妇儿医院开展的项目，帮助院方省下采购第四台钼靶 X 线检查仪的 75 万美元，同时加速了患者流动，从而减少了候诊时间。院内很多人在周五的工作总结报告会上听说此事，并参观了钼靶 X 线检查单元，了解到精益思想。这样使更多的人了解精益思想并看到精益改善活动所带来的价值，有利于精益改善项目的推广与实施。

在两年的精益之旅中，麦克菲的精益团队共开展了 47 个项目，从第三年起，他们每年都开展 80～100 个项目，同时为精益团队物色并培训更多的改善辅导员，他们称之为“精益伙伴”。最初精益伙伴需要在此任职两年，其中前 18 个月用于培训。精益团队会培训精益伙伴的分析能力、领导能力、快速学习能力和促进项目完成的能力，并进行考核，测试合格者留下。同时，即便是完成了两年任职的精益伙伴，离开后再回来协助精益团队工作的时间少之又少。大多数精益伙伴每年回到精益小组一小段时间，只是为了更新自己的知识和提升精益技能，以便领导自己的团队。

麦克菲精益团队与顾问团队合作了五年，其团队成员已经熟练地掌握精益技能并成功开展了许多医院精益改善项目，以及能够向他人传授精益技能，之后与顾问团队终止了合作，自己独当一面。麦克菲精益团队接管了精益伙伴培训，将培训时间精简为 12 月，培训结束后，精益伙伴将担任 12 个月的全职辅导员。那些接受了精益伙伴培训的人一部分回到了他们的原职工作，包括护理部、药房或者其他部门，他们将精益思想传播并应用到了他们的工作中，并取得了一些成就，还有一些人留在了麦克菲精益团队组建的精益办公室中，致力于精益事业。

麦克菲领导纪念医疗集团精益改善活动第 7 年时，纪念医疗集团拥有了由 10 名精益伙伴、3 名数据分析员和 1 名办公室协调员组成的精益办公室，并为新收购组织的转型工作提供新员工培养计划。在实施精益改善的第 8 个年头，纪念医疗集团已因此节省了 6200 万美元成本，而精益医疗的确已成为了他们的日常工作方式，成为真正的管理系统。麦克菲精益团队增长了自身的精益知识，形成了自己的管理风格并实现了自身的跨越。

在医院精益改善活动中，纪念医疗集团不过多关注精益活动的成本，医院精益改善活动所带来的价值远超过该活动咨询、差旅和培训费用。不必计算每项改善活动的投资回报率，因为这不仅浪费时间，而且向大家释放了一种错误的信号，即精益活动旨在节约成本，这是绝对错误的。精益是一种文化转型，除非质量、员工积极性和成本同时得到改善，否则精益就不会奏效。成本的确很重要，但它只是精益的一方面。

（二）“内部专家”法

“内部专家”法需要聘请一名富有经验的精益领袖，由其来领导并培训中心改善小组，同时从内部协调所有改善活动。

凯瑟琳·科雷亚领导东部医疗集团运用“内部专家”成功实施了精益改善。凯瑟琳曾在泰德康医疗集团精益转型期间任医院事业部总裁，她有着8年的精益医疗事业经历，是一名经验丰富的精益领导者，她很清楚将医疗集团转型为精益运营系统将会产生非常深远的影响，所以她要求人人参与，她想在东部医疗集团建立一种贯穿组织的稳定且持续改善的文化。

首先他们在组织中挑选人员，成立了中心改善办公室。然后组织大家进行实地考察，了解一些成功实施精益改善的优秀企业的做法。他们在考察安德森门窗公司与其厂长迪迪埃·拉比诺一起视察时，观察他的管理工作，注意到他们的信息传递流程十分简练，问题逐级上报的流程透明，一切都强而有力，并且悄然、有条不紊地进行。并且这里有相互尊重的氛围，这是凯瑟琳想要的文化。于是，他们请了拉比诺帮助打造中心改善办公室，并启动精益运营系统。拉比诺曾在斯蒂尔凯斯与安德森门窗两家公司创建精益系统，包括日常管理系统、公司范围内的培训和强有力的中心改善办公室，而且斯蒂尔凯斯与安德森门窗两家公司都以稳健的精益文化著称。

拉比诺并没有从一线的快速改善活动入手启动精益改善，而是从日常常规系统开始，让管理者和员工采用PDSA[①]思维解决问题，并在高层实施战略部署。9个月内，人人都有了一块可视化管理看板，领导们每天都要开碰头会，采用PDSA及引导头脑风暴的思维卡探讨改善工作。拉比诺的方法冲破了局限，让人人都学会运用PDSA思维。而仅仅用了两年时间，东部医疗集团就迎来了一个示范单元。同时，他要求中心改善办公室开始进行战略部署，每周都要围绕战略部署召开一次会议，拉比诺指导中心改善小组开展项目，每次开会，他都会让精益辅导员轮岗，让人人都了解战略部署工作。

拉比诺开始领导东部医疗集团建立中心改善办公室时，他尽可能地压缩了办公室规模，比凯瑟琳期望的占全职员工的1%还要小得多。他们选定了一个混合模式，在改善团队中只配备不超过10名辅导员，但会让他们在组织中得到火速晋升。拉比诺期望培训出更多能植根于自身岗位的精益辅导员。同时，他专注于在技能培养方面展开集训，例如使用A3问题解决法引领项目。

因中心改善办公室规模很小，拉比诺在物色关键人选时十分慎重，他的心得是：“我翻看简历时，不会看ISO9000和六西格玛，因为ISO的关注点是合规而非改善，六西格玛则侧重于训练人们长时间独立工作，而不是培养员工。并不是说采用这两种方法的人不能胜任，只是说他们可能需要重新学习。精益需要充满好奇且有学习需求的人。我们需要兼具纪律性和适应力的老师和指导，最重要的是，要善于倾听和保持谦虚，但这些不会体现在简历上。”

---

① PDSA，又叫戴明环，是美国质量管理专家W·爱德华兹·戴明博士强烈推荐的一种简单的改进方法，是全面质量管理所应遵循的科学程序。由计划（Plan）、执行（Do）、学习（Study）和反应（Action）等四个阶段组成，第三步“学习”原来叫做“检查（Check）”，因此戴明环原先称为PDCA循环，戴明博士在1990年做出改变，他认为“学习”比“检查”更恰当

采用“内部专家”法的医疗机构并不多，但是东部医疗集团发现，这种方式所带来的效果与“轮训”法旗鼓相当。在这一非营利性组织中，毛利率一直没有增加过，历史上都是低于 2%，通常更少，而不断强调标准化作业和科学思维方式后，这一数字现在增长到 3%。患者满意度也在稳步上升。在这场伟大的精益变革过程中，由于大量采纳了员工建议，并在筹备阶段应用了 PDSA，该机构的精益改善工作尤为顺利。2014 年，东部医疗集团骄傲地宣布，全年落实的改善建议共有 29400 项，并且这些建议都得到了验证核实。

医院精益改善实施是采用“轮训”法还是“内部专家”法要具体问题具体分析。凯瑟琳在带领其管理团队与能够提供“轮训”法的顾问公司进行洽谈时发现，一些顾问公司更侧重于工具而非系统层面的文化转型。另一些顾问公司倒是提供了系统转型的方法，却又过于自以为是。而东部医疗集团的医生及管理者一向以其质量评分为傲，同时对一些严重的财务问题不予以足够重视。凯瑟琳明白来自外部的批评可能会造成相互猜忌。于是，凯瑟琳及其团队“剑走偏锋”，采用了所谓“内部专家”的方法，一路跌跌撞撞前行。除非医院集团领导具有丰富的精益经验，并知道要向潜在的内部专家提出什么问题，否则并不推荐这种方式。在选择这条路之前，领导必须了解自己的认知盲区。

五、精益小组改善工作的实施

精益小组实施改善工作的 7 个步骤，见图 7-2。

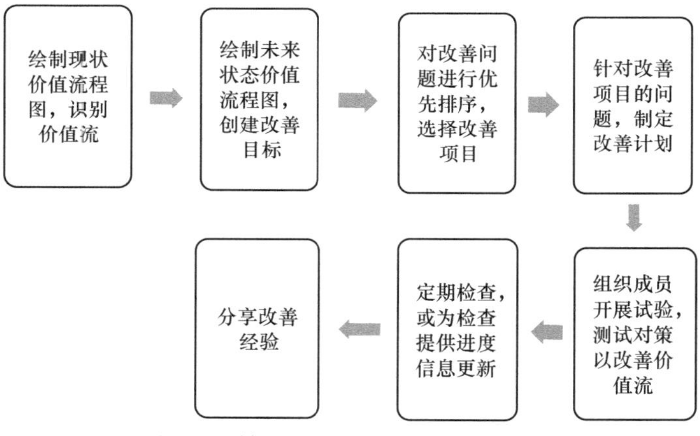

图 7-2　精益改善项目的实施流程图

1. 识别价值流绩效的现状，并使用现状价值流程图进行记录　通常当领导层认为某些职能或者功能由于涉及患者服务、临床诊疗、业务员需求需要改进的时候，待改善的价值流就已经被领导层决定了。当然，这样的价值流像是一条大河，太大太复杂，以至于很难去找出着手点进行改善，因此我们需要找出“大河”中的“小溪流”，也就是将整个价值流中的一部分作为重点关注的对象。通过可以得到的数据和现场观察，确定需要改善的范围。一旦确定下来，就需要为项目价值流确定首个和最后一个步骤，从顾客、供应者、流程、信息流、流程数据或指标、时间表六个方面来绘制价值流程图。现状价值流程图反映了价值流目前是如何运作的，针对的是精益小组的共识，而不是针对过去的文件记录或者某个人的描述。这样，才能够让相关人员通力协作，识别并解决问题，实现改善目标。价值流程图是一个工具，能够帮助参与者就流程进行集体讨论，而不是个别人之间的议论。他们的对话将从“这不管用……”和“你应当……”变成“现在情况是什么样的”和“你是怎么发现的”。所以说这张图是识别改善机会的基础。

2. 创建改善后价值流工作状况的期望目标，并用未来状态价值流程图进行记录 对现状有了清晰的了解之后，就要开始创建价值流的未来图景了。就像团队对问题的陈述有一致的理解一样，精益小组也必须建立起一个共同的改善目标，即对未来价值流的期望。未来状态图提供了一种机制，可以让所有相关人员达成一致意见，从而认可同一个期望效果，这也是建立改善计划的第一步。

尽管此刻小组成员可能有好几种关于如何解决价值流问题的想法，但是，必须要抑制住直接跳到解决方案的冲动，一定要经过团队协作的过程，来设计未来价值流。直接跳到解决方案，不花精力来建立团队共同的目标，不认真设计未来价值流的运作方式，将会让改善团队产生疑惑，也是产生错误的开始，甚至让改善项目产生负面结果。

对未来状态规划需要遵循一些准则，以营造新型的价值理念、连续流运作、工作方式和管理途径。将这些准则转化成关键的问题，由精益团队逐一回答，可以帮助分析解决问题的备选方案，设计出未来状态图。创建期望的未来状态要从顾客患者的角度分析是否满足了他们的要求，使得每个流程都完全提供并且只提供下一流程所需。把所有流程连接起来形成一个高效的服务体系，使价值能以最短的时间流向顾客，保持最高的质量水平，并保证只消耗最经济的人力物力资源。

3. 将对改善问题进行优先排序，选择 60～120 天一轮的改善项目的问题 就期望结果达成共识之后，可能会觉得找到了很多需要改善的工作。但是由于第一期的改善项目约可延续 60～120 天，把所有找到的改善工作都做完是不太可能的。如果改善工作超过 5 项，就要进行优先排序，然后选择前 5 项工作在第一期项目中实施。如果团队挑选了一个超过一年时间来解决的问题和项目范围，就可能会列出一个很长的改善工作清单。在进行下一步之前，要决定从哪里开始。首先，需要把第一轮的改善工作限定在 3～5 项，60～120 天的时间内大部分团队能够完成 5 项工作；其次，如果可能的话，把能够通过一个项目实现的不同改善工作合并起来；然后，以团队为基础，建立一个经过全体成员同意的优先排序标准，选择的优先改善工作最好是容易成功的、平均分布在价值流的各个环节、存在逻辑顺序、现有资源可支持的、在解决问题的基础上使工作量不会过重；最后，将建立的排序标准运用到改善工作清单中，与相关人员交流排序标准和第一轮的改善工作清单，看看整个团队能否对其达成共识。

4. 针对第一期项目所要解决的问题，制定改善计划 为实现医院流程从现状价值流向未来状态价值流的转化，改善工作是必需的。选定改善项目的内容后，需要将这些内容转化为清晰的目标和方案，同时需要具体实施的人员（包括大量精益小组成员之外的人员）沟通行动方案。与设计好的试验一样，行动之前认真的计划是获得有效可靠的结果的关键。在这里，计划包含了确认期望达成的成效，确定为达到目标需要做的改善工作，以及为实现这些改善所需要采取的行动。

改善项目的目标与衡量指标代表了人们对改善内容的一致意见。在这样的统一想法下，能很轻松地找到达到目标的方法、行动计划以及行动步骤的负责人、目标指标和需要的资源和支持。行动指标与目标指标一样，同时包含完成时间和质量，行动步骤和相应的指标一起，构成了达到特定目标的行动方案。精益行动计划制定的步骤：①界定清楚想要实施的改善工作，虽然它在目标中已经有所体现，但在计划开始前可能需要重新调整；②定义关键的衡量指标（或数据收集点），开始收集基准数据（数据或观察结果），以确认现状，并确定如何了解改善进展；③决定谁需要为设计改善工作投入，这些信息是如何被使用的；④收集必要的数据；⑤设计改善工作方案；⑥交流改善工作方案草稿，以获得批准和同意，并且开展试验，以验证其有效性；⑦如果需要，修改改善工作方案；⑧与将要使用这些改善成果的人员沟通，为他们提供培训并评估他们相应的能力；⑨实施改善工作；⑩监控进度/绩效；⑪衡量成果并决定下一步方案。计划的每一步都需要一个负责人，保证每个任务在规定的时间限制内完成，并设立任务质量合格标准，同时需要确认完成行动所需的资源和人员支持，并提前与相关人员沟通。

5. 组织联合改善团队外部的成员一起开展试验，测试提出的对策，以改善价值流

每一个单独的试验都是整体试验的一部分，也就是 PDCA 中的 Do（试验），这个阶段的进行需要完全按照之前计划所定的内容（至少尽可能地接近原计划）进行试验，同时监督和记录试验中发生的任何情况。对计划的执行，需要制定衡量标准，来回答计划是否按时完成、是否按照计划的方式做计划好的事、结果是否符合预期等三个问题。一般来说通过 Excel 表格或甘特图来监督项目目标（和行动方案）。如果系统对于三个问题中的任意一个或所有的回答是“不”，就要及时查漏，解决问题。在制定衡量标准时，需要考虑以下几个问题：①需要衡量什么，是产出率还是标准？②如何衡量，绝大部分的过程内的衡量指标和方法需要自己制定；③测量频率应该是多少？每次需要提供多少数据才能得到可靠的答案（不一定基于统计学原则来定义）；④谁来汇报这些数据，怎么汇报，多久一次，在哪里进行？

6. 参与定期检查，或为检查提供进度信息更新　超额完成任务是好的，但是对于价值流负责人和改善团队来说，比这更重要的是给予尚未达标的任务以足够的重视，而不是在项目快结束时才发现，导致项目被迫推迟。因此，从一开始，计划就必须就如何沟通进度、汇报问题、分配新资源以及如何进行绩效衡量做出清晰的说明。从精益管理的角度看，对计划进行审查与检查是非常重要的，审查活动相对正式需要安排在每一个项目的关节点上，以汇报项目进度。通常，一共有 3～4 次正式审查，互相间隔大约一个月左右。正式审查主要关注于将项目计划与实施结果进行对比和评估——对比计划的实施进度、流程绩效的改善、计划中的改善产生的影响与真正的改善后的状态。审查是 PDCA 循环中的“检查”阶段的概述，这将帮助和指引团队制定更多的对策，向未来状态目标逐步靠近。检查活动相对非正式，在检查过程中，对话一般就发生在展开工作的地方，并且对话只关注流程（流程改进和流程中的衡量指标）。非正式检查一般只要 10～20 分钟，通常不包括书面形式的报告，并要由不同的团队成员来领导。

7. 与在价值流中工作的其他成员或医院的所有其他人员，分享改善项目中心学到的经验　在完成了每一步之后，要确保所有相关人员就每项草案和成果进行交流并且合理地处理他们的意见和建议。如果在遇到问题的时候就能够解决它们，或是取得了明显的进步，这时候已经到了一个“按老样子办”和“系统化问题解决与改善”的拐点，要庆祝自己的成功，并且和大家分享学到的东西。基于完成项目获取的经验，向整个组织传播取得的成功和收获。与大家一起观察，可以创造一种合作的氛围，让大家可以有效地做出积极的改善并且建立可持续的问题解决习惯。在这个部分，大家创造出来一种方法（科学方法），以顾客和目标为中心的视角（价值流，而不仅仅是“我的工作”），还有文化（解决根源问题，而不是“灭火”政策）。在分享的同时，可以跨越这个特定价值流里已有的成功，向前推进，把持续改善变成管理和运营工作中的一种常态。

第三节 事业伙伴的发展

一、事业伙伴关系的特点及原则

企业在不同的生产模式下会采取多样化管理策略与差别采购管理关系。而大规模生产模式中，企业与供应商则采取一种价格驱动型的竞争关系。为了降低价格和减少库存，企业采用无共同利益的招标采购方式，这种短期供应商自杀式管理模式，往往造成“采购价格下降、产品质量变低、顾客满意度下降、产品价格下降、采购价格下降”的恶性循环，使得供需双方关系“恶化”。而企业与供应商在精益供应链管理理念指导下，一般会达到合作共赢。它强调供应商和生产商共享信息，通过合作和谈判最大限度地实现“双赢”。但也可能由于过分强调合作与联盟的关系，而忽视供应商间应保持适度的竞争和压力，导致其拘泥于现状，缺乏自信，从而影响企业的可持续发展。

在本文所述的精益生产方式中，供应商取代以往利益剥夺者的形象，作为企业发展的外延，能带来极大效益。因此，及早使供应商熟知公司的产品、流程、项目，使其参与到产品研发中来，是减少高额价值浪费、建立新型协同伙伴关系的重要手段。

合作型的供应商关系模式对于支持精益供应链是必不可少的，把供应商和合作伙伴发展为企业的外延。丰田公司供应商伙伴关系的 7 个特点如下。

1. 相互了解 致力于共同繁荣、尊重彼此的能力、现地现物（实际场所、实际零件）。

2. 连锁结构 联盟结构、相互依赖的流程、平行采购。

3. 控制体系 评估系统、反馈、目标定价、成本管理模式。

4. 兼容能力 优秀的工程、优秀的生产运作、解决问题的技巧。

5. 信息共享 准确收集数据与发布数据、通用的语言、及时交流。

6. 共同改善活动 价值分析/价值工程、供应商培养、研究团队。

7. 持续改进与学习 分享经验、PDCA 管理系统、每年的成本降低额。

建立深度供应商关系的五个原则：开展共同的改善活动、广泛而有选择性地分享信息、开发供应商的技术能力、监管供应商、建立兼容的生产理念和系统。

二、寻找坚实伙伴，以长期互惠方式共同成长

丰田公司对待供应商要如同对待自身员工一般，与之稳定合作、长期互惠互利，实现共赢，除此以外，还要求员工与供应商持续改进。丰田公司与供应商采用一种新型合作模式，不仅改善自身公司，还将供应商推至行业、客户口碑顶峰。用更高标准来要求供应商，丰田公司认为这是对供应商的尊重；反之，不对其严苛教导与要求，放任自流，就是对供应商的不尊重。大野耐一对此评价道：为短期绩效而放弃供应商的长期合作，完全违背了丰田公司的企业精神。

（一）成为精益客户的典范

自身尚未掌握的内容，谈何教会供应商？如果能够仅仅通过严格要求供应商就能避免企业内部实行变革，那么这对企业来说是相当具有诱惑力的。但是，要求供应商完成连客户方都无法实现的任务，这无疑会令供应商觉得客户方很虚伪。客户方应该以身作则，树立榜样。

（二）认清你的核心能力

外包需要的不仅是简单决策购买。外包可以降低成本，增强企业的灵活度，但企业必须认真考虑应该保留哪些能力。丰田公司将工作重心放在发展核心能力上，将大量的车辆开发与制造工作外包。关键问题在于：丰田公司将汽车业务的 80%外包给供应商，由其控制丰田及所有竞争公司的零件技术，丰田公司如何才能在竞争中脱颖而出，立于不败之地呢？如果某项技术是汽车的核心技术，丰田公司则希望成为这项技术的专家，做到世界顶尖水平。丰田公司希望同供应商共同学习，但绝不会将关键领域的任何核心知识与责任交予供应商。

简而言之，倘若一家公司不具备控制技术的内部能力，就会受供应商制约。由于供应商是自由机构，可以向任何人提供该技术，因此母公司无法使该技术成为自身的竞争优势。此外，除非具备研发制作某个零件的能力，否则很难了解该零件的成本结构。

（三）发展核心供应商

医院要与供应商建立长期紧密的伙伴关系，通过长期互惠共同成长，就必须选择和发展自身的核心供应商。在此过程中，应尽量保证医院核心供应商与医院自身的体系和理念相契合、相兼容，供应商的服务水平与技术实力也应当与医院自身相匹配，这样才有利于双方建立长期、稳定、互惠的伙伴关系。

（四）建立共同学习机制

共同学习，并在标准化程序中理解所学内容。只有当企业中的伙伴共同学习，并真正理解与掌握在标准化程序中所学的内容时，才能达到精益企业的最高层次。

但是要想达到这一水平并不是一蹴而就的，可以效仿丰田公司的供应商协会。供应商协会是供应商伙伴关系概念的延伸，由供应商组成，旨在相互帮助，是学习的“俱乐部”。其成员可以是向一家公司供货的公司，也可以是一个地区内供应不同顾客的多家公司。协会从其他成员身上学习到最佳实践，或者通过合作获得生产率方面的竞争优势。在最初阶段，效仿丰田公司举办的自主研修活动比效仿供应商协会更加行之有效。选择 3～5 家彼此非竞争关系的最佳供应商，让他们组成用户团队，然后在每家公司的工厂中从事项目工作。这样一来，人人都能从中学习，工厂也能取得进步。

三、与供应商一起参与精益

邀请供应商加入精益改善，并订立新的要求，使供应商与医院建立更紧密的联系。美国泰德康医疗集团（以下简称泰德康）在将精益思想引入建筑供应商时强调双方的成本节约与长期关系，并鼓励供应商采用精益的方法。

在这个过程中，建立合作关系而非竞争关系是非常重要的。泰德康邀请建筑设计公司和建筑商一起参加为期一周关于医疗流程再造的研讨。然后，与总承包商博尔特公司共同建立一个新的运营模式。过去我们雇佣建筑事务所设计新大楼，然后找几家建造商去竞标，这个方法通常会产生许多返工或设计更改及超支等问题。而现在，泰德康邀请博尔特公司和两家建筑事务所组成一个精益项目小组，这个小组共同承担设计、时间规划和所有建筑成本核算的责任。泰德康、博尔特和建筑事务所三方签约协议，协议中也可以邀请一些战略供应商加入，把所有相关的独立实体整合起来。“我们知道，我们正在为用更少的成本，更快地完成项目而努力。”泰德康的计划总监和建筑师阿尔伯特·帕克说道：“相较于其他公司，我们不知道我们做得怎么样。但我们有一个共同的指标去比较不同的项目，我们可以看到明显的改进。”

医院的合作伙伴很多，包括药品、器材、耗材、设备的供应商及安全保卫、绿化保洁、小修小补及设备的维护保养，还有后勤餐饮等医院服务输出部门。哪一个部门出了问题都直接影响着医院的品牌形象和患者利益，因此有效管理医院合作伙伴也非常重要。运用精益管理思想，全面管理医院的合作伙伴，使他们在合作中发展，在合作中成长，在合作中壮大，真正成为一个“合作共赢、共同成长”的“精益伙伴”。

【本章小结】

精益管理源于丰田的精益生产方式，这种生产方式曾经使丰田公司生产出高度标准化和高质量的汽车产品，并凭借强大的竞争力在汽车工业高度发达的美国市场占据一席之地。精益管理注重在细节上精益求精、追求卓越，提升效率和保障质量；与此同时，精益管理同样关注环境和人的作用，注重与全体员工和事业伙伴构建成长共同体，谋求在长期发展过程中形成共生生态系统，实现系统价值的最大化。

医院是以提供医疗服务为主的服务性机构，医疗服务产品事关人的健康和生命，对于质量有着永无止境的高度要求，人作为服务对象的个性化和病情的复杂多变，又使得“即时加工”的医疗服务具有明显的个体差异性，给服务质量的控制增加了难度。医院实施精益管理，可以通过管理系统来为服务质量和效率提供基础保障。但更根本和关键的，还是要充分关注“人”的角色和作用，这包括作为终端顾客的患者，也包括作为内部顾客的全体员工，还包括服务供应链上的所有事业伙伴。只有充分关注了人的属性、转变了人的观念、发挥了人的作用，医院才能够顺利有效地推进精益管理在医院的落地实施，才能够最大限度地使患者满意，才能够实现医院与员工及事业伙伴的长期共赢。

第八章　医院精益管理的成效评价

2016 年 6 月，中华人民共和国人力资源和社会保障部印发《关于积极推动医疗、医保、医药联动改革的指导意见》，要求推动“三医联动”，同时也确立了医保在“三医联动”中的核心地位。同时，国家政策大力支持鼓励社会力量办医，鼓励在职医生办诊所，公立医院去编制管理，推行人员总量管理，推动医生自由执业流动，倒逼医院由“被动”限制，变“主动”适应。同年，中共中央办公厅、国务院办公厅转发《国务院深化医药卫生体制改革领导小组关于进一步推广深化医药卫生体制改革经验的若干意见》（简称《意见》），明确指出要加强公立医院精细化管理，完善医疗质量安全管理制度，健全质量监控考评体系，促进医疗质量持续改进，倒逼医院“被动”接受考核，变为“主动”顺应调整内部绩效考核，政府对医院的绩效考核下真功，也说明亟待建立适应新医保机制的医院绩效考核指标评价体系。

从医院精益管理的视角对医院绩效以及医院精益管理的实施效果进行评价十分必要。实施精益管理使之成为医疗机构战略性发展方向，是简化就诊流程、提高服务效率、提升质量管理、加强内涵建设、增强患者满意度和员工认同感的重要举措。同时医院精益管理成效会进一步理清精益管理在医院应用的实际情况，找出计划与实际的差距，为制定下一步计划提供依据。让持续改善循环形成完整闭环，帮助医院进一步的改善。评价最终的改善成效需要对产出结果进行衡量，即构建一套切合医院精益管理的评价体系。而精益管理在医疗行业涉及极广，小到流程的设计、大到医院战略，这就为评估增加难度。因此，本章的重点在于结合精益管理的思路、方法、工具，构建综合评价模型、并阐明其实施流程。

第一节　医院现行绩效评价管理标准与方法

一、国际医院管理方法及标准

早在 20 世纪初，国外研究人员就着手对绩效评价和评价指标进行研究，从不同的角度入手，终于取得了满意的结果，国内指标体系的构建研究大多基于这些成熟的理论。

（一）平衡记分卡

20 世纪末，Kaplan 和 Norton 将平衡计分卡（balanced score card，BSC）延伸到企业的战略管理系统之后，平衡计分卡开始广泛得到全球企业界的接受与认同。平衡记分卡强调，传统的财务会计模式只能衡量过去发生的事项（落后的结果因素），但无法评估企业前瞻性的投资（领先的驱动因素），在信息社会里，传统方法显然不能全面地衡量医院的业绩管理，组织必须通过在患者、供应商、医务人员、服务流程、技术和革新等方面的投资，获得持续发展的动力。基于上述观点，必须改用一个将组织的愿景转变为一组由四项观点组成的绩效指标架构来评价组织的绩效。此四项指标分别是：顾客（customer）、财务（financial）、内部运营（internal business processes）、学习与成长（learning and growth）。

BSC 作为常见的绩效考核方式之一，被医疗机构广泛应用。在顾客方面，管理者们确认了医院将要参与竞争的客户和市场部分，并将目标转换成一组指标。如患者保持率、患者满意度、市场服务能力等。在内部运营方面，为吸引和留住患者，满足医院对财务回报的要求，管理者需关注对患者满意度和实现医院战略目标影响最大的那些内部过程，并为此设立衡量指标。BSC 重视的不是单纯的现有运营过程的改善，而是以患者需求为起点、满足患者要求为终点的全新的内部经营过程，例如，医疗服务的质量和安全、医疗服务便捷程度、医疗服务效率、医保执行情况等。在学习和成长方面，需要确认的是组织为了实现长期的业绩而必须进行的对未来的投资，包括对医务人员的能力、医院的信息系统等方面的衡量，例如，医院人力资源情况、科研及专科建设情况、教学培训情况等。医院在上述各方面的成功，建立在财务成功的基础之上。医院服务质量、服务流程、服务效率、服务能力和患者满意度方面的改进只有转化为营业额的增加、运营费用的减少和资产周转率的提高，才能为医院带来利益。因此，BSC 的财务方面列示了组织的财务目标，并衡量战略的实施和执行是否为最终的运营成果的改善做出贡献。BSC 中的目标和衡量指标是相互联系的，这种联系不仅包括因果关系，而且包括结果的衡量和引起结果的过程的衡量相结合，最终反映组织战略。

平衡计分卡反映了财务与非财务衡量方法之间的平衡，长期目标与短期目标之间的平衡，外部和内部的平衡，结果和过程平衡，管理业绩和经营业绩的平衡等多个方面。所以能反映组织综合经营状况，使业绩评价趋于平衡和完善，利于组织长期发展。但在实施过程中存在障碍，平衡记分卡的编制和实施涉及大量的绩效指标的取得和分析，是一个复杂的过程，实施的过程中，对医院的信息管理及信息基础设施提出了较高的要求，然而受到部门的制约，部门间的信息难以共享，只是在信息的海洋中建起了座座岛屿，这显然会影响到医院的运营流程。另外，实施平衡计分卡最常见的错误是把“战略工具”仅仅用在“员工绩效考核”上，希望这种新的业绩考核方式能解决考核和奖金分配问题，这造成了本末倒置。

（二）关键绩效指标法

关键绩效指标法（key performance indicators，KPI）是指在制定考核项目时，选取一些与医院战略目标的实现密切相关的关键指标作为考核标准，以使考核工作更有重点和方向，发挥绩效评价对医院战略目标实现的促进作用。KPI 遵循一个重要的管理学原理——“二八原理”。该原理认为，在一家医院的价值创造过程中，存在着“80/20”的规律，即 20%的骨干人员创造医院 80%的价值；而且在每一位员工身上“二八原理”同样适用，即 80%的工作任务是由 20%的关键行为完成的。因此，必须抓住 20%的关键行为，对之进行分析和衡量，这样就能抓住业绩评价的重心。

建立 KPI 指标的要点在于流程性、计划性和系统性。首先明确医院的战略目标，并在医院会议上利用头脑风暴法和鱼骨图分析法找出医院的重点目标，也就是医院价值评估的重点。然后，再用头脑风暴法找出这些关键领域的关键业绩指标（KPI），即院级 KPI。接下来，各部门的主管需要依据院级 KPI 建立科室级 KPI，并对相应科室的 KPI 进行分解，确定相关的要素目标，分析绩效驱动因数（技术、组织、人），确定实现目标的工作流程，分解出各科室级的 KPI，以便确定评价指标体系。然后，各科室的主管和科室的 KPI 人员一起再将 KPI 进一步细分，分解为更细的 KPI 及各职位的业绩衡量指标。这些业绩衡量指标就是员工考核的要素和依据。这种对 KPI 体系的建立和测评过程本身，就是统一全体员工朝着医院战略目标努力的过程，也必将对各科室管理者的绩效管理工作起到很大的促进作用。

与其他绩效考核方法相比，其突出的特点是考核指标少，有利于提高绩效管理的效率，减少绩效管理的成本。另外，指标的层层分解，使得员工的绩效行为与医院的战略目标要求一致，不至于出现偏差。同时，KPI 也存在一些不足，它更多是倾向于定量化的指标，这些定量化的指标是否真正对医院绩效产生关键性的影响，较难界定，需要借助专业化的工具和手段。

（三）目标管理法

1954 年彼得·德鲁克在《管理的实践》提出了目标管理法（management by objectives，MBO），他认为，“医院的目的和任务须转化为可实现的目标，医院没有目标必然发生内耗和浪费”，因此及时让医院管理者与医院医护人员参与工作目标的设定至关重要。

医院应用目标管理法进行绩效评价，是通过临床科室和医院绩效办工作人员根据医院和科室的目标协商制定评价标准，实现医院和各个科室的目标相一致，从而减少管理者将精力放到与组织目标无关的工作上的可能性。目标管理法属于结果导向型的考评方法之一，以实际产出为基础，考评的重点是员工工作的成效和劳动的结果，评价结果很少出现评价失误，有利于对临床科室和医务人员提出建议、进行反馈和辅导。目标管理法强调双向互动、共同参与，在共同确定绩效目标的过程中，医护人员的工作积极性大为提高，增强了责任心和事业心。

值得注意的是，如果医院将目标管理过多地应用经济指标，导致医务人员个人收入与科室个人收入相挂钩，进而促使社会和群众诟病医院。另外，这种绩效评价模式没有在不同科室、不同医务人员之间设置统一的标准，不能横向对比出不同科室间工作内容和工作完成的难易度，无法为医务人员职称晋升和岗位聘用提供科学依据。

（四）基于平衡记分卡的绩效评估框架

20 世纪末，英国政府国家卫生系统（National Health Service，NHS），引入了基于平衡记分卡概念的绩效评估框架（Performence Assessment Framework，PAF）。PAF 考虑了众多的利益相关方，例如，病人、临床医生、管理者、政客等，主要加强了对各种不同临床治疗措施的疗效与具体的健康产出（结果）的评价，能够测量出 NHS 下属的医疗机构运营状况。PAF 包括 6 个维度，50 个评价指标。该绩效评价框架主要集中在以下 6 个领域：健康改善、公平可及性、适当的卫生服务的有效提供、效率、居民对国家卫生服务制度的满意度以及国家卫生服务制度下的健康产出。主要指标及含义见表 8-1。

表 8-1　PAF 指标及含义

指标	含义
健康改善	反映改善人口总体健康的首要目标，这一目标受到许多因素的影响，远远超出了国民保健制度的范围
公平可及性	认识到国民保健制度的贡献首先必须根据人们的需要，不分地域、社会经济群体、种族、年龄或性别，提供获得保健服务的公平机会
适当的卫生服务的有效提供	认识到公平获取必须是有效、适当和及时的护理，并遵守一致的标准
效率	NHS 利用资源实现物有所值的方式
居民对国家卫生服务制度的满意度	患者和他们的照护者如何看待他们所接受的治疗和照护的质量，确保国民健康保险制度对个人需求敏感
国家卫生服务制度下的健康产出	通过评估国民保健服务对改善整体健康的直接贡献，完成回到改善健康的总体目标的循环

（五）医院质量改进的绩效评价工具模型

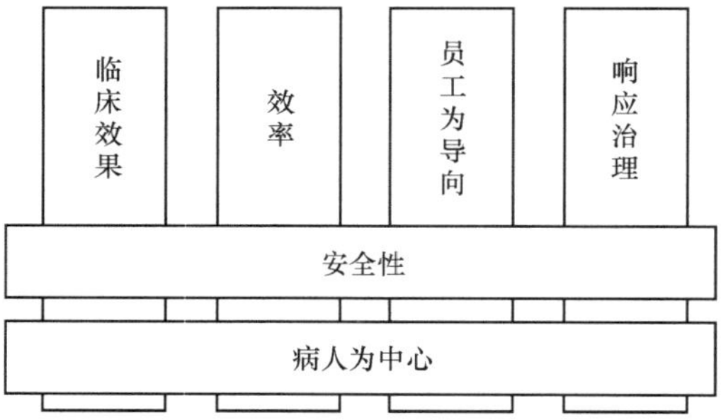

图 8-1　PATH 模型结构图

在 2003 年，医院质量改进的绩效评价工具模型（Performance Assessment Tool for Quality Improvement in Hospitals，PATH）项目由世界卫生组织欧洲办事处着手研发，国际上 31 名医院绩效评价领域的专家共同研讨设计。与传统的绩效评价方式不同，PATH 是为医疗机构量身订做的绩效评价模型。PATH 以质量和安全为根本出发点，通过两横四纵共六个维度设计绩效考评体系，其中横向维度为安全性、病人为中心，纵向维度为临床效果、效率、员工为导向、响应治理，两个横向维度贯穿四个纵向维度，如图 8-1 所示。项目研究还提出了一种和以往不同的考核方式：即 17 个核心指标、24 个附带指标。其中核心指标是医院必须挑选的，附加指标可以由医院自由选择。

PATH 模型自研发之日起就受到了世界多个医疗机构及国内外学者的青睐，原因主要在于，PATH 模型将质量和安全作为核心，考虑了医院作为卫生系统主要肩负的责任与使命，另外 PATH 模型全面灵活，其应用范围不受文化、经济等因素的制约，实施过程较为简单实用，但是考虑到财务维度是我国绩效考核中必不可少的一部分，从这一点来看，PATH 模型不适合我国国情，不能直接使用。另外，PATH 模型缺乏反馈环节，使得考评结果不能被有效利用，考评结果不易被员工信服。

二、我国医院分级管理与等级评审

为了在评估医院质量时提供依据，我国医院在20世纪末期开始实施质量标准化管理建设。卫生部于1997年5月下达的《关于开展创建“以病人为中心，优质服务百佳医院”工作的通知》，标志着我国医院正在从“以医疗为中心”到“以患者为中心”，也预示着医院服务的重大改革创新，并且对于医院的办院方向和医患关系的重新定位有着直接的影响。我国于1989年启动了医院评审活动，提出了三级医疗服务网络，推动医院的科学和规范的发展，该工作一直持续到了1998年。2005年为医院管理年，卫生部以此为契机，出台了以“持续改进医疗质量服务和保证医疗安全”作为医院管理的核心内容的《医院管理评价指南（试行）》（卫医发〔2005〕104号）。之后经过不断修改，又推出了配合医院管理年、医疗安全百日专项检查等活动形式进行深入宣讲与落实的《医院管理评价指南（2008版）》（卫医发〔2008〕27号）、《三级综合医院评审标准（2011年版）》（卫医管发〔2011〕33号）。

2017年，按照国务院行政审批制度改革要求，取消了“三级医院评审结果复核与评价”行政审批事项。在行政审批制度改革的整体框架下，2018年，国家卫健委启动了医院评审标准修订工作。此次修订融入了新的政策、制度，包括改革要求。与更多倚重于现场检查、主观定性、集中检查为主的旧的评审模式相比较，在新的评审模式里，主要以日常行为、客观指标、定量评价为主，辅以现场检查，定性与定量相结合，增加医院资源配置、质量、安全、服务、绩效等指标监测、DRG评价、单病种和重点医疗技术质控等日常监测数据情况的比重。同时，在现场检查部分做了比较大幅度的压缩，从2011年版的66节354条，压缩到了2020年版的24节183条。经过一年多的不断修订完善，2020年12月21日，经国家卫生健康委第26次委主任会议讨论通过并印发《三级医院评审标准（2020年版）》（卫医发〔2020〕26号）。

实施公立医院绩效考核是党中央、国务院重大决策部署，是检验公立医院改革发展成效的重要标尺。2019年1月，《国务院办公厅关于加强三级公立医院绩效考核工作的意见》（国办发〔2019〕4号，以下简称《意见》）发布，要求保证三级公立医院绩效考核工作规范化、标准化、同质化。为持续深入贯彻落实意见要求，在《国家三级公立医院绩效考核操作手册（2019版）》（以下简称《操作手册（2019版）》）的基础上，修订形成《操作手册（2020版）》。最新版本的修订遵循稳定性、统一性、准确性、简洁性的原则，统一数据表述的方式，更新了相关文件，将最新规范性文件作为指标意义的依据，包含一级指标4个、二级指标14个、三级指标55个（定量50个，定性5个），涵盖了医疗质量、运营效率、持续发展、满意度四个维度。在《意见》发布后，三级公立医院绩效考核工作全面启动，统一编码规则，建立标准化、信息化支撑体系，为全面推进公立医院绩效考核工作积累了经验。国家卫生健康委组织编写了《国家二级公立医院绩效考核操作手册（2020版）》，该手册界定了绩效考核范围为由各省（区、市）卫生健康行政部门结合实际确定的、已经登记执业的二级公立医院，全面梳理了有关政策和要求，委托相关单位研究，并广泛听取地方卫生健康行政部门、高等院校、科研院所、公立医院等专家学者和考核对象的意见，分别按照医疗质量、运营效率、持续发展、满意度四个维度对相关指标的释义进行逐一明确。每个指标均从“指标属性、计量单位、指标定义、计算方法（或佐证材料）、指标说明、指标意义、指标导向、指标来源、指标解释”等10项内容进行了详细的阐述，方便各地的操作使用。

第二节　医院精益管理成效评价指标体系的设计原则与方法

一、成效评价指标体系的设计原则

在医疗事业不断深入发展的今天，我国卫生健康管理部门对医院管理工作越来越关注，管理体制的科学性，管理机制的规范性是保证医院各项工作有序开展的前提，是医院管理有效实施的关键环节。医院精益管理成效指标体系的构建是否科学、规范与医院未来的发展紧密相连。这就要求在方案设计时需要遵循以下原则：

（一）准确性原则

对精益实践者来说，“当一个问题被清楚定义了的时候，这个问题就已经解决了一半”，也就是说在行动前要深入理解该问题，用绩效指标清晰地定义问题。传统方法提供的解决方案常常是建立在未经过验证的、对现实情形进行假设的基础上的，因此容易出现与真实问题不符的情况。而精益管理要求通过观察事物的实际情况与事物理想情况之间存在的差距来定义问题。也就意味着需要关注医院是否在给定日期完成了相应的任务。这就要求绩效指标的设定能准确表达医院需要达到的目标，针对问题设置衡量指标，以便在出现问题时能通过指标准确识别，及时应对。另一方面，指标可作为医院参照的标准，指导其改进完善。

与此同时医院的总体战略目标还应该切实地与员工的个人目标紧密的相互结合，使绩效考核能够最大限度地得到贯彻实施，这就要求战略目标必须清晰明确，并且能够进一步分解成切实可行的一个个具体的小目标，根据具体目标准确设定相应的绩效评价指标。

（二）系统性原则

医疗行业中的很多问题不是由单一流程造成，而是由很多流程相互影响的结果，要想顺利解决这些问题，就需要考虑整个系统，包括所有的交互和交叉点，计划内的问题和突发状况。在医院这个精益组织中，患者是第一位，人人都要以为患者创造价值为中心。

医院对流程中的交接环节管理不当、忽视预约与跟进工作等，会导致患者价值流中断，严重影响就医体验。因此，若要客观地对医院精益管理的整体情况进行评价，就要求评价指标要涉及患者从最早接触医疗机构（或许是独立的基层医疗机构），直至患者出院之后的整个价值流；并且有结构、层次及系统的鲜明评价指标。与此同时，为使结果能突出重点且明确，那就要在全面的前提下，尽可能挑选有代表性的指标，从多角度进行考核。需要注意的是，评价指标需要兼顾到众多利益相关方，例如政府、市场、居民、员工等各方面对医院的期望。

（三）完整性原则

基于精益管理的指标体系设计，务必要围绕精益管理的五大核心理念，遵循精益管理的五项基本原则。

精益管理的五大核心理念要求我们能够从尊重员工、从顾客角度出发、消除浪费与创造价值、注重长远发展、在持续改进中追求完美五个方面设计指标。这首先需要深入理解这五大核心理念。就尊重员工来说，在精益机构中，"尊重"并不意味着管理者、领导与员工之间一团和气，或者员工之间彼此其乐融融。取悦员工这种肤浅的途径可能会增加医院的开销，或者不利于患者的护理。尊重员工的理念要求我们全力以赴去营造一个扶持和发展"活树"（也就是员工的欲望、动力）的环境，以有益的方式对员工提出挑战，激励他们做得更好就是其中一点。同时，为员工提供持久的培训和发展机会是医院领导的责任之一。

精益管理的五项基本原则要求我们能够准确识别价值和价值流，以患者为中心，确定可能阻碍价值流的流动和拉动的关键因素，例如等待/延误、返工、过多的传递等，追求尽善尽美，设计致力于提高患者就医体验、提高医院运营水平的评价指标，以促进价值流的改善。

（四）时代性原则

精益管理成效评价指标体系并不是一成不变的，它需要根据时代发展进步不断作出调整。进入 21 世纪以来，整个卫生健康事业发展非常迅速，有很多新的政策、制度包括改革要求，包括《基本医疗卫生与健康促进法》《医疗纠纷预防和处理条例》《医疗质量管理办法》《医疗技术临床应用管理办法》等一系列的部门规章，为使医院的精益管理与时俱进，需要将最新的政策、制度要求融入评价指标体系，提高精益管理水平的导向和激励作用，助力医药卫生体制改革，包括分级诊疗体系建设、医联体建设等。这就要求医院绩效评价指标体系的构建要以最新的国家卫生计生政策为依据，与相关法律法规相适应。绩效评价指标能够落实国家医药卫生政策，尽量满足人民群众对医疗卫生服务的需求，真正体现出公立医院的社会效益。

（五）可操作性原则

评价指标对医院精益管理来说，具有重要的参考价值，不仅要易获取，而且需要有详细完整的评价标准，从而可以有效地反映出医院的管理效果。主要包含以下几方面内容。

1. 整体规范操作　相关流程操作、评价指标、数据获取要系统规范化操作。

2. 评价指标和方式均要简捷有效　建设评价体系要以科学依据为前提，确定评价方式可以简捷有效、被执行为标准。此外，注意剔除或调整操作性不强的指标。可以用日常数据监测替代的条款，不用实地评审。

3. 评价指标信息要方便获取　无论是定性的还是定量的指标，其相关数据获取方法要有可持续性和稳定性。

4. 相关数据要保证有效性、完整科学性　要有严格的质量评价体系对其进行评价。

二、评价指标确定的方法

1. 对比法　是一种比较常用的评价方式，主要是将近期统计的数据和之前的数据进行对比分析，以此来确定一段时间内管理水平的变化，根据对比结果给出正确的评价。这一评价方式相对来说是比较理性的，通过大数据的对比分析来进行评价，具有很强的说服力，并且这一方法在医疗领域当中应用比较合理，数据的记录及分析都是非常方便的，可以针对不同病种的医疗质量进行数据分析，从数据分析当中可以看出不同病种在进行治疗的过程中存在着哪些差异性，成本费用等方面需要注意哪些问题等，这些经济数据的分析能够有效地给患者提供建议，并且提供有效的医疗参考。这种对比评价的方式在医院管理体系评价当中是比较常用的一种，能够明显地看出两段时间内医院的管理水平及服务质量的好坏，更加具有说服力。

2. 分层评价法　顾名思义就是按照不同的阶层来进行分类，将问题分解成几个不同的层次，根据决策内容来进行拆分。如果在管理的过程中出现了多目标、多准则的情况，那么就比较适合分层评价法，将复杂的问题简单化，进行有效的拆分，以一种比较简单的方式来进行回答，实用性是比较强的。特别是在医院消毒工作的评价方面，需要采用这一评价方式，有针对性地进行分析评价。

3. 功效系数法　这是一种定量的评价方式，也就是对每一项工作都进行一定的评价，规定一定的许可范围，不能超越规定的下限值，一项指标都完成之后，再综合地对各项工作进行分析评价，定一个满意程度。在一项工作开展的过程中，对每一个小步骤都进行满意程度的评价，确保每一项都在要求的范围之内，这样具有规划性地开展管理工作能够有效地保障最终的工作效果。将一个大的目标分解成很多个小的目标，然后进行评价，这种评价方式对于医院管理工作者有着重要的应用价值。

4. 模糊综合评价法　这是一种综合评价法，采用模糊数学统计的方式来对复杂的对象进行量化评价。这样的评价方法主要就是能够有效地解决无法量化的问题及医院管理评价当中的难题。在日常管理中如果存在一些小问题，通过这样的方式就能够有效地进行评估判断，这样的评价方式能够有效解决各种小问题，建立完善的评估指标。

三、绩效评分方法

1. 目标参照法　这一办法建立在不同科室或部门的详细工作状况之上，将实际的工作结果同该项指标的目标值进行比较，利用比较系数乘以 100，转化为指标得分。

正向指标得分 =（实际数值÷预期数值）×100

负向指标得分 =（预期数值÷实际数值）×100

2. 扣分法　对各个项目制订相关扣分原则惩罚不按照计划实施的人员，要在评估的时候，依赖完成情况及项目性质扣分，使扣分值不能超过总分值。

①当指标值＜预估值时：

正向指标得分=满分-（预估值-实际值）÷扣分量×扣分分值；

负向指标得分=满分+（实际值-目标值）÷扣分量×扣分分值。

②当指标值＞预估值时：

正向指标得分=满分+（预估值-实际值）÷扣分量×扣分分值；

负向指标得分=满分-（实际值-预估值）÷扣分量×扣分分值。

3. 加分法　不同项目的绩效项目的加分法，其要求和标准也有区别，依赖考察期间中的规范程序来确定是否加分。

4. 比较法　不同的科室和部门的绩效比较法，理应选择其中优秀的作为规范。利用比较法设定出各个层次的权重，最终创立出完整的评价系统。

四、综合评价方法

综合评价是指对一个具有多个指标的复杂系统进行总体评价的过程，通过指标综合来构建评价模型，进而对评价对象进行排序或适当分档。在具体实践中既有简单实用的综合评价法、秩和比法、加权 Topsis 法等非参数方法，也有主成分分析、聚类分析、因子分析等多元统计方法，这里我们主要介绍前面四种评价方法。

1. 综合评价法　指的是运用多个指标对多个参评单位进行评价的方法，简称综合评价方法。其基本思想是将多个指标转化为一个能够反映综合情况的指标来进行评价。综合评价法的基本步骤是：

（1）确定综合评价指标体系，这是综合评价的基础和依据。

（2）收集数据，并对不同计量单位的指标数据进行同度量处理。

（3）确定指标体系中各指标的权重，以保证评价的科学性。指标权重的确定方法有层次分析法、熵权法等。

（4）对经过处理后的指标在进行汇总，计算出综合评价指数或综合评价分值，用到的计算方法主要有打分综合法、打分排队法、综合指数法、功效系数法等。

（5）根据评价指数或分值对参评单位进行排序，并由此得出结论。

需要注意的是：评价过程不是逐个指标顺次完成的，而是通过一些特殊方法将多个指标的评价同时完成的；在综合评价过程中，一般要根据指标的重要性进行加权处理；评价结果不再是具有具体含义的统计指标，而是以指数或分值表示参评单位“综合状况”的排序。

2. 秩和比法　这是我国统计学家田凤调教授于 1988 年提出的一种新的综合评价方法。它是利用秩和比 RSR（rank-sum ratio）进行统计分析的一种方法，该法在医疗卫生等领域的多指标综合评价、统计预测预报、统计质量控制等方面已得到广泛的应用。

秩和比是一种将多项指标综合成一个具有 0～1 连续变量特征的统计量，也可看成 0～100 的评分。不论分析什么问题，计算的 RSR 越大越好，为此在编秩时要区分高优指标和低优指标，有时还要引入不分高低的情况。例如评价预期寿命、受检率、合格率可视为高优指标；发病率、病死率、超标率为低优指标。在疗效评价中不变率、微变率可视为不变指标。在编秩时，将 *n* 个评价对象的 *m* 个评价指标列成 *n* 行 *m* 列的原始数据表。编出每个指标各评价对象的秩，其中高优指标从小到大编秩，低优指标从大到小编秩，同一指标数据相同者编相同秩。秩和比综合评价法基本原理是在一个 *n* 行 *m* 列的矩阵中研究 RSR 的分布。以 RSR 的值对评价对象的优劣直接排序或分档排序，从而对评价对象作出综合评价。

3. 加权 Topsis 法 Topsis（technique for order preference by similarity to an ideal solution）法是 C.L.Hwang 和 K.Yoon 于 1981 年首次提出，Topsis 法根据有限个评价对象与理想化目标的接近程度进行排序的方法，是在现有的对象中进行相对优劣的评价。Topsis 法是一种逼近于理想解的排序法，该方法只要求各效用函数具有单调递增（或递减）性就行。Topsis 法是多目标决策分析中一种常用的有效方法，又称为优劣解距离法。

其基本原理，是通过检测评价对象与最优解、最劣解的距离来进行排序，若评价对象最靠近最优解同时又最远离最劣解，则为最好；否则不为最优。其中最优解的各指标值都达到各评价指标的最优值。最劣解的各指标值都达到各评价指标的最差值。

4. 主成分分析法 指标的设计者通常想使指标体系尽可能多地包含一些指标，以使对医院的综合评价更为全面。因此，如果能在设计指标体系时尽可能多地选择指标，然后用一种方法将这些指标的特点综合成少数几个新指标，这几个新指标既能够尽可能多地反映原来指标的信息，又在彼此之间存在显著差异，就可以达到理想状态。主成分分析法就是把多个指标简化为少数几个综合指标的统计分析方法，它能使这些综合指标尽可能地反映原来多个指标的信息，并保证这些综合指标彼此之间互不相关，这就使我们有可能从中选择主要成分，通过对主要成分的重点分析，达到综合评价的目的。

第三节　医院精益管理成效综合评价模型的构建

一、医院精益管理成效综合评价模型

医院精益管理成效综合评价模型的构建主要是围绕精益管理五大核心理念，结合精益管理的思路、方法和工具，遵循指标选取的准确性原则、系统性原则、完整性原则、时代性原则、可操作性原则，关注影响医院运营发展的关键问题和关键要素，选取科学、合理的评价指标。本节共选取 5 个一级指标，22 个二级指标。构建模型，见表 8-2。

表 8-2　医院精益管理指标体系及核心内容

一级指标	二级指标	核心内容
尊重员工	重大决策参与度	• 保障职工代表参与决策和鼓励员工建言及改进工作的制度文件
		• 员工建言渠道保障措施
	员工安全保障	• 安全保障措施
		• 突发涉医事件应急预案
	工作环境	• 职工餐厅环境卫生、品种、价格优惠
		• 医务人员休息区环境卫生，设施齐全性
	职业发展	• 职业晋升渠道
		• 激励机制
		• 学习进修机会
	满意度	• 医务人员满意度
以患者为中心	就医体验	• 就医流程
		• 体检预约、诊疗和检查预约
	投诉机制	• 投诉管理机制和投诉接待制度
		• 医疗纠纷发生率
	医疗费用	• 控制过度医疗和医疗费用不合理增长的实施方案
		• 医疗费用增长率
	患者满意度	• 门诊患者满意度
		• 住院患者满意度
消除浪费与创造价值	成本控制	• 收入成本率
		• 卫生材料消耗
		• 成本收益率
	资源配置	• 加床天数
		• 卫生技术人员数
		• 医师数
		• 实用床位数
	运营效益	• 每医生人均出院人次
		• 每百元固定资产医疗收入
		• 资产周转率
		• 收支结余率
		• 资产负债率
	医疗安全	• 合理用药
		• 院感管控
		• 医疗差错发生率
长远发展	发展规划	• 发展规划
		• 发展目标

续表

一级指标	二级指标	核心内容
长远发展	医疗服务质量	• 优质护理
		• 住院患者总死亡率
		• 抢救成功率
		• 诊断符合率
		• 医疗质量持续改进
	医疗服务效率	• 病床使用率
		• 平均病床周转次数
		• 平均住院日
		• 日均门诊人次数
		• 医师日均担负住院床日数
	社会责任	• 义诊次数
		• 基本药物使用占比
		• 医保比例
	创新发展	• 新技术临床转化数量
		• 国家专利数量
		• 信息化建设
持续改善	人才结构	• 卫生技术人员职称结构
		• 麻醉、儿科、重症、病理、中医医师占比
	人才培养	• 医院接受其他医院（尤其是对口支援医院、医联体内医院）进修并返回原医院独立工作人数占比
		• 医院承担培养医学人才的工作成效
	学科建设	• 科研经费
		• 成果转化
	信用建设	• 公共信用综合评价等级

二、指 标 解 读

（一）尊重员工

精益组织中的“尊重员工”（或者说是尊重人性）与我们传统所说的“尊重”意义不同。“尊重”指的并不是管理者出于对员工的信任，只要能够收到良好的效果就可以任由他们随心所欲地工作，在精益管理下的医院里，管理者常常会核查员工工作的细枝末节，这样既是对患者的尊重，也是尊重员工劳动成果的体现。另一方面，精益虽然要求员工做到最好，但不能让他们工作过量，管理者与员工之间要构筑相互信任感，这不仅能够提高工作效率，还能使医务工作者繁重的工作压力得到缓解。再者，尊重员工要求医院能营造一个鼓励员工、激励员工的工作氛围，注重员工自身能力的发展，这会减少员工感到挫折、转行或跳槽到其他医院或行业的现象。

因此针对尊重员工这个一级指标我们设置了 5 个二级指标，分别是重大决策参与度、员工安全保障、工作环境、职业发展和员工满意度。其中重大决策参与度，需要具备完整的保障职工代表参与决策和鼓励员工建言及改进工作的制度文件，以及员工建言渠道保障措施，保障员工建言渠道畅通；员工安全保障是指具有安全保障措施和涉医突发事件应急预案，可实地查看医院应急措施落实情况，对医院保卫人员配备及应急响应能力进行考核；员工的工作环境指标需通过实地走访考察职工餐厅环境卫生、品种、价格优惠程度，以及医务人员休息区环境卫生，设施齐全性等是否达标；职业发展是指有公平公正的职业晋升渠道、完备的激励机制、以及学习进修的机会，这使得医务人员持续拥有职业发展的内在动力；满意度主要是指医务人员满意度，调查问题维度可包括薪酬福利、发展晋升、工作内容与环境、上下级关系、同级关系等，医务人员满意度的提高对于调动医务人员积极性，减少人员频繁流动具有重要意义，使医务人员更好地为患者服务。

（二）以患者为中心

“救死扶伤，造福人群”一直是医务工作者的核心工作理念，“以患者为中心”提供完善的服务又是各医疗机构运营的关键主旨。这一指标包含 4 个二级指标，分别是就医体验、投诉机制、医疗费用和患者满意度。

这里的就医体验，我们更多地强调从患者门诊挂号或入院到患者出院整个就医流程的医疗连续性和可及性。包括了患者流从办理入院到预约、安排床位、床位统筹，到住院相关的检查评估，以及危急情况下的转院、供餐及用药，出院的医嘱、出院之后的交流随访等，产生的就医感受都是我们需要关注的内容。我们可以通过查看医院优化就医流程的工作开展情况及工作记录，实地走访查看体验预约诊疗和预约检查服务平台来评价患者的就医体验。预约诊疗和预约检查服务是否渠道畅通、使用便捷，可以通过门诊患者平均预约诊疗率、门诊患者预约后平均等待时间来定量衡量。三级医院要逐步增加用于预约的门诊号源，增加预约诊疗服务比例，优先向医联体内基层医疗卫生机构预留预约诊疗号源。预约时段通常可精确到 30 分钟，缩短患者按预约时间到达医院后等待就诊的时间，优化预约诊疗流程，以避免门诊二次预约导致重复排队的情况。

投诉机制要求精益管理下的医院应建立三级投诉管理机制和投诉接待制度，指定的投诉管理部门统一承担投诉管理工作，规范建立投诉档案。医疗纠纷的发生率可直观地反映出患者投诉是否得到妥善处理，以便从源头上预防和减少纠纷，充分发挥柔性的人民调解在医疗纠纷中的主渠道作用，促进医患和谐。

医疗费用是患者重点关注的部分，同时也是医院公益性的重要体现。医疗费用的合理控制首先依赖于控制过度医疗和医疗费用不合理增长的实施方案，其次医疗费用的增长率是衡量患者费用负担水平及其增长情况的重要指标，相关考核指标如门诊次均费用增幅、门诊次均药品费用增幅、住院次均费用增幅、住院次均药品费用增幅等。

患者满意度可分为门诊患者满意度和住院患者满意度。门诊患者满意度调查问题维度可包括挂号体验、医患沟通、医务人员回应性、隐私保护、环境与标识等。该指标通常考察医院可控的部分（医院本身的绩效），故不包括患者就医体验的所有方面，比如服务价格。住院患者满意度调查问题维度可包括医患沟通、医务人员回应性、出入院手续和信息、疼痛管理、用药沟通、环境与标识、饭菜质量、对亲友态度等。精益管理下的医院应当制订满意度监测指标并不断完善，将患者满意度作为加强内部运行机制改革、促进自身健康发展的有效抓手，有针对性地改进服务，着力构建患者满意度调查长效工作机制，为患者提供人性化服务和人文关怀。

（三）消除浪费与创造价值

浪费不等于花费。在精益管理模式下的医院着重于减少浪费而不是花费。“精益”的着重点并不在于减少行动，而在于传递适量的价值。如果我们持续减少浪费，就能在更加省力更少花费的同时创造更多的价值。针对消除浪费与创造价值这一指标我们设置了 4 个二级指标，分别是成本控制、资源配置、运营效益和医疗安全。

首先，成本控制可以从门诊收入成本率、百元医疗收入、药品及卫生材料消耗、住院成本收入率、成本收益率等方面来考察。

我们通过资源配置来考察医院是否存在资源不足或资源过剩现象，以便能及时调整过剩资源、补充资源不足现象，这可以用加床天数、卫生技术人员配备、相关科室医师配备、实用床位数等指标来反映。

运营管理水平代表了医院这一利益相关方的期望，能直观地反映出医院消除浪费与创造价值的成效，同时也反映了医院的发展形势。可包含人均出院人次、每百元固定资产医疗收入、总资产周转率、固定资产周转率、存货周转率、收支结余增长率、资产负债率等指标。

医疗安全问题是一家精益医院最应该减少和消除的浪费，由于医疗安全问题导致的大量返工和额外工作，消耗了医疗资源，降低了患者信任度，甚至可能会影响到医院整体效益。以危急值的处理流程来说，原来的处理流程大多是接电话，记录，然后复述确认，而复述是很容易产生错误的。有美国专家表示，在危急值沟通的时候，要注意是先写下来然后再回读回去，这样才能保证准确，而复述是很容易出现错误的。“复述”和“回读”在流程中看似就是一个词的差别，但是对于减少医疗差错、保障患者安全来说至关重要。合理用药可有效减少医疗事故的发生率，我们可以通过监测点评处方占处方总数的比例、抗菌药物使用强度、门诊患者基本药物处方占比、住院患者基本药物使用率等指标来衡量；院感管控可通过查阅医院感染预防与控制管理体系文件，监测Ⅰ类切口手术部位感染率、医院感染责任事件、医院感染病例发病（例次）率来把握；医疗差错的相关指标有医疗事故发生次数及赔偿数额、标本采集错误率、检验报告不正确率、住院患者跌倒发生率、手术患者并发症发生率等。

（四）长远发展

用新思想带动新行动，促进精益管理在医院顺利实施，实现长远发展，离不开清晰的发展规划和发展目标。发展规划作为一种战略性、前瞻性、导向性的公共政策，在医院管理中具有十分重要的引领地位。而精细化的发展目标要求将每一项任务和目标细化到科室，使得发展目标的制定具有实质性的意义。

医疗服务质量和效率是衡量一家医院运营水平的永恒话题。医疗服务质量可以细化为优质护理病房覆盖率、住院患者总死亡率、抢救人次、抢救成功率、门诊与出院诊断符合率、入院与出院诊断符合率、术前与术后诊断符合率、开展医疗质量持续改进活动情况等指标；而医疗服务效率可以用病床使用率、平均病床周转次数、出院者平均住院日、择期手术患者术前平均住院日、医师日均担负门诊人次数、医师日均担负住院床日数等指标来衡量。

从长远来看，由于医疗行业公益性的特殊属性，它的根本目的在于提高人民的健康水平、促进社会和谐幸福，因此，其社会责任也不容忽视。可以用义诊次数、支农支边次数等公益性指标来衡量；基本药物具有“突出基本、防治必需、保障供应、优先使用、保证质量、降低负担”的功能定位，因此门诊患者基本药物处方占比、住院患者基本药物使用率等定量指标也是医院社会责任的突出体现；为了加快推进医保统筹，继续深化医保支付方式改革，发挥支付方式在规范医疗服务行为、控制医疗费用不合理增长方面的积极作用，加强医保支付方式改革与公立医院改革、价格改革等各方联动，同步推进医疗、医药领域的供给侧结构性改革，对于门诊收入中来自医保基金的比例、住院收入中来自医保基金的比例等指标的监测至关重要。

此外，医院的创新发展能力是实现医院长远发展的不竭动力，可以用新技术临床转化数量、取得临床相关国家专利数量、信息化体系建设情况等指标衡量。

（五）持续改进

持续改进的根源可以追溯到第二次世界大战后戴明向日本人传授的计划-执行-核查-行动（PDCA），这个方法认为任何新的、经过改进的环境都是未来改进的起点。由此可见持续改进是一个螺旋式上升的动态过程。针对持续改进这一指标，我们设置了人才结构、人才培养、学科建设、信用建设 4 个二级指标。

人才结构是医院持续改进的基础，职称结构是指各类职称人员的数量比例关系，在一定程度上反映卫生专业技术人员队伍的学识水平和胜任医疗教学科研工作的能力层次。职称结构应与医院功能和任务相匹配，才能更好地促进医院持续改进。《“十三五”全国卫生计生人才发展规划》中七项主要任务之一是加强急需紧缺专业人才队伍建设，包括中医药，以及儿科、病理、麻醉、重症医学等各类急需紧缺专业，因此对于麻醉、儿科、重症、病理、中医医师占比指标的监测是了解医院人才状况的关键。

持续改进并不是一个只有管理者或行政主管才能提出意见的官僚主义过程，它应该是一个能将员工融入迅速改进的体系之中，并给予其自主权改进自己的流程，因此人才队伍的建设与培养至关重要。医院接受其他医院（尤其是对口支援医院、医联体内医院）进修并返回原医院独立工作人数占比指标的意义在于，通过组建医联体，利用技术帮扶、人才培养等有效手段，让集中在大城市的医疗资源更多下沉到基层医疗机构，不断提升基层医疗机构服务能力。该指标引导三级医院制定的进修计划向对口支援医院、医联体内医院倾斜。医院承担培养医学人才的工作成效主要通过医院在医学人才培养方面的经费投入、临床带教教师和指导医师接受教育教学培训人次数、承担医学教育的人数、发表教学文章的数量四类指标来反映。

学科建设是推动医院持续改进的动力。每百名卫生技术人员科研项目经费可用于考核医院科研创新能力。《关于加强卫生与健康科技成果转移转化工作的指导意见》（国卫科教发〔2016〕51 号）指出，科技成果转移转化是卫生与健康科技创新的重要内容，是加强科技创新和卫生与健康事业发展紧密结合的关键环节，对推进“健康中国”建设具有重要意义，可通过每百名卫生技术人员科研成果转化金额指标来反映。

推动医院重视信用建设，进一步增强诚信意识，是医院持续改进的保障。公共信用综合评价是国家公共信用信息中心利用全国信用信息共享平台归集的公共信用信息，通过科学的评价体系，对市场主体公共信用综合水平的基础性评价。

第四节　医院精益管理成效评价的实施

一、评价实施流程

（一）评价实施阶段应明确医院绩效管理考核组织及职责

可据医院自身具体情况与发展趋势，成立精益小组，组中包含组长、副组长和组员；组员可由医院相关部门职员组成，同时，设立绩效考核办公室。

1. 精益小组的职责

（1）创建改善后的期望目标，概括出医院管理的重点和难点，思考医院的任务安排。

（2）定期检查，识别并掌握医院绩效现状。

（3）灵活掌握运用评价结果，快速发现问题，选择改善项目的问题，制定改善计划。

（4）组织联合精益小组外部的成员一起开展试验，测试提出的对策，以改善价值流。

（5）与小组成员或医院其他人员分享改善项目中学到的经验。

2. 办公室职责

（1）该年度精益管理成效考核目标的制订和完善。

（2）监督和检查医院精益管理的实施情况，并了解各科室的职责及对医务人员进行有效沟通与培训。

（3）收集各个科室人员的考核结果，记录奖惩结果并实施。

（4）及时回复和汇报各科室人员对绩效管理考核结果提出的质疑及申诉。

（5）将反馈修改后的考核结果通过医院网站向社会公开，接受监督。

（二）实施医院精益管理成效评价的基本原则

1. 坚持公益导向原则　突出医院的公益性，着眼公众健康，统筹社会效益和经济效益、服务质量和效率、健康发展和改革创新，确保绩效考核导向正确，路径明晰。

2. 坚持科学公正原则　建立结果公开、社会多方参与的监督机制，强化信息技术支持，确保考评结果的公信度。

3. 坚持分类分级原则　依照管理层级和机构类型，分级分类实行医院绩效考核，设置不同指标，提升考核精准度。

4. 坚持鼓励束缚原则　将考核结果作为财政投入、项目建设、医保额度、院长考核的重要依据，奖优罚劣，拉开差距，发挥绩效的“指挥棒”作用，增进绩效延续改进。

（三）医院精益管理考核方法与程序

医院精益管理考核采用定性与定量相结合，通过资料审核、调查访谈、数据检测、现场查看、公众评议和述职报告等方式进行，具体流程如图 8-2 所示。

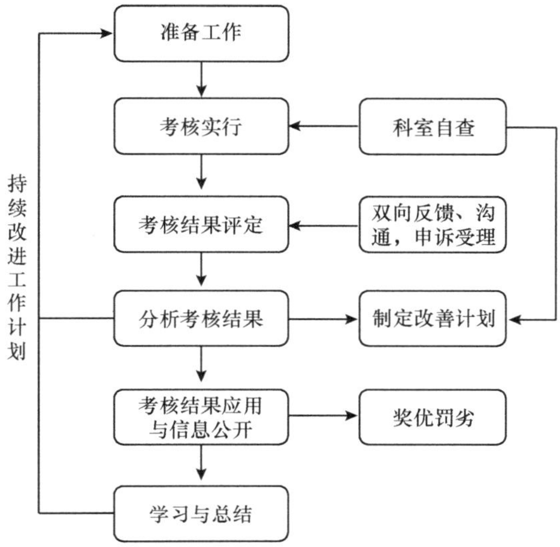

图 8-2　医院精益管理成效评价实施流程图

1. 准备工作　原则上全院考核每半年举行一次，前一次考核工作结束后，由绩效考核办公室制定下一次考核实施方案，明确指标体系、组织分工、考核程序、结果利用等，初步确定绩效考核组人员，做好考核准备工作。

2. 科室自查　每月月底，精益小组对各科室下达的指标进行考核，及时发现存在的问题并予以纠正。

3. 考核实行　绩效考核组根据资料审核、调查访谈、数据检测、现场查看、问卷调查、听取院长述职等方式进行考核。最终形成考核报告，由绩效办公室备案，同时，要注重在考核过程中对员工进行指导、点评、反馈和激励等，使绩效考核具有实质性的意义。

4. 考核结果评定　考核结果设优秀、合格和不合格三个等级，同时进行考核者和被考核者的双向反馈和沟通，以使分析评估结果和绩效管理的过程更加完善，考核结果更加准确。

5. 分析考核结果　分析出现的问题，利用头脑风暴，选择能够克服分析中出现的难点的合适方法，群策群力，以团队的形式针对分析中列出来的问题制定对策。

6. 考核结果应用与信息公开 考核优秀的给予一定比例的绩效鼓励措施，考核不合格的给予相关责任领导经济或行政处罚。考核结束后，考核结果要报予绩效考核办公室，通过医院网站向社会公开，接受监督。

7. 学习与总结 每个团队向绩效考核办公室提交一份报告，分享成就（绩效提升和项目执行）、学习获得的要点以及下一阶段的计划。

（四）医院精益管理考核申诉受理机制的建设

如果被考核者在医院进行精益管理考核的过程中对评估结果有不解和不满，就可以提出申诉；纪检监察部与绩效管理办公室会认真调查研究，而且还会上报给小组领导，有效地汇报被考核者的意见。若确实是错误的评估，办公室就会立即调整改正。这有利于提高员工工作的积极性，推动工作的有效性和准确性，提高医院的服务水平和质量。

二、评价结果的应用与反馈

将评价结果的运用与奖惩、激励机制相结合，切实达到以考核促改革的目的，具体奖惩措施可以参照以下几点内容：

（1）将绩效考评结果作为干部选拔任用和奖惩的重要依据。对确定为“优秀”等级的医院部门，将作为医疗机构领导班子成员提拔任用的依据；对确定为“一般”等级且绩效考核分数低于 60 分的医院部门，对其领导班子全体成员进行诫勉谈话，若次年考核仍然为“一般”等级的，其主要领导调整岗位或免职，班子成员 1 年内不得提拔使用。

（2）将综合绩效评估结果作为调整职能、机构、编制的重要依据。对考评结果排名较差的医院部门，医院人事部门要对其职能履行和编制匹配情况进行分析研究，针对性提出职能、机构、编制调整意见。

（3）将综合绩效评估结果作为医院部门财政预算的重要依据。对考评结果排名靠后的医院部门，医院财政部门要会同审计部门对医院财政经费使用情况进行绩效和审计分析，作为下一年度预算安排的参考依据。

（4）每年年初都对医院内部各部门的绩效考评结果及排名情况进行公布，促动各医院内部部门形成你追我赶的良好竞争态势。

【本章小结】

本章归纳总结了国际医院管理较为成熟的理论体系，及国内 20 世纪末以来在医院绩效管理方面的发展和建树。从医院精益管理评价指标体系的设计原则入手，通过评价指标的选取、实施成效评价的具体方法、流程，实施过程需要遵循的原则几个方面提出了一套适用于医院精益管理的评价体系，旨在为医院精益管理实践中的成效评价问题提供参考。

医院精益管理评价指标的设计应遵循准确性、系统性、完整性、时代性和可操作性原则。精益管理评价指标的选取兼顾医院、社会、患者、员工各利益相关方，同时涉及组织运行的全过程。本章基于精益管理的五大核心理念，从尊重员工、以患者为中心、消除浪费与创造价值、长远发展、持续改进五个方面选取、设计评价指标，涵盖了精益管理的各个层面。同时进一步提出了评价指标的具体实施流程，保障医院精益管理成效评价指标体系的顺利实施。

医院精益管理的成效评价是检验医院绩效是否达到预期要求和精益管理是否应用到位的重要一环，本章的内容具有较强的实操性和延展性，能作用于医院精益管理实践。

第九章　医院精益管理实践案例

美国梅奥诊所在2009年编写了《向世界最好的医院学管理》一书，揭示了国际医院管理发展的最新方向。同年，在马克·格雷班（Mark Graban）撰写的《精益医院》一书中，系统地介绍了华盛顿弗吉尼亚梅森医疗中心。2014年，肯尼（Kenney）在他所编写的《医改传奇：从经典到精益》一书中介绍了弗吉尼亚梅森医疗中心走向精益的过程之路。约翰·霍普金斯医院是约翰·霍普金斯大学医学院的附属医院，被普遍认为是全美最好的医院。它连续23年被《美国新闻与世界报道》评为美国好的医院。广东省中医院是我国近代史上最早的中医医院之一，被誉为“南粤杏林第一家”，是国内较早实施医院精益管理的中医院。湖南省儿童医院是国内首批、省属唯一的三级甲等综合型儿童专科医院，通过ISO 9001/14001国际质量环境体系认证和美国JCI国际认证，近年来大力推行10S精益管理。

近年来，精益思想在医院管理中的应用日渐成熟和稳定，这也说明精益思想对于医院管理而言存在着很强的借鉴性和指导意义。本章将从全世界精益医院的典型案例出发，来探索其精益管理发展的思路及其对我国医院管理的重要启示和借鉴意义。

第一节　梅奥诊所

一、医院简介

1864年，梅奥医生在明尼苏达州罗切斯特市创建了梅奥诊所（Mayo clinic）。梅奥诊所听起来像是一所规模很小且业务范围也很窄的普通诊所，可事实上，它却是一个具有深厚历史沉淀的完整性医学研究中心，同时具有极强的医疗服务水平，并且是目前世界上最著名的私立非营利性医疗机构。梅奥诊所是明尼苏达排名十分靠前的组织，它不具有营利性，十几年前它的营业额就已经超过了50亿美元，同时有大量的门诊患者和住院患者。梅奥诊所给医生支付薪资的方式具有独特性，并不像大部分医疗机构根据医生所看患者的多少来决定给医生多少工资的方式，在梅奥诊所工作的医生，其薪酬参照与其类似的大型医疗集团的医师的市场薪酬。梅奥诊所通过对医疗创新要求的不断增高，终于在2009年正式成立了“创新中心”，其目的在于将临床经验转化成切实可行的方法并将其应用于医疗保健。

二、重要地位与显著成就

梅奥诊所在《美国新闻与世界报道》公布的2018～2019年“全美最佳医院排名”中，再次荣登第29届《美国新闻与世界报道》综合排名榜首，且排名第一的科室数量远超过美国国内其他医院。多年以来，梅奥诊所一直在“全美最佳医院排名”中名列前茅并屡次位居榜首。在2019年的排名中，梅奥诊所亚利桑那州院区、佛罗里达州院区和明尼苏达州院区也分别在其所在各州内位居第一。

《美国新闻与世界报道》表示，因其在多个领域“综合的卓越表现”，梅奥诊所入选“全美最佳医院排名”榜单。此次共有 20 家医院入选榜单，梅奥诊所在 16 个科室中荣获最高评分，并在 11 个专科排名中名列前三。之所以能够取得如此成就，梅奥诊所独特的运营方式是其成功的关键，梅奥的 LOGO 是三个盾牌，分别代表着治疗、研究、教育，其核心理念是将“医、教、研”相互结合，即临床治疗、医学教育和医学研究，这三者共同推动了梅奥的成功，同时也是为每个患者提供最佳的医疗服务的重要保障。

《美国新闻与世界报道》2018～2019 年度排名中，梅奥诊所的 6 个专科排名为全美榜首。它们分别是糖尿病及内分泌科、消化内科和消化外科、老年科、妇科、肾脏科、神经内科及外科。此外，还有 4 个专科排名第二，分别是心脏内科和心脏外科、骨科、肺病科、泌尿科。*1 个专科排名第三，就是肿瘤科。梅奥诊所是以高度合作、团队为基础的医院，每位专家及其团队成员以为满足患者需求为目标，齐心协力解决复杂的、高难度的医学挑战。

三、精益管理的实施特色

（一）建立共同目标——为患者的利益着想

前往梅奥诊所治疗的患者大多是患有疑难杂症，同时，患者们也把梅奥诊所视作救治的最后希望。梅奥诊所的核心价值观就是“患者需求至上”，这体现了梅奥的核心理念和基本原则。梅奥诊所倡导团队医学，即医院中的员工组成诊疗团队来为患者进行治疗，针对患者的互帮互助和团队精神同时也是一种极好的服务方式，在过程中也体现了梅奥的医疗智慧。

梅奥诊所之所以能够历经百年而不断发展并且始终处于领先地位，最重要的一点就是其将“患者至上”的核心价值观作为发展动力和前进方向。如果梅奥诊所离开了这一价值观的支撑，则很有可能就会失去其优势地位。梅奥诊所的患者认为梅奥诊所和其他地区医院有着很大的区别，关键就在于，在这里他们觉得可以获得同情和尊严，因为这里的每一个工作人员都会给予他们关心。即使梅奥诊所作为一家综合性的大集团，但是它对每一名患者的治疗过程都非常个性化，在特定的时间内医师们只针对一名患者进行服务。同时梅奥诊所也通过支持社区等服务，给予患者们更多的关爱。为患者的利益着想，这也是精益思想的目标价值的体现。

（二）组织集体学习

梅奥诊所汇集了不同领域的专家团队，使其成为一个合作性极高和适应性极强的组织，共同努力为每一位患者都提供最好的医疗服务。在梅奥诊所，只要患者有需求，众多医师都可以为同一个患者提供看病治疗的服务，有的患者可以同时找多个医师进行就诊，而患者的初诊医师则会负责与其他医师进行有关治疗方案的协商。

---

* 资料来源于梅奥诊所官网，网址：https：//www.mayoclinic.org/

（三）以技术手段创新助力医学诊疗

梅奥投资了大量资金用于基础设施和通信设备，让医疗、护理的实施过程变得更有效率，同时优化了就诊步骤来提高临床服务的质量和效率。例如，梅奥建立一体化的就诊历史记录系统，用以记录每一位前来就诊患者的普适性诊疗记录，以方便医疗团队对患者信息的获取，减少医务人员的工作量。同时，梅奥也善于创新，比如简化就诊预约流程，这在很大程度上方便了患者和医生本人。梅奥诊所在许多方面都是值得我们学习的例子，例如，梅奥为了追求预约服务质量及效率，将中央预约台从最初的人工卡片预约系统发展到现在的计算机软件预约系统。梅奥诊所提倡的理念，还有其发展中所运用的方法，都有效地提高了工作效率，提升了患者的满意度，同时也优化了工作人员提取有关信息的途径。

（四）重视员工

一个团队的成功离不开人才，梅奥诊所十分爱惜人才，它给每位有需要的员工提供帮助，而员工之间也十分团结友爱，遇到困难不轻言放弃，遇到难题齐心合力解决，同时相互交流经验，而这正是梅奥诊所提倡团队合作，团队信任，互帮互助文化的体现。团队成员之间的相互尊重、友好相处、互相欣赏和密切配合，有利于提升团队的工作效率，增强团队凝聚力，没有互相尊重，团队合作就无从谈起。投资员工就是投资成功，这无论是对于个人还是机构都毫无疑义是正确的。梅奥诊所的第一原则就是聘用正确之人，支持并奖励员工是该原则的必然结果。梅奥诊所十分重视每一位员工，让每一位员工在梅奥都能找到归属感、实现自己的价值。梅奥诊所的荣誉首席执行官罗伯特 C. 罗斯勒曾在他的论文集《原则与人：梅奥的核心要素》中写道，“梅奥的员工才是梅奥诊所成功的最根本要素”。梅奥诊所在创新中心成立的当年，就专门设立了为激发员工创造力的 connect-design-enable 基金，使得梅奥的每位员工都有自己专门的“思考时间”。这个基金一年一次，每一个有需要的员工都可以申请使用，这能够使员工在常规工作时间之外研究自己所喜爱的科研项目，而这也是梅奥培养员工创新型的一个重要环节。梅奥诊所还为员工提供基础设施建设，对员工的通信设备进行投资，其目的是使员工之间可以更便捷地进行合作和学习。梅奥诊所还拥有自己独特的教学机制，它不仅是负责传统意义上的培训新员工，而且还是注重鼓励员工们互相学习的新型教学机构。在梅奥诊所，员工们有更加广阔的发展空间，在拥有辽阔的发展前景的同时，还可以发挥各自的专长。

四、对我国医院精益管理的启示

（一）合作互助

理念优秀只是梅奥成功的一个因素，聚集多个不同领域的先进科学群体、掌握先进知识是其成功另一重要因素。正因如此，梅奥才能够研究出优秀的项目，取得优异的成绩。梅奥的合作医学，使得各部门之间有疑难杂症可以与其他任何专家沟通和解决，一同将患者治好。

提倡互助，详细来讲就是以团队利益为优先，共同解决个人无法处理的问题。一方面，对于医生团队来说可以相互进步；另一方面对于患者而言，专业医师针对患者病情而互相请教，也有助于对患者做出科学的病情判断，进而采用最完备的诊治方案。以互帮互助，尊重他人为核心的组织文化氛围主要体现在员工之间互相进行心灵的交流、主动沟通，以及对团队的奉献精神。“患者需求至上”是梅奥诊所借助“发展医学合作，开展团队医疗”这一执行性价值观来实现的。协力、协调、协作是梅奥的团队协作的三个支撑点，有这三者的支撑，才有广阔的市场，梅奥也才能够一直针对患者个人提供订制服务，医师到病房看护也能够更好相处，团结一致，互相帮助，来更好地解决检查和治疗过程中出现的问题。

（二）不断创新

梅奥诊所以“大处着眼、小处着手、迅速行动”为思维途径，员工能够更全面设想寻找新的办法，利用现代化科学技术，从小到大、从少到多、从单一到复杂、不断深化探索临床研究，集众人之新颖想法，分析汇总，总结出最有效的解决方法，刺激创新性的发展。梅奥兄弟曾经时常旅行于全世界各个地方，目的就是为诊所带来最前沿的医学技术。多年以来，梅奥诊所从未断过这一传统，现在，在全世界各个地方游学的医学顾问团队之中，都能够看到梅奥诊所人的身影。多年以来，梅奥诊所对研究和教育方面的投入，让他们了解医疗发展的最前沿，同时也给患者提供了最好的医疗服务。对于我国医院来说，不论是从医学技术上进行创新还是从医院管理模式上进行创新，都是重要举措，梅奥的创新手段值得我国医院学习。

（三）尊重员工

梅奥诊所在医院管理中强调人的因素，通过人文、人性的思维方式和行动来管理员工，尤其对于理解、尊重、培养、凝聚、关心等人文管理的模式方面十分重视。梅奥的各个角落，都充满了员工之间相互尊重的情谊，员工参与管理作为在机制上的保障，同时持续地提供现代医院管理知识的学习和培训的机会给员工。《向世界最好的医院学管理》一书中描述的梅奥诊所的服务细节为我们提供了一种新的思路和借鉴，该书将梅奥诊所的服务细节划分为 3 个类型：功能性线索、机能性线索、人性线索。功能性线索关注技术质量和解决问题的能力，它包括医院的专家、技术、设备等，能增强患者对于医院的依赖感和信任感；机能性因素代表无形服务的有形可感知部分，决定患者的第一印象，包括医院的内部装饰、声音、灯光、陈列品、家具等，当患者踏入医院的那一刻，它就能感觉到医院的收费价格、技术能力等；人性线索，则是医院医师、护士等一切医疗服务提供者的行为和外在，它包括医师对于患者的人文关怀、客服人员对患者的热情态度等。功能性线索是医院医疗产品价值的基础和根本，而机能性线索和人性线索则为医院医疗产品提升价值或产生溢价。所以，对于广大民营医院来说，在为患者解除疾病问题的同时，要想提升自身医疗价值，就必须注重机能性线索、人性线索的塑造。

总之，梅奥诊所体现了精益管理的精髓，尊重员工、持续改进、以患者为中心、为顾客创造价值，也是我国医院在精益实践中应该加强和改善的关键所在。

第二节　弗吉尼亚梅森医疗中心

一、医 院 简 介

弗吉尼亚梅森医疗中心位于美国华盛顿州西雅图市，于 1920 年创办，是以泰特·梅森（Tate Mason）博士的女儿弗吉尼亚·梅森（Virginia Mason）和约翰·伯莱克佛德（John Blackford）博士的女儿弗吉尼亚·梅森·伯莱克佛德（Virginia Mason Blackford）命名的，同时这两位博士也是这个中心的创立者。

目前，梅森医疗中心的董事长和首席执行官（chief executive officer，CEO）就是加里·卡普兰（Gary S. Kaplan）医学博士。在 1998 年，弗吉尼亚梅森医疗中心发生亏损，卡普兰医学博士努力去找寻能使医院亏损转为盈利的方法，力求改变医院现状。这期间，他跑遍全国，找了很多医院，与众多专家交流学习。终于，他领悟到，美国所有医疗机构的制度，均不可模仿。因此，他开始关注日本的汽车制造业。

经过考察研究，2001 年加里·卡普兰博士得出结论："日本丰田汽车的精益经营模式值得我们学习，可以节省我们的资金支出，使医疗效率提升。"卡普兰（Gary S. Kaplan）先将丰田公司的价值流程图带进来，将之前繁多的生产流程分解，使其成为一个个小的步骤，接着，就开始考虑如何使每一步的生产效率能够更高。为此，医院后来又专门在日本寻找了几名顾问，高薪聘请他们来到医院，这些顾问帮助医院完成了第一份癌症病人门诊流程说明的制作，并传授给医院如何用蓝色的丝线，把每位患者行走路线标注在医院的地图上的方法。制作好之后，医院平面图上极为复杂的蓝色丝线让他们一下子意识到了问题所在：医院的化疗程序十分浪费患者们的时间。于是，他们立即做出整改，认真地纠正了医院在这方面存在的问题。

以丰田生产方式为基础的弗吉尼亚梅森生产系统（VMPS），在 2001 年开始被引入。第一，在生产方面要求提高效率以降低浪费；第二，要把权力下放给员工，以降低出错概率。一旦有对患者安全方面不利的隐患，则马上停产，加快发现流程工作中的问题，并想办法去解决。通过六年多的一系列整改，医疗中心在费用方面节约了一千五百多万美元，而这都归功于弗吉尼亚梅森生产系统。

在弗吉尼亚梅森生产系统下，医院里的每一位员工都会大胆地提出自己发现的，能够使流程更加高效的办法。有一次，一位加护病房的员工就向医院提出自己的建议，医院对其建议表示认可，把等候室的椅子都进行了更新，这样一来，那些需要长时间等候患者的家属就可以放平椅背，躺下来休息一下。另外，弗吉尼亚梅森医疗中心通过精益管理的方法将护士的临床护理时间利用效率从三成提高到了九成。

二、医院的声誉及地位

弗吉尼亚梅森医疗中心在美国医疗行业中居于重要地位，其独创的梅森生产系统在医疗行业树立了高效典范，同时也成为美国医疗行业中的学习典范。

三、精益管理的实施特色

（一）独创弗吉尼亚梅森生产系统

在医疗行业，美国弗吉尼亚梅森医疗中心创建的弗吉尼亚梅森生产系统得到了医护人员和病人的一致好评。因为，“以患者为中心”这一点在这个生产系统下得到了淋漓尽致的体现。这一生产系统的出现，让人们明白，医院的管理系统是多么重要，有了高效科学的管理系统，才会产生优质的医疗服务。弗吉尼亚梅森生产系统的核心就是“改善”，这里的改善是一种持续不断的、一步一步的改进，目的是消除浪费、提高效率、减少偏差。

在没有弗吉尼亚梅森生产系统的时候，患者看病经常会浪费大量的时间，使得医护人员无法对患者进行最恰当的护理，而在引进了弗吉尼亚梅森生产系统之后，这个问题便能迎刃而解。对病人来讲，候诊的时间一旦减少，病人的病情就能够更及时地被医生所了解，就医时的安全问题就有了更好的保障。对员工来说，对一位病人反复诊疗的情况就会减少，如此，为患者提供更为专业的服务方面就会有更多的精力。与此同时，医院的行政方面的工作也会相应的减少，对这方面的开销也随之会降低，病人医护方面投入就能够加大。弗吉尼亚梅森医疗中心，作为一家非营利的医院，把节省下来的资金放在患者身上，一心为患者的健康着想，进而使自己的发展愿景得以实现，也因此使其在医疗行业处于领先地位。

（二）采用快速治疗方法提升急诊室效率

急诊室往往是医院提高效率的瓶颈所在，为了有效解决急诊室患者多、效率低的情况，梅森医疗中心的急诊团队应用弗吉尼亚梅森生产系统科学地把医护人员分配在各个地方，使对护理服务要求低、不需要床位就能够治好病的患者优先治疗。这样一来就避免了急诊室患者增多的情况，从而节约了大量护理资源，这对于梅森医疗中心的急诊室来说是一个巨大的进步。

（三）避免行动浪费，增加服务时间

一般把一些没有必要的走动看作是一种行动上的浪费，虽然走动在日常工作中是必需的，但是只有在很少的情况下能够提升价值。在大多数情况下，可以通过改进物资和设备的布局来降低行动浪费，弗吉尼亚梅森医疗中心通过避免行动浪费来减少工作人员不必要的工作时间，从而让员工有更多的时间照顾和服务患者。除了医院员工外，患者也可以通过减少行动来避免浪费。佛罗德·德罗乐癌症研究所是梅森医疗中心下属的一家机构，它的化疗室和实验室被重新规划，规划成功之后，患者在私密就诊室便能够直接进行各种癌症方面的诊疗服务。从而使得患者化疗时间大大降低，以前需要十个小时才能完成，而现在只需要两个小时就足够。不仅如此，走动距离也减少了 50 米。

（四）使用精益原理设计，建设全新高压舱治疗中心

经过严密的勘察之后，医院决定在院内现有楼房的基础上，再寻找出一些地方来建设新中心。这可谓一举两得，一方面可以降低建造成本，另一方面方便多个患者一起被诊疗，减少患者候诊时间。与此同时，急诊患者也可以到新的中心接受治疗，而且不会干预别的患者常规治疗。另外，新中心的地理位置，使得患者不用再借助救护车去其他大楼，又可以节约一部分支出。

（五）建设患者安全警报系统

卡普兰博士在日本丰田工厂的一次意外发现，让他不由得进行了自我反思：在正在进行工作的时候，无论员工的职位高低，他们头顶都有一根黄色的线，但凡是他们其中任何一位发现了问题，都会去拉那根黄线，黄线一旦被拉，整个工作都会立即停止，技术方面的专家和一线的工人都会闻讯赶来。

一个只有高中文凭的普通员工，竟然有权利随时使一个数以千万美元的工作停止，这是弗吉尼亚梅森团队从未见过，也不敢想象的。然而现在，他们也认识到了这一点的必要性，于是创建了一个按灯系统：在整个制造过程当中，如若员工发现有任何异常，进行工位的呼叫，整个系统就能够十分迅速地停止工作。同时，专业团队便会前往查询问题所在，使更大的损失也能够得以避免。这一个系统现在已经成为丰田制造体系中最关键的一环。而丰田的工作者，都十分认真地工作，绝对不会漏掉任何一个隐患。

试想，同样的系统如果能够应用于医院：医院里的医生，护士，甚至是清洁工如果都能够有权利对威胁到患者安全的现象加以制止，并通知有关部门出面处理的话，相信医院对患者的安全工作方面便会做得更好。梅森医疗中心就将这一设想变成了现实。

2002年，患者警报系统在梅森医疗中心正式启动。这样一来，正如丰田制造体系的员工一样，医院里的任何一位员工一旦发现对患者安全有威胁的情况，便有义务立即向医院有关部门汇报情况，同时也能够立即使医院的工作暂停。这项工作一经实施，报警的处理效率便大大提高，这为医院的安全工作提供了有力的保障。只要涉及安全的事情，都不是小事。新的系统应用之后，只要是对患者安全方面不利的事情，弗吉尼亚梅森医疗中心的每一位员工都可以向有关部门报告。有关部门收到这种消息之后，会立即解决。在弗吉尼亚梅森医疗中心，患者安全问题重于泰山，不仅仅是一线临床员工应该去高度注意，所有的医院员工都有义务去维护医院的安全。医院楼梯上的防滑条就是通过梅森医疗中心的一位人力资源干事的报告而重新整改，据她所言，某次她也是看到防滑带松动，脑海里立即就浮现出可能会有其他人因为这一安全隐患而受伤，所以就立即将其上报，医院对她的报告立即就有了反馈，马上将防滑带重新固定。通过这一个小事例可以证明梅森医疗中心在实行安全警报系统之后，杜绝安全隐患的可能性的能力在大大提高。

四、对我国医院精益管理的启示

（一）建立有效的预防机制

梅森医疗中心以其患者安全警报机制来规避潜在风险，这对我国医院的运营和管理也有重要的借鉴意义。我国医院可在内部建立有效的事故预防机制，让员工有充分的自主权来参与到医院管理中来，鼓励员工及时向有关部门反馈问题和提出建议。在考量医院人、财、物等情况下，可以借鉴其安全报警机制，构建适合我国医院管理的预防机制。

（二）避免浪费

弗吉尼亚梅森医疗中心在借鉴了日本丰田汽车公司精益思想后先后改进了纸质病历带来的弊端，从而启用电子病历，这一举措减少了医疗系统中出现的浪费现象，如搬运过程中的浪费，加工过程中出现的浪费，生产过剩的浪费。也在时间和员工的工作量方面起到了很好的效果：之前财务部天天都要用额外半小时的时间去复印存档，每星期还要把之前的文件进行集中清理，而现在这些工作都不用去做了。这就节省了相当一部分人力物力，包括财力。但其实最主要的还是让患者能够更快地转诊，为患者争取了宝贵的时间。虽然我国的医院目前已经普遍使用了电子病历，但是通过梅森医疗中心对于病历首次改进的方法可以将其运用至医院其他方面的管理和运作中，通过精益思想中的流程管理、现场管理等途径来做到减少浪费。这便可以为员工腾出更多的时间来正确处理工作，如向患者提供更多高质量的服务，而不是出于缺乏时间的压力而偷工减料。

（三）让等待变得有价值

弗吉尼亚梅森一直致力于门诊预约系统的升级和患者看病办理手续的简化。但是，万事没有绝对的，患者就诊过程中肯定还是会有等待的时间，这些时间他们也没有放过，通过医院的一些举措，让患者在等待的过程中能够学习一些医疗常识，同时患者还能够看到医院各个流程的工作情况，以及如何使用自助机进行预约；或者是医院对于患者诊疗的导向知识介绍等内容。

第三节　约翰·霍普金斯医院

一、医 院 简 介

1889 年，在美国马里兰州巴尔的摩市，约翰·霍普金斯医院（The Johns Hopkins Hospital）应运而生，它是集各种诊室于一体的综合性医院。在同一时间，它的附属学校约翰·霍普金斯医学院也随之建立，现代医学教育也最先从该学院开展，这一附属教育模式也掀开了现代医学教育的帷幕，作为以深入浅出为学风的研究学院，学生参加科研项目已成为学校一大特色，该学校总是走在科学研究的前沿，掌握不断变化的学科新动态，随世界变化而不断发展。约翰·霍普金斯医院和约翰·霍普金斯医学院虽然是附属关系，但这仅限于医疗资源互通，行政方面却互不干涉。

现如今，时隔百年，约翰·霍普金斯医院规模不断扩大，成为最大非营利性的医疗保健集团之一。它有一个享誉世界的名号“约翰·霍普金斯卫生系统”，由多个公司和医疗机构组成，如约翰·霍普金斯医院、约翰·霍普金斯医院 Bayview 医学中心、霍华德县总医院、约翰·霍普金斯社区医院、约翰·霍普金斯医学服务公司等。

二、医院的声誉和地位

约翰·霍普斯金医院以口碑好、服务佳在医疗界处于一流地位，它不仅持续 23 年在《美国新闻与世界报道》中获得了全美最佳医院的称号，还总是在疾病治疗方面遥遥领先，比如在癌症、神经系统疾病、眼科、泌尿科、精神科、老年病等领域。2018～2019 年《美国新闻与世界报道》（*U.S. News & World Report*）公布的最新美国医院排行榜中，约翰·霍普斯金医院综合排名第三。其中，风湿病专科在全美排名第一；神经科、糖尿病和内分泌科、老年病专科及泌尿外科在全美排名第二；肾科、眼科排名第三；胃肠科、妇科、精神科排名第四。

约翰·霍普金斯医院在医学史上开创了许多新的起点，总是引领着医学界取得大的进步。例如，第一例完全变性手术、第一例心脏搭桥、第一例新生儿法洛四联症手术等都是由该医院完成。同样，在外科手术中使用橡胶手套，心肺复苏术、肾透析，这些许多如今医院的常规操作也由约翰·霍普金斯医院最先开始的。最值得一说的是，约翰·霍普金斯医院的研究人员分离出脊髓灰质炎病毒、发现 DNA 的限制性内切酶、发现脑内啡。在这些领域，约翰·霍普金斯医院在人类历史上迈出了第一步。

三、精益管理的实施特色

（一）采用共同管理模式

约翰·霍普金斯医院采取共同参与的管理模式，如在护理管理上，约翰·霍普金斯医院注重锻炼护士们的主角意识。约翰·霍普金斯医院专业的联合管理模式不仅归纳了护理实践、核心价值、观念信仰，使其能够实现高水平的护理工作；而且交给护士更多的权利、成立专业的组织管理架构进而提供一个平等沟通与合作的工作平台，以提高护士主动参与护理决策与管理的积极性。最终致力于让护士能够自主地去管理工作，并产生满足感，让他们认为自己就是主角，这样他们才能够更好地为病人服务。这种模式增加了组织环境的灵活性，对护士的自我管理有帮助，同时也提高了护士的整体素养，降低流动率，促进护理专业的发展。

（二）优质管控体系

首先，理事会领导下的院长负责制是约翰·霍普金斯医院主要实行的机制，并且这个理事会在医院有着很高的权力，主要职责为审核医院提供的医疗服务是否符合要求，医院的独立运行是否正常有序等。其次，质量一直是约翰·霍普金斯医院管理的重中之重，因此医院也一直在不断地对其医疗质量进行丰富和完善。在手术安全管理、多学科诊疗等方面，该医院的医疗质量保证体系和标准都相当完整，可谓是面面俱到，非常细致，并且不良事件周报告制度也按照标准逐一执行。与此同时，医院、诊所及医师的医疗行为是否符合要求，也有保险公司来专门负责，对他们实行不间断的监督和考试。

（三）追求安全至上，保障患者权益

治疗是一个有高风险、需要通过实践不断地纠正，探究新事物的过程，而医学认知总是存在尚未完善的地方，各类疾病又在不断更新。患者在治病的过程中，根据病情的不同，肯定也要承担相应的风险。因此，约翰·霍普金斯医院特别看重安全问题，尤其是安全文化、团队协作等与患者的安全息息相关的问题。2002 年 9 月，该医院组织了一大批的临床一线的护士，成立了一个对病人安全问题测试的项目，名为“霍普金斯安全文化”，为了更好地发展该文化，约翰·霍普金斯医院还专门建立了“基于综合病房的安全项目”，并以此成功地为患者的安全建起了又一道屏障。

四、对我国医院精益管理的启示

（一）加强质量监控，保证医疗安全

马克·格雷班（Mark Graban）在其《精益医院》一书中提到，质量是精益的两大支柱之一，所以需要改善医疗质量，提高患者安全性。针对我国医院在医疗质量和安全方面的困境，从约翰·霍普金斯医院可以借鉴的方面是学习其质量管理理念。为了保证医疗质量的稳步提高，需要我国医院加速进行多学科诊疗；这也是减少医疗资源浪费以及提升诊治质量的最好措施。另外，多学科诊疗还可以为患者提供优质服务，从而提升医院的口碑，进一步增强医院各学科的市场竞争力。不仅如此，多学科诊疗还具有方便快捷，提高服务质量的显著优点，并且能够针对患者提供更为个性化的服务，使医疗资源分配更为合理。这样就可大量减少不良事件的发生。因此，推动多学科诊疗的发展，势在必行。此外，我国医院在管理过程中应加强对药物、药品的管理。如实施和完善自动取药、摆药系统；加强药品安全网络信息系统建设等。只有通过提高质量这种精益方法，才能减少可预防的伤害、感染甚至死亡数量。从这一角度来看，精益工具和思想能够帮助医院和医护人员减少可预防的错误。

（二）任用贤人，提升人才综合素质

培训素质优良的全科及专科医生，完善医师培养方案，不断对继续医学教育系统进行补充，定期提供高质量的培训课程，同时实时监督医务人员的执业资格证书，确定执业的范围，以此来保证医疗质量的不断提升。

（三）合理分配员工工作

将医疗过程中的各个环节进行详细统计之后，以统计结果为参考，再将不同部门

的工作量和工作时间汇总，形成一个科学、完整的数据库，对医务人员和医疗资源进一步再分配，在合理安排好各个部门应该配备的医务人员之后，也要注意医务人员的劳逸结合，不能出现由于医务人员太过劳累而导致工作失误的现象。提高效率，尽快配比每位患者的诊治时间，增进医患交流，从而使患者在诊疗的过程中对医院的服务感到十分满意，以降低医患冲突问题的发生率。

（四）在区域性医疗中实施分级诊疗制度

落实分级诊疗制度，第一步要在政策方面下功夫、进行医疗保险支付制度的再修订，完善关于病种管理方面的制度，定时考察医疗服务方面的情况，据此来分配医疗保险。接下来第二步，需要对底层的医疗卫生相关机构提供支持；人才方面，以全科医生为核心，强调医师的自我发展，加强素质建设，对口提供支持；在待遇方面，提升工资水平，给予与工作和服务水平相称的薪资水平，提高人才流动率。疾病诊治按层级分开，社区治疗小病，医疗中心治疗大病。对在大医院看病难，小医院缺少患者的现状对症下药。第三步，引进国外社区首诊制的经验，让全科医生成为职业“守门人”，增加基层患者的数量，减少就医价格，扩大诊治范围。第四步，完善建设医联体，以大医院为中心带动小医院发展，避免大型医院垄断部分市场的现象。使医联体内部以互相分工合作而不是竞争为主，治疗疾病从预防开始，对医疗费难以负担的部分提供医疗保险，提高工作效率，推动分级诊疗工作顺利发展。

第四节　广东省中医院

一、医 院 简 介

广东省中医院（广州中医药大学第二附属医院、广州中医药大学第二临床医学院、广东省中医药科学院、广东省中医药研修院）始建于 1933 年，是我国近代史上最早的中医医院之一，被誉为“南粤杏林第一家”。目前，医院已发展成为一家拥有大德路总院、二沙岛医院、芳村医院（广州市慈善医院）、珠海医院、大学城医院、琶洲医院（广州和睦家医院）六间医院及广州下塘、天河、石井三个门诊部的大型综合性中医院。广东省中医药科学院、广东省中医药研修院、中国中医科学院广东分院落户该院。这所医院还是国家中医临床研究基地建设单位，而且是广东省首批高水平医院建设单位。*

作为广州中医药大学第二临床医学院，该医学院开办了中医学、临床医学两个专业，拥有博士学位授予点 10 个，硕士学位授予点 28 个；目前在读学生 2717 人，其中本科生 1780 人，硕士研究生 788 人，博士生 149 人。

该医院的检验中心是全国第一批通过 ISO/IEC 17025 校准实验室和 ISO 15195 参考实验室认可的单位，是全国首家通过 ISO 15189 医学实验室认可的医院检验科，检验结果得到国际互认。该医院还拥有全国首建的智慧药房，能够提供在线预约挂号、缴

* 资料来源于广东省中医院官网，网址：http：//www.gdhtcm.com/

费、查询检查结果、中药代煎及配送等服务，通过互联网+，使患者就医更加方便。

该医院专科影响力辐射全省乃至省外。并且与190多家医院建立了协作医院关系，辐射四川、重庆、湖南、广西、新疆、内蒙古等17个省区市。而且，由该院牵头组建的拥有22个专科医院的医疗联盟，同时与广州市42家社区卫生服务中心建立了“双向转诊”合作模式。

二、医院的声誉和地位

医院科研实力雄厚，是国家中医临床研究基地、中国中医科学院广东分院、广东省中医药科学院、科技部中医药示范型国际科技合作基地、国家中医药服务出口基地。成为全国中医系统拥有最多重点专科/学科的医院：拥有国家区域中医诊疗中心6个，国家卫生健康委员会国家临床重点专科6个，国家中医药管理局重点学科10个，国家中医药管理局重点专科22个，省级临床重点专科49个。

随着综合服务能力不断增强，该医院的年服务患者量也连续20多年位居全国中医医院前列。2019年医院年门诊服务患者量达到722万人次，年收治病人15.8万人次。医院床位3077张，拥有超过25亿元的现代化医疗设备，每天调剂处方3万余张，每天中药饮片使用量超过13吨，是全国年服务患者人数最多、全国规模最大、实力最强的中医医院。

医院坚持以患者需求为导向，形成了“病人至上、员工为本、真诚关爱”的核心价值观；坚持“中医水平站在前沿，现代医学跟踪得上，管理能力匹配到位，为患者提供最佳的诊疗方案，探索构建人类最完美的医学”的发展理念。医院积极探索现代医院管理制度建设，医院建设现代医院管理制度的经验也获得了肯定，被国务院医改办、国家卫生计生委体改司、国家中医药管理局在全国中医系统推广，是国家建立健全现代医院管理制度的试点医院。医院入选国家发改委、国家中医药管理局中医药传承创新工程——重点中医医院建设项目，突出中医特色与优势的做法和经验获得全国推广。

医院在技术上追求精益求精，在服务上追求尽善尽美，在信誉上追求诚信可靠，涌现出了如“抗非”烈士、最美奋斗者叶欣，“全国中医药杰出贡献奖”获得者邓铁涛、禤国维、吕玉波，“全国卫生健康系统新冠肺炎疫情防控工作先进个人”张忠德、黄东晖等先进人物，在广大老百姓心中建立了良好的口碑，赢得了广大患者的信赖和点赞。医院先后获得全国百佳医院、全国示范中医院、全国先进基层党组织、全国卫生系统先进集体、全国创建文明行业示范点、全国精神文明先进单位、全国“五一”劳动奖状等一系列荣誉。党和国家领导人、国家卫生健康委和广东省委省政府等各方领导高度评价广东省中医院的发展成效，多次赞誉广东省中医院为“全国卫生系统的一面旗帜”。

三、精益管理的实施特色

广东省中医院于2006年导入精益管理，是国内最早探索构建了系统的精益医疗管理体系的医院。十几年来，医院坚持以精益管理作为质量提升与服务创新的切入点，结合医疗行业标准，围绕患者价值，通过精益医疗改善项目不断优化服务流程，用价值流创建患者期待的服务体验，有效提升了医院服务管理的综合效能，也逐步形成了一种具有广东省中医院特质的精益求精、尽善尽美的管理理念，一种持续改进、追求卓越的精益文化。广东省中医院在实施精益管理工作中，主要体现为以下几点特色：

（一）注重打造精益医疗人才队伍

人才是第一资源，也是组织创新的火种，医院精益要开展得好，必须建设一支结构合理、素质优良的人才队伍。广东省中医院对标国内外精益医疗标杆单位和最佳精益医疗实践，开展对标学习与广泛交流合作；外请专家，深耕培训，不断完善精益持续学习与成长机制，开展针对精益骨干的精益医疗绿带师、黑带师的进阶培训考核和认证体系。通过多样化的培训夯实员工理论基础，强化员工内部共识，让全员了解精益，导入精益思维，使员工具备开展精益实践的理论知识。面对实际工作需求，积极行动，动员全员贡献个人智慧，参与到精益医疗改善活动中来。

（二）坚持精益求精、尽善尽美的管理理念

为了让精益求精、尽善尽美的理念和文化在省中医人的心中生根发芽，形成精益思想，触发改变行为，广东省中医院逐步完善精益项目管理流程，制定了《广东省中医院精益医疗改善项目管理规定》，为培育精益人才和文化提供了沃土。医院还成立了精益品质促进小组，充分发挥“领头羊”在日常精益管理中的推进、督导和培训作用，培养团队科学解决问题的能力。建立可量化的评价指标体系，设置精益 KPI 考核体系和激励措施；根据医院战略规划，进一步细化科室管理目标，做到各层级向着医院总体的目标各司其职做正确的事。

（三）打造持续改进、追求卓越的精益文化

广东省中医院高度重视打造持续改进、追求卓越的精益文化。医院注重医院流程的标准化建设，建立和完善管理制度，与时俱进，稳中求变，实现动态的全流程精益管理。坚持从患者价值流的角度出发，不断完善诊疗流程、科室工作流程、行政管理流程，综合运用精益管理、六西格玛管理、PDCA 等质量管理思想及工具，综合考虑患者需求、员工需求，使战略链接实际，想法符合实际，方法适用实际。用价值流创建安全、高效的工作流程，提供患者期待的服务体验，让精益价值流改善不断为患者和员工创造和传递价值。通过一批批精益医疗项目的实施，一线医生、护士、药师在精益改善项目中茁壮成长，通过精益医疗培训考核认证，群策群力，跨团队合作。精益文化在广东省中医院逐步落地，形成了发现问题、持续改进、追求卓越的工作常态。

（四）重视挖掘整理中医特色

医院始终将“充分发挥中医特色与优势，提高中医药临床疗效”作为发展的主旋律。成立了名医工作室、传统疗法中心，努力挖掘整理古文献中的精华，努力挖掘整理全国名老中医的学术思想、临床经验、独到技术，努力挖掘整理本医院优秀中

医药人才的经验，努力挖掘整理具有中医特色的治疗手段，不断挖掘整理民间安全有效的单方、验方。在国家中医药管理局的支持下，医院成为全国唯一一个中医适宜技术推广基地，成为广东省唯一一个中医药特色技术筛选与评价中心。医院为了探索中医药治疗急危重疑难病的疗效，组建了全国首家“中医经典病房”，成为全国首批中医诊疗模式创新试点；为探索中医药在预防保健领域的优势，医院成立了全国第一家“治未病中心”“中医慢病管理中心”，逐步形成了未病、欲病、慢病三个层次的中医“治未病”服务体系，是广东省非物质文化遗产项目传承基地。“岭南传统天灸疗法”“岭南陈氏针法”系省级非遗项目，疗效肯定的同时也获得了百姓的点赞。

（五）高度重视医疗技术的研究和创新

医院搭建了高水平的科研创新平台，依托医院建设的“省部共建中医湿证国家重点实验室”已通过国家科技部、广东省科技厅组织的建设运行实施方案论证；建立了国家首批干细胞临床研究机构，中医系统首家中医药特色的生物资源中心，是国家首批“中医标准化研究推广基地”，国家中医药管理局中医临床评价中心、中医药转化医学中心、治未病研究基地。该院目前已有 28 个专业组具备承担药物临床试验的资格，并建成了符合美国 FDA 标准的 I 期临床试验研究病房。医院与美国、澳大利亚、瑞典、荷兰、加拿大、德国、日本、韩国、意大利等世界多个国家和地区在中医药领域开展交流与合作，建有中澳国际中医药研究中心、中瑞中医药联合研究基地、粤港澳大湾区中医药创新中心。

四、对医院精益管理的启示

（一）要高度重视人才梯队建设

广东省中医院致力于人才培养，努力把医院建设成为中医药人才汇聚的洼地和名医辈出的摇篮。医院遵循中医药人才成长的规律，实施育人工程，致力于培养名家大师，在全国率先实施“师带徒”，首创跨地区拜师以及“脱产跟师”“集体带集体”“一代带二代”等师承模式，在院内成立名医工作室、岭南中医流派工作室等，培养了一支高水平的人才梯队。

因此，对广大医院而言，要想较好地开展医院精益管理，要高度重视人才梯队建设，建设一支结构合理、素质优良的人才队伍。在精益工作中，要建立精益医疗人才培养机制，让人才成为医院最活跃、最积极的服务创新、服务引领动力。每多一位员工参与到精益改善中来，医院的发展就增添一分持续发展的动力。每位员工都持之以恒，往精益医疗踏出一步，医院就能在优质服务上迈进一大步。

（二）要坚持“持续改进、追求卓越”的理念

精益医疗通过在流程设计上的取与舍，避免浪费，进行持续改进，最终实现效率提升。广东省中医院在实施精益管理工作中，面向全院征求服务难点，并以此切入口

开展精益改善项目。比如改善外来器械管理流程、降低卒中患者误吸风险、减少手术中护士走动、膝关节置换术后的镇痛改善……，这些项目覆盖患者安全、门诊服务流程、检查检验流程、药品调配等不同领域。通过一个个项目有序开展，促成了从理念到实践应用的大跨步，完成了从单体精益流程改善，到组成跨部门团队解决患者就诊流程中突出问题并持续性追踪改善。

因此，对医院开展精益管理工作而言，一定要坚持“持续改进、追求卓越”的理念。不仅要落实在某个精益项目上，更重要的是，通过项目的开展，培养精益思维，让精益改善成为贯穿各个科室的自觉行动，把问题解决好，把服务水平提到更高的层次。

（三）要通过制度建设和战略部署，建设“精益求精、尽善尽美”的文化

为了让精益改善成为支撑医院长远发展、创造优质服务的助推器，广东省中医院建立和完善管理制度，重新布局医院精益战略蓝图，围绕精益人才培养、团队合作科学解决问题能力，展开支持医院战略的精益部署，进一步明确了精益管理愿景，探索一系列精益服务常态化管理活动。因此，在医院精益管理工作中，要高度重视管理制度的建立和完善，逐步打造“精益求精、尽善尽美”的医院，通过制度和文化来保障精益管理思想在医院中得以生根发芽茁壮成长。

第五节　湖南省儿童医院

一、医 院 简 介

湖南省儿童医院于 1987 年 6 月 1 日正式开院，1995 年通过卫生部三级甲等综合型儿童专科医院评审，2004 年通过 ISO 9001/14001 国际质量环境体系认证。2013 年至 2015 年全面贯行美国 JCI 国际管理标准。2016 年获批爱婴医院、国家儿童早期发展示范基地和药物临床试验机构，2017 年成为中国出生缺陷干预救助基金会湖南省项目管理机构。*

医院始终坚持科学发展，以“精睿博诚”为院训，形成了“团结进取、创新向上、超越自我”的医院精神。医院主办了科技论文统计源核心期刊《临床小儿外科杂志》，建立了国家博士后科研工作站和儿科学院。着力打造“智慧医疗平台”，全面实现无纸化办公和数字智能化诊疗。引进共建中国大陆首家“麦叔叔之家”和湖南省首家“迪士尼欢乐屋”，开展了 17 项爱心慈善公益项目，累计资助救助金额 1 亿多元。近 10 年在中央电视台播出专题纪录片 68 个，医院官微服务号影响力在全国妇儿类医院位居榜首。

二、医院的声誉和地位

湖南省儿童医院拥有临床专业科室 35 个，医技科室 9 个。儿科重症是国家临床重

---

* 资料来源于湖南省儿童医院官网，网址：http：//www.hnetyy.net/

点专科，儿童急救医学研究室是湖南省重点研究室，儿内科、外科、感染、康复和护理是湖南省临床重点专科，拥有湖南省儿童危重症救治中心、省儿童造血干细胞移植中心、省儿童脑瘫治疗康复中心、省青春期医学中心、省儿童眼视光弱视斜视防治中心、省儿童肝病诊疗中心、省儿科质控中心等医疗中心。

湖南省儿童医院是中国-中东欧医院合作联盟单位和国际尿石症联盟儿童尿石病防治中心。作为中国唯一的儿科医疗援外培训医疗机构，共承办68期援外培训班，培训了102个国家和地区2000多名学员，牵头成立了发展中国家儿童健康协作网。与美国纽约州立基础研究院、洛杉矶儿童医院分别建立了"儿童孤独症诊疗研究中心"和"儿童肿瘤中心"。2010年和2015年两次荣获中国宋庆龄儿科医学奖，2016年牵头完成国家"十二五"科技支撑计划项目。该医院牵头成立湖南省儿科医疗联合体，成员单位达130余家。

三、精益管理的实施特色

湖南省儿童医院自2018年正式启动10S精益管理项目，其目的在于消除医疗安全隐患，杜绝各种浪费，提高工作效率，营造舒适、整洁的就医环境和工作环境。湖南省儿童医院实施精益管理的特色主要体现在以下几点：

（一）大力推行10S，为医院基础管理注入新动力

10S精益管理即整理、整顿、清扫、清洁、素养、安全、节约、服务、学习、满意等系列管理活动的简称。10S维持管理、红牌作战情况每月进行通报。各科室负责人强化责任担当，切实履职，做好科室10S管理。职能科室从院级层面进行全面清理整顿，科学整合、调配资源，将10S精益科学管理，深入推进。选定样板科室，第一期样板科室为全院树立标杆、样板，建立全院推行机制，确保三天能完成目标任务，结合科室申报及评估情况选定6个科室为医院10S精益管理样板科室，为全面推行10S精益管理起到了示范作用。全院10S精益管理打造完成后，10S办公室汇总科室"获奖、红牌作战、后期维持"三项成绩，统一进行总结评比表彰授牌，为10S精益管理工作长效维持、深入推进打下扎实基础。

湖南省儿童医院在推行10S精益管理过程中，十分注重以下几个方面：第一，把日常管理和集中整顿相结合，坚持科室日常10S管理常态化；第二，把抓10S管理的工作落实和管理创新相结合，落实10S管理，让改善创新丰富10S管理工作的内涵。第三，把抓10S管理与质量安全管理相结合。10S管理是一个持续改进、与时俱进的过程，与医疗服务质量和安全管理是相辅相成的。10S管理注重人、物、环境的管理，人员的素养，物品管理的分门别类、触手可及，工作场所环境的整洁、明朗化，老百姓的就医体验，促使大家能够对工作流程、物品、环境、行为的规范，保障医疗质量，提升医疗水平，稳固医疗品牌形象。第四，把养习惯和提品质相结合，使习惯体现内涵，提升素养，增强医院文化和品牌。员工能够持之以恒地保持良好习惯，共同建设有特色有文化有情怀的医院。

（二）坚持持续改进理念，让规范管理落地生根

湖南省儿童医院实施 10S 精益管理从打造阶段步入维持管理阶段，继续巩固 10S 创新管理。10S 推进办公室联合各级科室，结合医院“重基础 提质量 优服务”的主题思想，建章立制，推行自我管理和督查管理，双管齐下；开展 10S 改善创新活动，培养医院 10S 秘书队伍，根据各科室/部门自行修订的《科室 10S 管理制度》，执行日点检和周自查。创新管理强化内涵，推动全员参与 10S 创新改善活动，从基础出发，从实际出发，从专业特点方面出发，进行流程、工作方法改进，对具有推广意义的创新改善案例，由 10S 精益管理办公室牵头，在全院进行宣传推广，让更多的科室学习和应用。

10S 精益管理把日常管理和集中整顿相结合，坚持科室日常 10S 管理常态化，在此基础上再集中整顿，对 10S 这项工作有思考和谋划。10S 精益管理的工作落实和管理创新相结合，落实 10S 管理，在现有规范的基础上进一步去改进创新。让改善提案创新亮点成为医院抓 10S 工作的深度内涵。

（三）注重长远发展，助推医院品牌建设沉淀文化

10S 精益管理与抓质量安全管理相结合，10S 管理是一个持续改进、与时俱进的过程，与医疗服务质量和安全管理是相辅相成的。10S 管理注重人、物、环境的管理，对医疗服务流程进行规范、改革和再造，实行对医院质量和安全文化的有效培养，让医疗服务质量管理和安全管理的各项活动中充分融入精益思想，实现医疗服务质量的持续提升。10S 精益管理把养习惯和提升品质相结合，习惯不等于品质，好的习惯才能够提高品质，习惯体现内涵，提升素养，增强医院文化，共同建设有特色有文化的医院。

四、对医院精益管理的启示

（一）要调动全员，让人人参与精益管理

湖南省儿童医院在实施精益管理过程中，十分注重人、物、环境的管理，高度重视养习惯和提品质相结合。各科室都拟定出具体的推进计划，各项区域成立小组，在小组长的带领下，大家共同出谋划策，积极整理，高效改进。各种仪器线路的归整及摆放，用物标签的粘贴位置及大小，丢弃不必要的东西，做到物尽其用。在 10S 管理实施过程中，医护人员形成了规范管理的习惯和思维，个人素养也得到不断提升，在安全、舒适、明亮的工作环境中工作，有效提高自信心以及职业自豪感，并以愉悦的心境完成工作，服务质量显著提高。因此，对广大医院而言，要推行精益管理，一定要注重调动全员，高度重视养习惯和提品质相结合，让人人参与精益管理，都形成精益管理的习惯和思维。

（二）要时刻贯彻以病人为中心的服务理念

医院精益管理的核心理念之一就是“从顾客角度出发”。湖南省儿童医院坚持持续改进，本着以病人为中心的服务理念，不断开拓思维，推陈出新，创新出微信打卡

提高康复病人治疗的依从性，儿童安全锁扣保证患儿安全，爱心雨伞、爱心书屋为患儿提供便利等持续改进亮点。对病人的服务体现在主题打造，每个诊室都有不同的主题，住院部的爱心小屋，麦当劳叔叔之家，欢迎来到米奇妙妙屋，唯美的 CT 室海底世界，门诊大厅（小火车），米奇的背景墙。学习体现在科室读书角、宣传文化看板、健康宣教资料，每一个科室形成的文化特色，建设科室的文化墙等。从中不断创新，优化服务流程，以责任和使命担当，为患儿减轻痛苦。对广大医院而言，湖南省儿童医院这种以病人为中心的服务理念，非常值得借鉴与学习，在医疗服务工作中，要时时刻刻贯彻以病人为中心的服务理念，持续改进医疗工作的缺陷和不足，以向社会提供更优质的医疗服务。

（三）要建立管理制度，制定战略部署

湖南省儿童医院实行“院领导每半月现场督导，10S 办公室每周检查，科室 10S 秘书每天巡查”的三级督导推进制度。在 10S 精益管理工作开展前期，制定《10S 精益管理可视化标准》《10S 精益管理各科管理制度》《10S 精益管理考核奖罚制度》《10S 精益管理点检制度》《10S 精益管理自查制度》等一系列的 10S 精益管理配套文件。在制度上保障 10S 精益管理工作的有效开展和创建成果。因此，对广大医院而言，要开展医院精益管理工作，首先要建立和完善相关管理制度，通过制度建设来保障精益管理工作的持续推进。

第六节　深圳市宝安中医院

一、医 院 简 介

深圳市宝安中医院（集团）（原宝安中医院）位于改革开放前沿阵地深圳特区西北部，毗邻香港、珠江口。深圳市宝安中医院（集团）在原深圳市宝安区中医院基础上集团化发展而成，经过 32 年的发展，现已成为一家集医疗、科研、教学、预防、保健、康复于一体的综合性三级甲等中医医院（集团），规划建设由“1 总院、5 下设医院、50 家社区健康服务中心”组成的三级诊疗体系，打造“预防、治疗、康复、养老”四位一体的中医药服务模式，建成智慧化、现代化的先行示范中医医院集团。集团将规划建设病床数 4000 张，门诊量可达 500 万人，年出院病人 7 万人次。目前（集团）总院占地面积 25 400m^2，建筑面积达 59 768m^2，设置床位 880 张，拥有 47 个临床科室，12 个医技科室，另设有 2 家分院（针灸医院、燕罗医养融合医院）、16 家社区健康服务中心。

二、医院的声誉和地位

深圳市宝安中医院集团总院为国家三级甲等中医医院、广东省中医名院、广州中医药大学临床医学院、广州中医药大学非直属医院、全国中医住院医师规范化培训主基地、国家级胸痛中心、国家级卒中中心、国家标准化心脏康复中心建设单位、广东

省胸痛中心、深圳市卒中中心、全国第二批中医医院中医药文化建设试点单位、全国第三批治未病预防保健服务试点单位、广东省中医治未病试点单位、广东省中医药养生文化旅游示范基地、广东省百家文明医院。

医院走中医药特色发展之路，"突出中医特色，中西医并重"。能开展三级甲等中医院的所有诊疗项目，在临床各科常见病、多发病及疑难危重病诊治方面，形成了鲜明的中医和中西医结合特色和优势，部分诊疗项目已达国内领先水平。在发挥中医药特色优势的同时，注重提高现代医疗技术水平，能开展现代医学的前沿技术，如后腹腔镜下右侧肾上腺嗜铬细胞切除术，血液透析滤过、微创腔镜诊疗技术、人工全髋、膝、肩关节置换术等各类手术及急救技术等。

三、精益管理的实施特色

深圳市宝安中医院自 2017 年 3 月开启精益医疗之路，其目的在于从患者的角度出发，构建一套管理体系，不断培养员工发现问题，解决问题的能力，在每一个环节消除浪费，创建持续改进的文化，为病人、医护人员、医院持续创造价值。深圳市宝安中医院实施精益管理的特色主要体现在以下几点：

（一）精益之路，人才先行，高度重视精益管理人才培养

医院在探索精益管理之路的过程中，深刻认识到人才的重要性，一直坚持"精益之路，人才先行"的人才理念。在开启精益之路之初，医院于 2017 年 3 月组织骨干参加广东省中医院举办的《第三期精益医疗绿带培训班》。2018 年 3 月，医院积极承办《第二届国际精益医疗论坛》，吸引了世界各地 50 多家医疗机构近 1000 名学员交流、学习，共同探讨精益医疗、分享实践经验，让医院员工对精益管理思想的认识得到了提升。2018 年 5 月，医院举办了第一期精益医疗绿带培训班，经过了五个月的集中培训学习、独立开展精益项目、接受现场考核、参加在线考试等重重考验，培养精益医疗绿带 18 人。为积极响应国家全民大健康政策，加强集团社区治未病工作建设，培养治未病人才，2019 年 1 月，举办深圳市宝安中医院（集团）社康治未病精益培训班，来自医院社康科主任、护士长共计 20 名，开启为期 6 个月的精益社康治未病培训。2019 年医院共开展精益绿带、精益领导力、精益科室培训班各一期，共培养精益绿带 23 人，精益管理人才 116 人，培养了更多的精益型管理人才。

一直以来，医院以走出去，引进来的方式学习精益，邀请国内外资深专家来院指导，前往国内精益医疗标杆医院学习，通过开展精益医疗绿带培训班、精益沙龙、案例分享等形式去学习精益管理工具，例如：A3、A/B/C/库存分类法、VSM、FMEA、5S、PDCA、QCC、5W2H 等医疗质量改善工具，所学知识应用到日常管理及项目改善中。不断培养人才，通过改善项目进行锻炼，推行精益改善日历制度，培养员工发现问题，解决问题的能力。

（二）坚持精益理念，走精细化管理路线

随着医院的飞速发展，医院管理由粗放型向精细化转型，对各项资源的利用与评

价提出了更高的要求。设备管理、成本管控、人员配置等应发挥重大作用，以实现开源节流，成本控制管理。计财科主任牵头改善医院大型设备使用效益，通过项目改善后，医院超声设备折旧收入比明显提高。合理利用医院资源、增强成本节约意识；急诊科主任牵头改善科室用纸情况，通过制定各项打印标准、制定模板，节省纸张，科室纸质用品总支出成本降低 37.9%。

医院通过实施标准化、规范化、信息化、可视化等措施，提高员工工作效率，打破部门之间的壁垒，多科协作管理，从而提升医院整体运营管理水平。药学部、中药库等团队通过精益库存管理（ABC 分类法）、提高药品库存周转率、优化药库布局，经过改善后药品周转平均天数降低 23.07%，周转率达到 205.94%。采购中心主任通过优化审批流程，制定作业指导书，家具采购审批时间较改善前提升 37.61%，同时将该项目的管理思维运用到其他物资采购流程中，大大减少了采购总流程时间。医院共开展精益项目 114 项，获得精益医疗绿带资质 24 人，改善流程 56 项，节约成本约 1000 万元，获专利 2 项，国内奖项 6 项，医院满意度在深圳市三级公立医院中逐步提升。

（三）星星之火，可以燎原，注重打造精益科室

深圳市宝安中医院在实施精益管理的过程中，没有采用暴风骤雨式的全面改革，而是通过项目带动、逐步推进的方式，通过一个个精益科室的打造，让精益管理在医院生根发芽。在精益科室的打造过程中，通过精益领导力、精益科室管理的培训，学习精益观察指标和驱动指标，利用可视化看板，标准化会议等，实现科室方针管理、日常管理、人才培养、精益管理体系搭建。在科室管理方针上，从患者/员工满意、安全/质量、科室建设、医院运营四个维度，对医院下达的任务进行分解，制定目标，每周观察指标的达成情况。在日常管理上，基于日常工作考核及异常管理两个支柱，实行精益周例会，将重点工作内容通过项目化、数字化、表格化的形式进行汇总，并制定岗位标准化作业指导书，形成工作标准。在人才培养上，通过改善项目进行锻炼，推行精益改善日历制度，培养员工发现问题，解决问题的能力。

四、对医院精益管理的启示

（一）要领导牵头，发挥示范带头效应

医院党建领导班子高度重视现代医院管理，率先提出精益医疗管理的战略路线，院领导、科主任带头做项目，找问题，抓落实，促改善。在医院流程优化上，领导非常重视，为患者提供更优质的服务，牵头优化入院、出院及门诊就诊流程。院长亲自带队到现场观察患者出入院，发现问题改善流程。通过资源整合，就近原则办理入院，规范门诊、病区医护人员的职责，推行预出院，床边结算等措施，加快患者出院办理时间，加快病床周转率，缩短平均住院日，为患者减负。院领导小组牵头改善门诊就诊流程，通过推行诊间预约提高预约复诊，改善叫号规则，优化就诊秩序，从而减少患者高峰期等候时长。检验科主任等通过精益改善血常规 1 小时发放率较改善前提升 51.23%，免疫报告准时发放率明显提升，基本准时发放。在信息化建设上，总会计师

牵头改善员工报销时长项目，通过优化报销流程，开发线上报销系统，制定报销指引流程并加强培训等举措，个人报销单据付款平均时间明显下降。

（二）要坚持患者至上，狠抓医疗质量

医院本着提升医疗质量、优质服务、患者满意、学科建设和人才培养为目的，通过培养人才、落实精益医疗改善项目、借助信息化手段，全面提升医疗服务水平与质量，夯实公共卫生管理与服务能力，实现粗放式管理向精细化管理转变。为全力提升医疗质量，加快救援能力，院感科、心血管科、急诊科、重症医学科、外四科、手术室等科室运用精益思维解决医疗质量问题，助推医院实现高质量、跨越式发展。院感科开展《降低 ICU 院感发生率》《提高手术所需外来器械及植入性耗材术前送消毒的准时率》，运用精益思维分析原因，逐一落实改善措施，严控院感发生风险，提高手术耗材准时送消率。急诊科开展《缩短急诊脑出血患者收住院时间》项目，通过梳理脑出血患者抢救流程，建立固定的家属谈话标准。采用可视化短片等讲授形式，优化入院流程，减少浪费，降低风险。外四科主任牵头开展降低科室 DDD 值精益改善项目，通过更新抗生素的使用指南，培养医生良好用药习惯，DDD 值明显下降。

（三）要打造精益文化，培养职工精益思维

波多里奇卓越绩效管理模式曾在该医院应用了 10 年，卓越绩效管理理念的核心与精益医疗管理理念有一定的契合度，为精益医疗在医院的推行打下坚实的基础，在卓越绩效管理模式的基础上引入精益医疗管理理念，进一步优化就诊流程、提高医疗服务质量、使患者及员工的满意度大幅度上升，为患者提供更加便捷、优质的医疗服务。在精益医疗管理理念指导下，医院已形成“大医精诚”的核心价值观，“以人为本，诚信和谐，弘扬国粹，务实创新”医院精神，精益医院文化日渐深入人心。

几年来，精益医疗理念已融入宝中医人的工作方式和思考模式中。定义问题、分析问题、寻找原因、进行改进，已成为宝中医职工工作和解决问题的科学思维方式。通过培训帮助员工运用科学思维改善工作流程，精益不是口号，精益是用心地思考，切实地行动，及时地反思，不断地提升。

【本章小结】

本章是通过对业内精益医院运行的典范介绍来分析各知名精益医院的优势和特点。首先是梅奥诊所。梅奥诊所作为世界最具影响力的医疗机构，有着医院整体的共同的发展目标和独特的产学研模式，并且在医院发展中运用共同学习的理念服务患者。其次是梅森医疗中心。梅森医疗中心最著名的特点是独创其梅森生产系统，从而最大限度地减少浪费、提高效率，与精益管理的核心和内涵不谋而合。再次是约翰·霍普金斯医院，该医院强调质量管理和患者安全导向。另外是广东省中医院，该医院注重员工培训，让全员了解精益，导入精益思维。还有湖南省儿童医院，强调全员参与精益项目管理，注重养习惯和提品质相结合。最后是深圳市宝安中医院，坚持持续改进思想，狠抓医疗质量。这些精益医院的成功运行，对我国当前精益医院的发展有着重要的典型示范作用。